Illustrations and Atlas of Daily Endourology Operations

日常泌尿外科腔镜
手术步骤与图谱

温星桥◎主编

中山大学出版社
SUN YAT-SEN UNIVERSITY PRESS

· 广州 ·

图书在版编目（CIP）数据

日常泌尿外科腔镜手术步骤与图谱/温星桥主编. —广州：中山大学出版社，2015.7
ISBN 978 - 7 - 306 - 05288 - 9

Ⅰ. ①日…　　Ⅱ. ①温…　　Ⅲ. ①腹腔镜检—泌尿系统外科手术—图谱
Ⅳ. ①R699—64

中国版本图书馆 CIP 数据核字（2015）第 137468 号

出 版 人：徐　劲
策划编辑：鲁佳慧
责任编辑：鲁佳慧
封面设计：林绵华
责任校对：杨文泉
责任技编：黄少伟
出版发行：中山大学出版社
电　　话：编辑部 020 - 84111996，84113349，84111997，84110779
　　　　　发行部 020 - 84111998，84111981，84111160
地　　址：广州市新港西路 135 号
邮　　编：510275　　　　传　真：020 - 84036565
网　　址：http://www.zsup.com.cn　　E-mail：zdcbs@ mail. sysu. edu. cn
印 刷 者：湛江南华印刷有限公司
规　　格：787mm×1092mm　1/16　24.25 印张　600 千字
版次印次：2015 年 7 月第 1 版　　2015 年 7 月第 1 次印刷
定　　价：150.00 元

近年来，腔镜技术发展迅速、不断创新，在泌尿外科手术的应用也日益广泛。

本书收录了编者近年来开展的一些日常泌尿外科腔镜手术图片，以实景的形式展示手术的解剖层面、操作顺序与关键步骤，力求清晰、简洁、科学、切合手术实际情况，方便读者理解认识。

随着生活水平的提高，在期望良好的手术效果的同时，人们对手术的创伤、疼痛、切口美容等也提出了更高要求。单孔腹腔镜手术（LESS）和经自然腔道手术（NOTES）是近年兴起的新技术之一，其操作全部或主要经过同一个小口，或脐部等人体自然腔道进行，具有切口隐蔽、数目少、皮肤美容效果佳等优点。本书介绍了开展单孔技术的一些实例与操作体会。

本书强调以手术安全为首要原则，还收录了一些在当前医疗条件下尚不适宜单孔腹腔镜的手术，包括传统腹腔镜、经皮肾镜、前列腺电切镜及部分开放性手术。读者宜结合个人经验、技术条件、设备器械、患者病情等因素来选择手术方式，确保手术取得良好效果，造福患者。

感谢编写组各位专家的辛勤工作与协助，感谢中山大学出版社的徐劲社长、鲁佳慧编辑及其他老师的帮助。

由于实际临床工作中图像采集存在一定困难，以及临床的病种、编者的时间和精力有限，本书肯定存在错漏与不足之处，期望同道不吝指正，诚挚感谢！

温星桥

2014 年 12 月

目 录

第一部分　单孔腹腔镜技术在泌尿外科的应用

第二部分　非单孔腹腔镜手术及其他手术

第一部分
单孔腹腔镜技术在泌尿外科的应用

第一章 单孔腹腔镜技术总论

一、概述

1. 单孔腹腔镜技术的发展与现状

近年来，随着生活水平和对审美需求的提高，在期望良好的手术效果的同时，人们对手术的创伤、切口美容等提出了更高要求。单孔腹腔镜手术(LESS)和经自然腔道手术(NOTES)是近年来兴起的新技术之一，其器械操作经一个小口，或经脐部、口腔、阴道、直肠等人体自然腔道进行，具有切口数目少、创伤疼痛较少、皮肤美容效果佳等优点(图1-1-1)，也可减少麻醉、镇痛药品的用量，受到患者的欢迎。

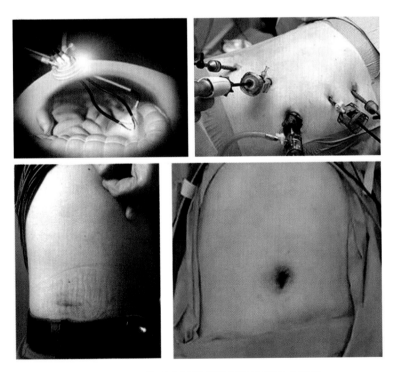

图1-1-1 单孔腹腔镜示意图及体表手术切口

1969年，妇科医生Clifford Wheeless首先报道了单孔经脐腹腔镜输卵管结扎术，取得了满意的美容效果。1992年，Pelosi等采用单孔技术成功实施了子宫及双侧输卵管卵巢切除术，这是第一例单孔多脏器联合切除手术。1997 年，Navarra 报道了 30 例腹壁胆囊牵引辅助下经脐单孔胆囊切除术。但当时限于光源技术、器械及手术技巧等相对落后，单孔腹腔镜手术难以广泛开展。

近年来，随着器械的发展及腹腔镜技术的成熟，单孔腹腔镜技术得到了进一步的发展。2007 年，美国德雷塞尔大学（Drexel）医学院的 Podolsky 等完成了世界第一例无任何辅助戳孔的完全经脐单孔腹腔镜胆囊切除术，标志着单孔腹腔镜技术日趋成熟。同年，Raman 等报道了经脐单切口的 3 例腹腔镜肾切除术，包括 1 例肾透明细胞癌和 2 例良性无功能肾，该技术开始应用于恶性肿瘤的治疗。2008 年，Kaouk 等报道了一系列的泌尿外科经脐单孔腹腔镜手术：肾脏冷冻疗法 2 例，楔形肾活检 1 例，根治性肾切除 1 例，骶骨阴道固定术 4 例，曲张静脉手术 4 例。Bucher 等报道了首例单孔腹腔镜右半结肠切除术。此外，单孔腹腔镜技术尚被应用于袖套胃切除术、胃捆扎术、脾切除术等。

2007 年，Rane 等在世界腔道泌尿外科大会上报道了单孔腹腔镜技术在泌尿外科中的应用理念。近年来单孔腹腔镜手术几乎成功地应用于所有泌尿外科疾病，包括肾切除术、肾部分切除术、肾盂成形术、肾上腺切除术、肾盂输尿管切开取石术、睾丸切除术、前列腺癌根治术、膀胱癌根治术等。

当然，单孔腹腔镜技术仍存在一定的不足：①内镜头及操作器械经过同一个小孔进入术野，容易造成拥挤。②器械难以像传统腹腔镜手术一样在腹腔内形成三角形分布，不利于牵引及显露组织器官。③由于所用器械均经同一切口置入，术者与助手手部可活动范围小，初学者对缝扎和打结的操作存在困难。④有时器械需要交叉操作，对手术者的技术要求更高。⑤有时常规腹腔镜手术器械的长度难以达到要求，需要通过临床实践不断探索、完善。

笔者在实践中体会到，在遵循传统开放手术与多孔腹腔镜技术原则的同时，应注意做到以下几点：①借助可弯曲器械。可拉大器械间距离，减少相互干扰，但常规直器械如超声刀的应用也必不可少；此外，可弯曲镜头有助于进行不同角度观察。②设计良好的手术步骤。单孔腹腔镜对手术的设计要求更高，术前应充分优化手术思路，提高操作的精准性，按正确的相对无血管的解剖层面进行分离，可减少出血风险，保持术野清晰，减少出血量。③多种方法主动显露。利用交叉器械或脏器重力效应，牵引组织利于分离，以建立操作三角，并扩大操作范围。④必要时增加小的辅助曲卡。当显露不佳、某些操作难度过大，出现较多出血等情况后，应果断增加辅助曲卡。

我们体会到在手术过程中可应用"3C"原则，即主动创造性暴露（creative exposure）、交叉手操作（cross-hand operating）、清晰化解剖切割（clear dissecting）（图 1 - 1 - 2），可有助于降低手术操作难度，提高手术效率。

在开展过程中我们应该严格把握手术适应证，需注意结合自身条件，科学选好适应证，理性选择病例。为了强调手术效果与患者安全第一位的原则，本书还收录了在现有医疗条件下，一些不适宜单孔腹腔镜的手术，以及其他常见的泌尿外科手术。

2. 结合微型针式腹腔镜技术的单孔腹腔镜手术

在单孔腹腔镜手术中，有时需要增加额外的通过腹壁的手术器械，形成操作三角，协助分离暴露组织，以增加完成手术的便利性与安全性。

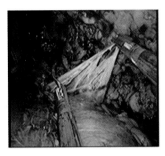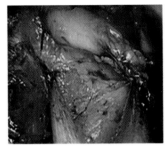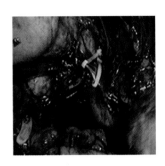

图 1-1-2　单孔腹腔镜术式操作技巧示意图

　　增加额外的操作器械通常选用直径 5 mm 的器械，也可以用直径 3 mm 的器械。例如，在行经腹入路右肾切除术时拨开肝脏，在前腺癌根治术的缝合操作时增加上述额外的器械可方便手术操作。

　　根据器械直径的大小，可将手术分为微型腹腔镜手术和针形腹腔镜辅助的单孔腹腔镜手术(针形腹腔镜辅助的器械直径为 2 ~ 3 mm，图 1-1-3)两种。将多通道的套件置于脐部，单孔腹腔镜的器械可通过脐部的多通道套件，针形腹腔镜器械则通过微型曲卡或直接穿过腹壁来协助手术。

　　微型或针形腹腔镜辅助的单孔腹腔镜手术最主要的优势在于可以提供手术所需的操作三角。此外，额外增加的器械手术瘢痕特别不明显，运用这些器械，

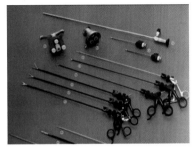

图 1-1-3　针形腹腔镜器械

可以达到单孔腹腔镜操作的主要目的，被称为最具效率的"无痕化"手术。

　　关于微型腹腔镜(运用 4 mm 镜头)的报道，可以追溯到 20 世纪 80 年代。该技术多用于小儿腹腔镜如肾盂输尿管连接部(UPJ)成形手术等，较少运用于成人。主要的原因是视觉平面、器械细小、抓持力不强、难以冲洗和吸引以及器械耐用性较差等。最近改良的新一代微型腹腔镜器械逐渐克服了上述缺陷，将被更多地应用于临床实践。

　　针式腹腔镜的主要优势是可减少腹壁的损伤，术后的美容效果较好(手术切口仅 2 ~ 4 mm)，可防止术后腹壁疝的形成，减轻术后疼痛，缩短伤口愈合时间。应用该技术可遵循传统腹腔镜的操作三角原则及经验，不存在额外的学习曲线。

　　Pini 等报道了小切口微型腹腔镜腹膜后肾盂成形术(SMART)技术应用的初步结果。作者运用一个 6 mm 的皮肤切口(用于通过 5 mm 30°镜)及 2 个 3 ~ 5 mm 曲卡(trocar，用于通过 2 个 3 mm 操作器械)，证明除了手术切口具有明显的美容效果外，其他的围手术期指标较传统腹腔镜手术都是无差异的。

　　与之类似，也有其他学者报道微型腹腔镜肾盂成形术与传统腹腔镜相比，可获得更好的美容效果和患者满意度。假如将微型腹腔镜技术应用于需取出标本的手术(例如肾切除术)，则在手术结束前需将至少 1 处手术切口延长。通过该切口就可以增加一些较大的手术器械(如更大的腹腔镜镜头、切割闭合器、吸管、电凝止血装置等)。

运用上述装置，结合针式腹腔镜技术的单孔腹腔镜手术（采用一个操作套管，包含多个可通过 3 mm 手术器械的微型曲卡），在单孔腹腔镜手术中可提供必要的操作三角，在不影响手术切口美观的情况下，也有助于缝合和进行困难的电凝止血操作。结合针式腹腔镜技术的经自然腔道腹腔镜手术可完成整个手术步骤。在阴道可以用于手术标本取出，避免了腹部切口的延长和扩大。

Aron 等实施了针形腹腔镜辅助下的单孔腹腔镜肾癌根治性切除术，额外增加直径 3 mm 的器械可达到传统腹腔镜肾癌根治术的效果。Gill 和 Desai 实施了针形腹腔镜辅助下的肾盂成形术、供肾切除术及输尿管膀胱吻合术等重建手术。最近，Breda 等报告了应用针形腹腔镜器械行腹腔镜下供肾切除术的经验，将直径 5 mm 的腹腔镜曲卡置于脐部，3 个针形腹腔镜曲卡置于腹直肌外侧缘，肾脏通过延长切口取出。

4. 展望与小结

有学者提出，不应把单孔腹腔镜作为简单的"多孔"变为"单孔"，而应该视之为从"微创"到"无创"的渐进术式，还可不断完善。为做好微创手术，外科医师的科学理念、主观意识及灵巧的操作始终是必需的。科学的进步，离不开勤劳智慧的人类去开发、探索、不断创新前进。随着器械、设备的改进、完善及手术技巧的积累，单孔腹腔镜技术将会得到进一步发展。

LESS 或 NOTES 手术是当前微创医学发展的一种新形式，其产生与发展是先进手术理念与不断更新的手术器械相互作用的结果。随着大规模、前瞻性多中心临床数据总结，LESS 或 NOTES 手术的应用价值可得到进一步的评估，为腔镜医学的进步作出更积极的贡献。

二、单孔腹腔镜器械

（一）摄像系统

单孔腹腔镜手术需要在一个切口中通过操作器械和摄像头，由于空间有限，因此对摄像内镜头的设计也有特别的要求。以下是一些区别于传统硬质镜的摄像系统：

1. Endoeye

Endoeye 是 OLYMPUS 公司开发的摄像系统，该系统装配远端摄像芯片以及流线型的光纤，光纤的设计与传统的和镜身成 90° 角的光纤不同（图 1 - 1 - 4）。

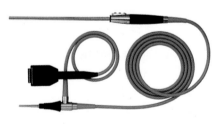

图 1 - 1 - 4　硬质腔镜头及光纤

这样的设计使得摄像头变得轻巧，减少了器械相互碰撞。该摄像系统有直径 5 mm 和 10 mm 两种型号，配备 0°、30°、45° 视角的镜头。目前，该系统还可配备可弯曲镜头，可以更好地从多个角度来观察术野（图 1 - 1 - 5）。另外一种可弯曲的摄像头是将镜身的体外部分弯曲，从而可以将扶镜手从操作手活动区域移开（图 1 - 1 - 6）。

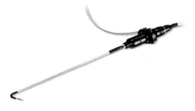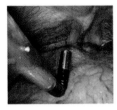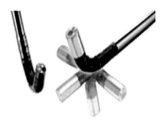

图 1 - 1 - 5　Endoeye 头端可弯曲腔镜

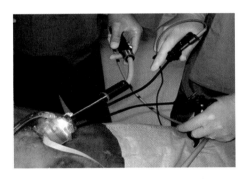

图 1 - 1 - 6　Endoeye 体外端可弯曲腔镜

2. Storz

Storz 也提供长的 5 mm 腹腔镜，配备高清摄像头，但是光纤与镜身仍成 90°，使得摄像头显得笨重，而且前端过长影响了成像的质量。

3. Stryker

Stryker 也提供长 5 mm 的镜头，兼容高清摄像系统，但是长镜身也会影响成像质量（表 1 - 1 - 1）。

表 1 - 1 - 1　专门用于单孔手术的摄像系统

摄像系统	生产商	尺寸	特点
可弯曲镜头腔镜硬质 一体化 0°/30° 数码镜	Olympus	5/10 mm	避免器械碰撞的流线型设计
加长 5 mm 直镜	Storz	5 mm	长手柄将扶镜手移出操作区域
加长 5 mm 直镜	Stryker	5 mm	长手柄将扶镜手移出操作区域

（二）单孔腹腔镜操作通道

因所有器械均通过同一通道进入腹腔，单孔腹腔镜手术需要特殊的操作平台。

可采用自制单通道，自制三通道的单孔穿刺套管，由 2 个内径分别为 6 cm 和 12 cm

的胶圈和一个 8 号外科无菌手套制作而成。将较小胶圈从外侧套于手套手掌位置中部并将腕侧手套返折，返折部置入腹内，然后将手套腕端套于较大胶圈上，钳夹固定。横行剪断手套中指、无名指、拇指的远端部分，向指套内分别插入传统的 10 mm 曲卡（套管针）、5 mm 曲卡、10 mm 曲卡，于合适长度处分别用丝线将指套与曲卡固定，或者采用国内厂家生产的通道装置，密闭效果也良好（图 1 - 1 - 7）。

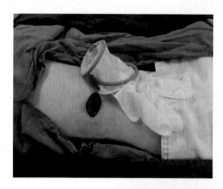
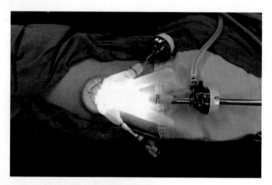
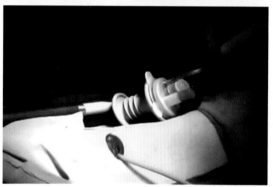

图 1 - 1 - 7   自制单孔操作装置及同步装置

除上述装置以外，为维持气腹压力、方便器械进出而设计的特殊操作平台还有如下 6 种。

1. TriPort 和 QuadPort

TriPort（Olympus）是设计专门用于单孔手术的操作平台，由 3 个通道组成：2 个 5 mm 的通道和 1 个 12 mm 的通道。通道内包含凝胶材料，器械可经凝胶反复进入腹腔（图 1 - 1 - 8）。此外，TriPort 还包含 1 个气体灌注通道，不需要额外的气腹针。TriPort 的另一个版本为 QuadPort，提供 4 个器械通道：1 个 12 mm 通道、2 个 10 mm 通道和 1 个 5 mm 通道。

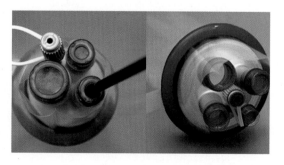

图 1 - 1 - 8   TriPort（左）和 QuadPort（右）

　　置入 TriPort 需要长 1.5～2.0 cm 的切口。先经筋膜切口置入套管鞘，鞘的腹膜面有一个可自行扩张的环，可将 TriPort 卡在腹膜腔内。套管鞘的长度可以调节，故不论腹壁厚度如何，套管外端仍可以和皮肤贴合紧密(图1-1-9)。

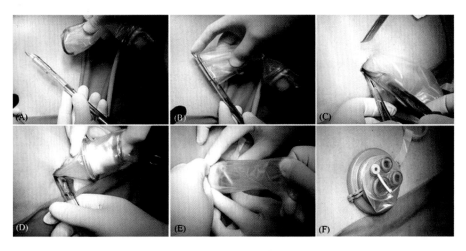

图1-1-9　TriPort 放置过程

　　TriPort 有多个优势：①多个器械同时经过不同通道时不会导致漏气，各种不同的通道允许不同规格的器械通过。②TriPort 的置入操作简单，而且取出后可重新安放，比如取出标本后重新置入。③TriPort 可以针对腹壁厚度进行调节。④每个通道均有较大牵引角，使器械在腹腔内的间距增大，避免器械互相碰撞。

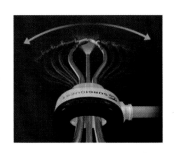
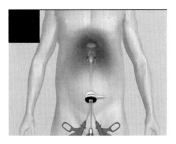

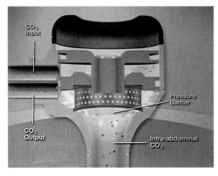

图1-1-10　AirSeal 气封原理

2. AirSeal

AirSeal(SurgiQuest，Orange，CT，USA)是一款突破传统曲卡设计理念的操作平台。传统的腹腔镜套管依赖一个可通过器械的机械屏障来维持气腹。AirSeal 放弃机械屏障设计，采用压力屏障来有效地维持气腹。压力屏障类似于很多操作室门口从天花板向下吹的气流形成的气帘。气压屏障通过气泵在套管腔内形成的气体湍流来形成，气体湍流可调节并形成大于气腹的压力，从而阻止气腹内气体外溢，甚至当器械和标本通过套管时也能有效阻止气体外溢(图 1 - 1 - 10)。AirSeal 通过气泵、特殊管道及过滤器的结合，实现了二氧化碳的过滤再循环，可形成有效的气腹。

AirSeal 可通过多个器械及特殊形状的器械，并能进行体外打结而不漏气，取出标本也更方便。气压屏障可减少摩擦阻力。另外，在吸引操作时可保持术野暴露并自动过滤排除烟雾。舍弃机械屏障的设计可使套管有更多不同的形状和规格。

目前已经上市的 AirSeal 操作平台为圆形，内径为 2 ~ 15 mm。外科医师已经使用12 mm 的 AirSeal 成功进行了单孔腹腔镜胆囊切除手术，证明了其适用性。AirSeal 的不足之处在于套管的支点相对过长，限制了器械的活动范围。但这个不足之处可通过新的设计方案得到改进。另外一个不足之处是气压屏障产生的噪音，其强度和打开标准腹腔镜套管时的气流噪音差不多。

3. SILSport

SILSport(Covidien 公司)由弹性聚合物材料制成，沙漏形状，可通过 2 cm 的筋膜切口放置(图 1 - 1 - 11)。4 个通道，其中 1 个为气腹注气通道，另外 3 个为适合 5 ~ 12 mm 的曲卡。由于弹性聚合物材料良好的压缩性，套管与腹壁切口组织贴合紧密。SILSport 采用 Hasson 技术放置。SILSport 的优点是：①弹性好，具有较好的气密性，故 CO_2 流失少。②平台内通道位置可以调整，允许手术器械有较大的活动幅度，手部操作也较稳定。③平台的通道具有弹性，更换器械流畅，而且可使用多种不同型号的器械。④有 2 个气孔开关，方便充气和排雾，有利于维持腹压稳定和保持术野清晰。缺点是：长度固定，不适于肥胖患者。

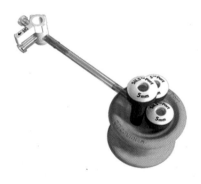

图 1 - 1 - 11　SILSport

应用 SILSport 进行单孔腹腔镜手术在临床上已经有大量的成功报道，包括输卵管切除、右半结肠切除、前列腺切除、胃大部切除、肾上腺切除和胃旁路手术。这些研究显示，SILSport 单孔腹腔镜技术安全可行，有较好的微创和美容效果。

4. Uni-Xport

Uni-Xport(Pnavel Systems)是设计用于可同时使用 3 个 5 mm 腹腔镜器械的单孔腹腔镜操作平台(图 1 - 1 - 12、图 1 - 1 - 13)。Uni-Xport 为漏斗形，器械在平台中需要经过的距离比标准腹腔镜套管短，所以器械具有更大的活动度。Uni-Xport 也有 1 个气腹注气通道。术中需要将 Uni-Xport 缝合固定到筋膜上。目前有与之配套的可弯曲的腹腔镜器械，当进行单孔手术时，使用可弯曲器械更利于多个器械同时操作。目前，报道主要应用于泌尿外科腔镜手术。

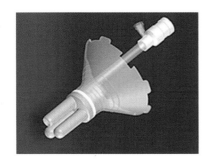
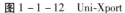

图 1 - 1 - 12　Uni-Xport

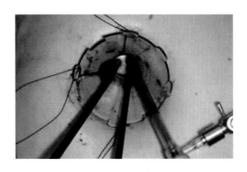

图 1 - 1 - 13　Uni-Xport **手术中**

5. EndoCone 和 X-Cone(KarlStorz)

EndoCone 和 X-Cone(图 1 - 1 - 14)均由 KarlStorz 公司生产，为经脐单孔腹腔镜手术刚性入路平台。EndoCone 呈沙漏形，底部狭窄的部分有突出的螺纹，有助于旋转通过腹壁切口进入腹腔。EndoCone 平台上部最大直径为 35 mm，共有 8 个通道，每个通道均有放漏气的帽盖。平台上部的顶盖可逆时针旋开，手术标本即可从中取出。尽管外部操作空间有限，EndoCone 的独特设计仍可提供 30°的操作三角；另外，可重复使用和标本易于取出也是它的优点。X-Cone 有 4 个通道，由 3 个对称的金属外壳连接在一起，上方由 1 个大的硅胶帽盖封住，4 个通道在这个硅胶帽之中。2 个金属外壳置入腹腔后合在一起即形成"X"形状(图 1 - 1 - 15)。硅胶帽形在顶部成 3 个 5 mm 和 1 个 12 mm 通道。X-Cone 的上部和下部的直径为 25 mm 和 20 mm。

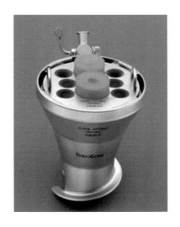
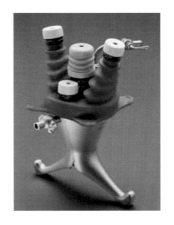

图 1 - 1 - 14　EndoCone 和 X-Cone

6. Gelport

Gelport 已被美国 FDA 批准用于临床腹腔镜手术。最初该发明主要用于手辅助腹腔镜外科手术以防止漏气。后来它被改进用于单孔腹腔镜手术，包括一个盘状的凝胶密封

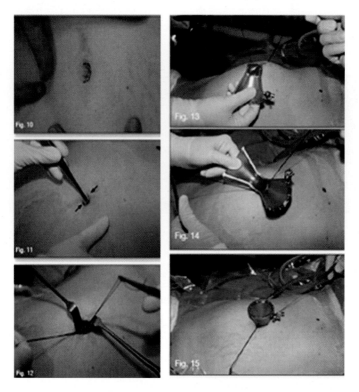

图 1 - 1 - 15　X-Cone 放置过程

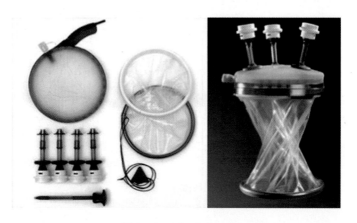

图 1 - 1 - 16　Gelport

盖、2 个环(包括内环和外环)和 1 个切口保护套(图 1 - 1 - 16),凝胶密封盖可防止漏气,而切口可预防切口肿瘤种植和细菌感染。Gelport 系统的凝胶密封盖是套管插入腹腔的平台,直径一般为 7 ~ 8 cm,套管插入的位置也是器械运动支点,医生可根据需要反复多次插入多个不同型号的曲卡,并可根据需要确定曲卡的位置,保持操作三角以避免器械打架。切口保护套可更换,以适应不同的腹壁厚度和手术切口。切口一般需要 15 ~ 50 mm,切口大是其主要缺点,但可以轻易取出大标本。Gelport 系统已经成功用于腹股沟疝修补术、肠癌切除术、肾盂成形术、肾切除术中。

(三) 单孔腹腔镜手术专用器械

单孔腹腔镜可用到可弯曲器械(图1-1-17)。

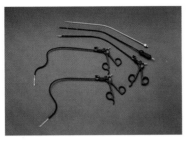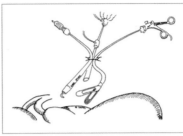

图1-1-17　可弯曲器械

其他器械还有以下几种:

1. RealHand

Novar Surgical Systems (Cupertino, CA, USA)生产的RealHand系列器械关节活动类似于人的腕关节。手术者以套管为支点转动手柄,通过连接手柄和器械远端轴的缆线,使远端部分做出腕部的镜像活动。RealHand器械可高达7个自由度,使得它能够朝任意目标方向运动,

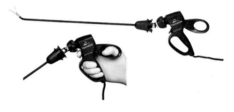

图1-1-18　RealHand 柔性关节器械

该器械的柔性和操作准确性使得单孔手术中抓取、切割、缝合操作变得更简单。该器械符合人体工效学的设计,使得同步操作多种器械变得可能(图1-1-18)。

2. Roticulator

Covidien(Norwalk, CT, USA)有一系列的可进行关节联动和转动的器械。Roticulator系列包括一个分离钳、抓钳和剪刀。这3个器械的远端关节均可以弯曲0°～80°,通过将器械轴的远端部分伸展到鞘外从而发挥其功能。可伸展部分是弯曲的,而且伸展出越多,远端关节就越接近80°。然而当需要很好地控制器械力度的时候,远端弯曲的关节会给操作带来一定困难,尤其是关节完全弯曲的时候。另外,这些器械均配有单极电凝接头。(图1-1-19)

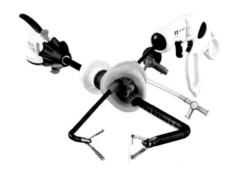

图1-1-19　Roticulator 关节联动器械

3. AutonomyLapro-Angle

AutonomyLapro-Angle柔性关节器械(Camridge Endoscopic Devices Inc., Framingham, MA, USA)同样也能镜像医生双手的运动以及提供7个自由度,该器械手柄上装有器械终端定位机械系统和一个轴向旋转手柄,使得操作者对器械终端的控制更为精确,转动手柄,器械终端可以绕轴进行360°旋转,并且可以在任意方向进行最高可到90°的弯曲

并锁定(图1-1-20)。Novar 的类似,包括5种不同的器械头:持针器、分离钳、剪刀、组织抓钳和单极电凝钩。虽然和 Novar 器械特征上有些差别,但两者都需要通过操作平台为支点带动远端部分活动。

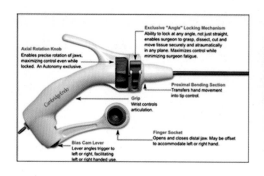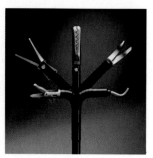

图1-1-20　AutonomyLapro-Angle 柔性关节器械

4. 预弯器械

Olympus 的预弯器械可以绕轴进行360°旋转,但是器械前端不能弯曲。器械在腔内形成的三角是固定的,但是由于器械不用弯曲,可以增加器械的硬度(图1-1-21)。

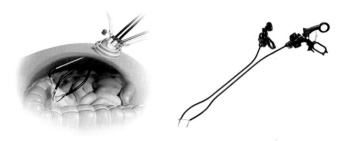

图1-1-21　Olympus 预弯器械

5. 其他器械

在单孔腔镜手术中,有时候显露术野困难,需要用到一些特别的器械进行帮助以更好地暴露靶区域,比如术中缝合"木偶线",腹腔内拉钩以及腔内磁力引导光源系统、更长的可弯曲器械等(表1-1-2,图1-1-22 至图1-1-25)。

表1-1-2　单孔腹腔镜常见问题及器械的解决方案

问　题	解 决 技 术
器械和摄像头碰撞	使用可偏转的摄像头、长摄像头或辅助装置
操作三角的缺失	添加辅助曲卡(5 mm 或 3 mm)使用关节联动器械或者预弯器械,联合改进操作技术

续表 1 - 1 - 2

问 题	解 决 技 术
曲卡在腹腔内或外互相碰撞	使用外环较低或长度较短的曲卡
多个切口影响美观，套管漏气及切口疝	使用单切口的套管（比如 TriPort，QuadPort，SILSport）
暴露不佳	调整器械方位，使用木偶线牵引或者 Endograb™
器械移动困难	适当延长切口至 22～25 mm，比 17 mm 切口更便于操作
套管滑脱或者漏气	切口过大，缝合切口一端

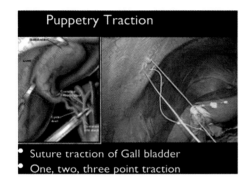

图 1 - 1 - 22　通过缝合木偶线
进行牵引暴露

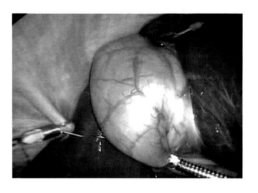

图 1 - 1 - 23　通过腹腔内拉钩（Endograb™）
进行暴露

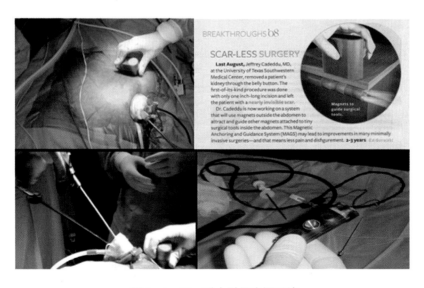

图 1 - 1 - 24　磁力引导光源系统

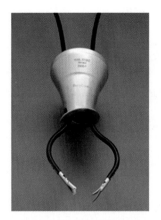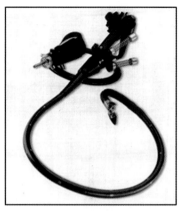

图 1-1-25　单孔腔镜手术更长、软性可弯曲器

三、模拟训练与动物实验

由于单孔腹腔镜有其独特技术难度，有一定的学习曲线，建议术者要有一定的腹腔镜操作经验，多观看教学录像与手术视频，预先进行体外模拟操作试验（图 1-1-26），熟悉通过 1 个孔道进行器械操作，熟悉交叉器械操作原理与特点。

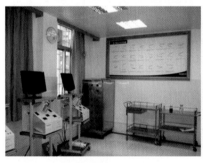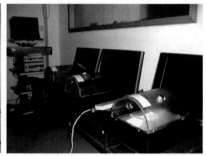

图 1-1-26　单孔腹腔镜体外模拟训练箱

此外，还应在手术动物模型上进行训练。笔者最近成功建立了猪动物模型，并开展了多例单孔腹腔镜泌尿外科手术训练。参加培训的学员均具备一定的腹腔镜操作技巧，参加本培训前已进行过腹腔镜模型箱训练，可在模拟训练箱下熟练进行基本操作，并均已在超过 20 例传统腹腔镜泌尿外科手术中担任第一助手。在动物模型上进行手术时，学员首先观看教学录像和既往手术视频。培训时，由有开展单孔腹腔镜手术经验的医师对各个手术进行指导与计时。

（一）材料与方法

1. 实验动物

健康小型猪，体重 15～25 kg，采用混合饲料喂养，自由进食与饮水。维持环境温度在 18～24 ℃，湿度为 40%～70%，光照明暗交替比为 12 h∶12 h。

2. 实验药品和器械

实验药品：碘伏、氯胺酮和戊巴比妥钠注射液。器械：自制单孔通道、Triport 单通道腹腔镜穿刺器（Olympus）或以手套自制操作通道、可弯曲腹腔镜操作器械、超声刀、腹腔镜主机和配套设备（Olympus）、高频发生器和吸引器。附件：斑马导丝、针型刀、弓型刀、Hem-o-lok 及钛夹钳、活检钳、异物钳、电圈套器、电钩等。

3. 方法

实验动物术前禁食 12 h，不禁水；氯胺酮诱导麻醉成功后建立静脉通路，采用仰卧位，常规腹部剃毛，碘伏消毒，术中气管插管、呼吸机辅助呼吸，戊巴比妥钠维持及持续心电监护。实验全程由专职兽医麻醉师负责生命体征监护。

实验动物侧卧位，于脐旁作一 3 cm 切口，依次切开至腹膜，置入 Triport 单通道腹腔镜穿刺器（Olympus）或自制单通道穿刺器。自制三通道的单孔穿刺套管由 2 个内径分别为 6 cm 和 12 cm 的胶圈及 1 个 8 号外科无菌手套制作而成。将较小胶圈从外侧套于手套手掌位置中部并将腕侧手套返折，返折部置入腹内，然后将手套腕端套于较大胶圈上，钳夹固定装置。横行剪断手套中指、无名指、拇指的远端部分，向指套内分别插入传统的 10 mm 曲卡、5 mm 曲卡、10 mm 曲卡，于合适长度处分别用丝线将指套与曲卡固定，剩余示指与小指套指分别用丝线于指跟部结扎以防漏气。经脐旁切口直视下向腹腔内置入该单孔穿刺套管，将外径与皮肤缝合两针以固定，置入可弯曲单孔腹腔镜手术器械。手术操作步骤同传统腹腔镜相应手术相似，但应采用一定的技巧，注意克服器械碰撞等操作局限。

4. 培训体会

小型猪可开展多种单孔腹腔镜手术，如肾部分切除术、肾固定术、输尿管切开取石术、输尿管离断吻合术、输尿管膀胱吻合术、膀胱切开取石术等。常见的单孔腹腔镜手术并发症有：吻合口瘘，周围脏器如肝脏、脾、肠管损伤，下腔静脉损伤致明显出血。肾切除术术中容易损伤下腔静脉，引起手术失败甚至实验动物死亡，因此，建议留待其他手术完成后再开展。随着培训进行，操作者经验积累，并发症发生率可逐渐下降，操作时间逐渐缩短，熟练程度逐渐上升。

我们的培训经验提示，使用 Triport 单通道腹腔镜穿刺器或自制单通道穿刺器在猪体内建立单孔腹腔镜泌尿外科动物模型是可行的、有效的，可以为临床医生提供训练机会。

四、腹腔镜外科手术常用设备与器械

（一）腹腔镜摄像系统

1. 腹腔镜

腹腔镜有 10 mm 与 5 mm 两种。10 mm 腹腔镜传递的光线强度比 5 mm 腹腔镜强 5 倍，能提供较大的视野和更好的放大倍数，适合开展较复杂的手术；5 mm 腹腔镜视野相对较小、光线偏暗，但更具微创特点，适合诊断或简单手术。

2. 腹腔镜的视角

按角度有 0°、30°等不同视角的腹腔镜。0°为前视镜，镜视野小，方向固定，操作时无须旋转镜身；30°镜为前斜视镜，视野大，其视野不在镜头正前方，而与镜身长轴有一定的角度，可通过镜身改变视野方向。

3. 监视器

一般监视器分辨率为 450～900 线，高分辨率监视器超过 750 线，监视器放置高度与术者水平目视高度平行或略低为宜。（图 1-1-27）

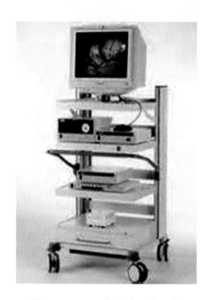

图 1-1-27　腹腔镜手术设备

4. 摄像机

摄像机由摄像头、电缆及信号转换器组成。摄像头与腹腔镜目镜相接，根据光学原理将光学图像转换成电信号，摄像头产生的电信号经摄像电缆传至信号转换器。三晶片数码彩色摄像头分辨率可达 700 线以上，可满足不同的腹腔镜手术要求。（图 1-1-28）

5. 信号转换器

信号转换器将摄像头传入的电信号转换为视频信号，输出到监视器或录像机上。信号转换器配有色彩调谐和增强功能，预先将进行白平衡调节，使白色背影带有柔和浅绿色为最佳。

6. 光源

光源包括冷光源机和冷光源线。目前有卤素灯、金属卤化物灯和氙灯 3 种光源。氙灯光源因其亮度高、其光线更接近自然光，是比较理想的光源；300 W 氙气灯泡已成为

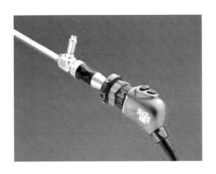
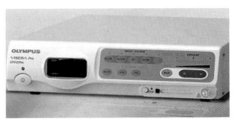

图1-1-28 摄像头(左)与摄像机(右)

多数腹腔镜手术用的标准光源。导光束通常有玻璃纤维和液态水晶2种类型。

(二)气腹系统

气腹机是向腹腔内充气的机械装置,全自动气腹机根据预设的腹内压力和充气速度,能自动向腹腔内充气。当达到预设腹内压力时,充气停止。手术中压力下降时,气腹机能自动向腹腔内补充气至预设压力。目前使用的气腹机充气速度为15～40 L/min。有些全自动气腹机还有气体加温功能,可减少腹腔镜镜头气雾的形成,保持清晰。(图1-1-29)

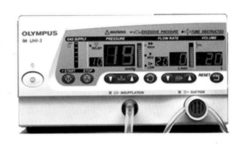

图1-1-29 气腹机

(三)切割止血系统

1. 高频电刀

高频电刀利用电流通过机体所产生的热损害作用进行电凝和电切,其工作温度可达100～2000 ℃,电凝损伤可波及周围5 mm范围。一般电刀输出功率为150～200 W,手术时常用功率为60～80 W,最大输出功率不应超过200 W。由于是在一密闭体腔内使用电刀,电流运动存在趋肤效应,有意外伤及远处器官特别是空腔脏器如肠管等可能,因此控制较低频率、负极板贴在距手术临近部位可避免意外损伤。(图1-1-30)

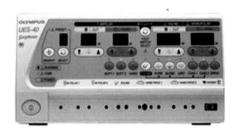

图1-1-30 高频电刀

2. 超声刀

超声刀通过超声频率发生器,使金属刀头以55.5 kHz的超声频率进行机械振荡,使与刀头接触的组织内的水分子汽化、蛋白质氢键断裂、细胞崩解、组织被切开或者凝固、血管闭合,达到切割组织和止血的目的。无电流通过人体使手术更安全,减少了并发症的发生。(图1-1-31)

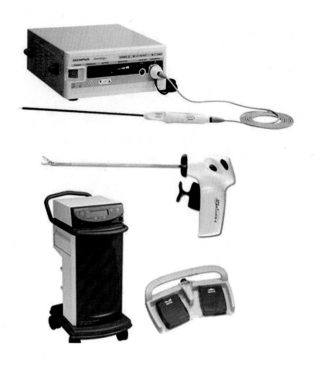

图 1 - 1 - 31   超声刀

3. 超晰速超声止血刀

超晰速超声止血刀工作频率 55.5 kHz，刀头振动幅度为 50 ~ 100 μm，配备有 10 mm 剪刀型超声止血刀头、5 mm LCS(有直形和弯形刀头)、5 mm 钩型及球型刀头。10 mm LCS 有平面、钝面及锐面 3 种功能，以适应不同情况的组织的切割；5 mm LCS 为圆柱形。还有适合于开放手术使用的短形刀头。功率输出设定为 5 挡。

4. 结扎速高能电刀

结扎速高能电刀是一种新型的止血设备。其工作原理是使血管壁的胶原融合从而使血管封闭，可以封闭 7 mm 直径以下的血管和组织束，无须事先分离和骨骼化。

(四)常用腹腔镜手术器械

1. 气腹针

气腹针外径为 2 mm，针心前端圆钝、中空、有侧孔，可以通过真芯注水、注气和抽吸。针芯的尾部有弹簧保护装置，遇阻力回缩针鞘内，针鞘刺入腹腔内落空、阻力消失，针芯因弹簧作用再突入腹腔，圆钝针芯有助于保护腹腔内器官组织。

2. 分离钳

分离钳有直头与弯头两种。钳杆及柄绝缘，尖头及尾端导电，不通电时作组织分离用，通电时可用作电凝止血。分离钳外径 5 mm，一般可作 360°旋转，便于操作。分离钳主要用于分离、止血、牵引及缝合打结。(图 1 - 1 - 32)

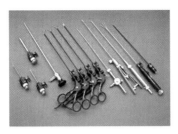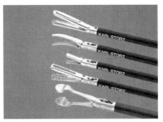

图 1 - 1 - 32　分离钳

3. 穿刺套管针与转换帽

套管针包括穿刺锥和套管鞘。有两种：一种为金属套管针，可反复使用；另一种为一次性使用塑料套管针。套管鞘的前端有平头和斜头两种，手术中套管鞘不慎脱出时，斜头套管容易重新插入腹腔。转换帽与套管针尾端相接，可在不同外径之间变换，容纳不同外径的手术器械通过。（图 1 - 1 - 33）

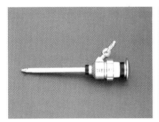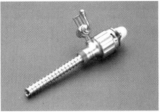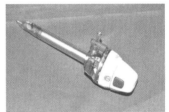

图 1 - 1 - 33　穿刺套管针

4. 抓钳

抓钳分为有创和无创两种。杆柄可无绝缘层。常用的有锯齿形抓钳、鼠齿形抓钳、匙形咬口抓钳。外径有 5 mm 和 10 mm 两种，长度为 320 mm，器械手柄处有棘轮结构状锁扣，有助于减轻手术时手控疲劳。抓钳用于对组织的钳夹、牵引及固定。

5. 持针器

持针器分为直头和弯头两种，一般外径 5 mm，长度 450 mm，不带绝缘层，夹持面有罗纹。

6. 电凝钩

电凝钩是腹腔镜手术常用而重要的器械，可用于解剖、分离、电切和电凝止血。电凝钩有"L"形和直角形等种类。

7. 标本袋

腹腔镜手术标本取出时为避免污染腹腔，需要装进标本袋，便于取出。理想的标本袋应不透水、够结实。也可根据手术标本大小用塑胶手套自制。

8. 施夹器、金属钛夹、Hem-o-lok 塑料结扎锁

腹腔镜手术的血管、输尿管等可用金属夹夹闭后离断，以替代结扎。常用的金属夹为钛夹，有大、中、小号，可根据组织的宽度选用（图 1 - 1 - 34）。Hem-o-lok 结扎锁采

用特殊设计，与金属钛夹相比，夹闭后较牢靠，不易弹开(图1-1-35)。

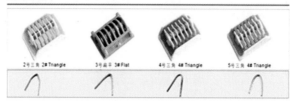

图1-1-34 金属钛夹

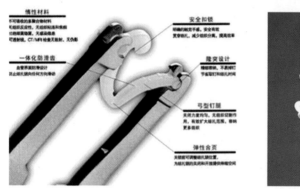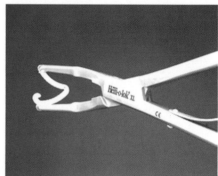

图1-1-35 Hem-o-lok 塑料结扎锁

9. 剪刀

手术剪外径有5 mm和10 mm两种，一般都带有绝缘层和电极头，可同时止血。常见的有直头剪、弯头剪、钩形剪。弯头剪有左弯剪、右弯剪，大多可360°旋转。

10. 圈套器

常用可吸收线或者合成线，已经做好一个滑结，套扎拉紧滑结后，在组织液的作用下，线结会部分膨胀，从而使线结更紧不会松脱。

11. 腹腔镜线型切割吻合器

该器用来切割和关闭胃和肠管，切割大的血管，行吻合手术等。可打出相互咬合成排的钉子，每侧2排或3排互相错开，在钉合时中间的刀片同时将中间切开。钉子的高度为2.5 mm、3.5 mm、4.8 mm不等，钉仓的长度有35 mm、45 mm、60 mm不等，可根据组织的厚度与宽度灵活选用。部分腹腔镜用线型切割吻合器前端可部分弯曲。

12. 牵开器与腹腔镜拉钩

扇形牵开器可用于牵开手术野的肝脏、结肠、大网膜、腹膜等脏器；带翼牵开器则适合在经腹前列腺癌、膀胱癌、肾脏手术时牵开或压住肠管。

(五)冲洗吸引系统

冲洗吸引系统包括冲洗吸引装置和冲洗吸引管。冲洗吸引机具备自动冲洗和吸引功能。

(六)手术图像记录设备

为了便于教学和交流或术后检查手术过程中有无失误以便日后提高，可将监视器所观察到的图像进行记录。专门的图像采集系统则采用数码技术将手术过程直接存储于电脑中，可以切取图片或者直接将图片刻录成光盘。(图1-1-36)

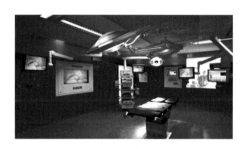

图1-1-36 一体化手术室设备

参 考 文 献

[1] Autorino R, et al. Laparoendoscopic single-site and natural orifice transluminal endoscopic surgery in urology: a critical analysis of the literature[J]. Eur Urol, 2011, 59(1): 26-45.

[2] Autorino R, et al. Current status and future directions of robotic single-site surgery: a systematic review[J]. Eur Urol, 2013, 63(2): 266-280.

[3] Box G, et al. Nomenclature of natural orifice translum enalendoscopic surgery(NOTES)and laparoendoscopic single-site surgery(LESS)procedures in urology[J]. J Endourol, 2008, 22(11): 2575-2581.

[4] Chung S D, et al. Laparoendoscopic single-site(LESS)retroperitoneal adrenalectomy using a home-made single-access platform and standard laparoscopic instruments [J]. Surg Endosc, 2011, 25(4): 1251-1256.

[5] Desai M M, et al. Scarless single port transumbilical nephrectomy and pyeloplasty: first clinical report[J]. BJU Int, 2008, 101(1): 83-88.

[6] Gettman M T, et al. Consensus statement on natural orifice transluminal endoscopic surgery and single-incision laparoscopic surgery: heralding a new era in urology? [J] Eur Urol, 2008, 53(6): 1117-1120.

[7] Gettman M T, et al. Where do we really stand with LESS and NOTES? [J] Eur Urol, 2011, 59(2): 231-234.

[8] Kaouk J H, et al. Robotic single-port transumbilical surgery in humans: initial report[J]. BJU Int, 2009, 103(3): 366-369.

[9] Kaouk J H, et al. Single-port laparoscopic surgery in urology: initial experience[J]. Urology, 2008, 71(1): 3-6.

[10] Raman J D, et al. Laboratory and clinical development of single keyhole umbilical nephrectomy[J]. Urology, 2007, 70(6): 1039-1042.

　[11] Rao P P, Bhagwats. Single-incision laparoscopic surgery-current status and controversies[J]. J Minim Access Surg, 2011, 7(1): 6 – 16.

　[12] 王林辉, 刘冰, 王富博, 等. 经脐单孔多通道腹腔镜下肾切除术 20 例报告[J]. 中华泌尿外科杂志, 2011(2): 79 – 82.

　[13] 张旭, 马鑫, 朱捷, 等. 经脐单孔腹腔镜肾切除术 2 例报告[J]. 临床泌尿外科杂志, 2009, 24(8): 568 – 571.

　[14] 刘春晓, 徐啊白, 陈玢屾, 等. 世界首例单孔腹腔镜根治性膀胱切除、全去带乙状结肠原位新膀胱术[J]. 南方医科大学学报, 2010, 30(6): 1385 – 1388.

　[15] 梁华钦, 叶建宇. 单孔腹腔镜技术的发展与展望[J]. 岭南现代临床外科, 2011, 11(4): 288 – 290.

　[16] 王林辉, 刘冰, 杨庆, 等. 泌尿外科单孔腹腔镜手术 209 例临床应用分析[J]. 中华泌尿外科杂志, 2012, 33(10): 759 – 762.

　[17] 许可慰, 黄健, 林天歆, 等. 自制单孔多通道套管后腹腔镜肾上腺手术初步报告[J]. 中华外科杂志, 2010, 48(10): 794 – 798.

　[18] Wang Linhui, et al. Laparoendoscopic single-site adrenalectomy versus conventional laparoscopic surgery: a systematic review and meta-analysis of observational studies[J]. J Endourol, 2013, 27(6): 743 – 750.

　[19] Wen Xingqiao, et al. Retroperitoneal laparoendoscopic single-site ureterolithotomy: a comparison with conventional laparoscopic surgery[J]. J Endourol, 2012, 26(4): 366 – 371.

　[20] Wen Xingqiao, et al. Application of a temporary ureter clamp for retroperitoneal laparoscopicureterolithotomy[J]. World J Urol, 2010, 28(1): 99 – 102.

　[21] 周利群, 方冬. 单孔腹腔镜在泌尿外科的应用现状与进展[J]. 北京大学学报: 医学版, 2012, 44(4): 497 – 500.

　[22] 孙颖浩, 王林辉, 杨波, 等. 经脐单孔多通道腹腔镜下肾切除术 3 例[J]. 中华外科杂志, 2009, 47(22): 1709 – 1811.

　[23] 孙颖浩, 王林辉, 杨波, 等. 经脐单孔多通道腹腔镜手术治疗良性肾脏疾病的初步体会[J]. 中华泌尿外科杂志, 2009, 30(11): 728 – 730.

　[24] 张旭, 马鑫, 李宏召, 等. 单孔后腹腔镜解剖性肾上腺切除术 5 例报告[J]. 临床泌尿外科杂志, 2009, 24(9): 647 – 650.

　[25] 孙颖浩. 单孔腹腔镜在泌尿外科的发展现状及展望[J]. 中国微创外科杂志, 2010, 10(1): 23 – 24.

　[26] 梅骅. 泌尿外科手术学[M]. 3 版. 北京: 人民卫生出版社, 2008.

　[27] 张旭. 泌尿外科腹腔镜手术[M]. 北京: 人民卫生出版社, 2008.

　[28] 曹月敏. 腹腔镜外科学[M]. 石家庄: 河北科技出版社, 1999.

　[29] Jens-Uwe Stolzenburg, Ingolf A, Turk EN Liatsikos. Laparoscopic and Robot-assisted Surgery in Urology: atlas of Standard Procedures[M]. Springer-Verlag Berlin and Heidelberg, 2011.

　[30] Walsh P C, Wein A J, Retik A B, et al. Campbell's Urology[M]. 9th ed. Philadelphia: W B Saunders, 2007.

（温星桥　张健　王骏）

第二章　单孔腹腔镜肾上腺手术

◉ 第一节　单孔腹腔镜嗜铬细胞瘤切除术

一、腹膜后入路单孔腹腔镜左侧肾上腺嗜铬细胞瘤切除术

【病例简介】

男性，33 岁，体检发现肾上腺占位 2 月余，时有头晕、胸闷，血压为 140～190/89～113 mmHg，尿儿茶酚胺代谢物（VMA）升高。腹部彩超：左肾上部低回声团，考虑来源肾上腺可能性大。中腹部 CT：左侧肾上腺占位性病变，大小约为 30 mm×30 mm×20 mm。

术前诊断：左侧肾上腺占位：嗜铬细胞瘤？

行腹膜后入路单孔腹腔镜左侧肾上腺嗜铬细胞瘤切除术。（图 1－2－1）

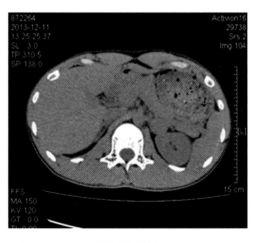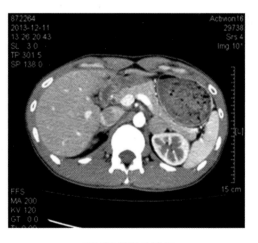

| （1）CT 平扫 | （2）CT 增强动脉相 |

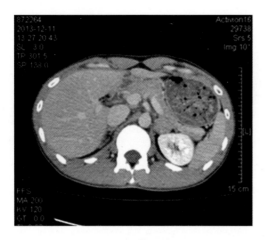

（3）CT 静脉相

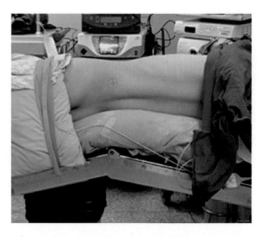

（4）右侧卧位，垫高腰桥

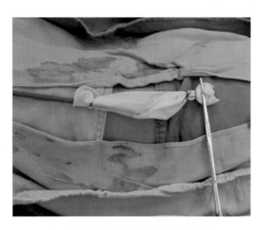

（5）自制气囊扩张腹膜后操作腔

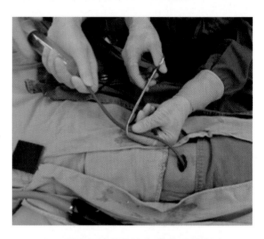

（6）运用自制球囊扩张腹膜后操作腔

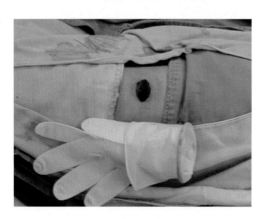

（7）手套自制单孔操作通道 - 1

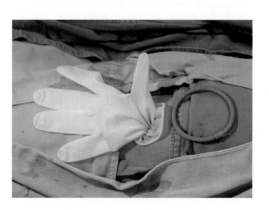

（8）手套自制单孔操作通道 - 2

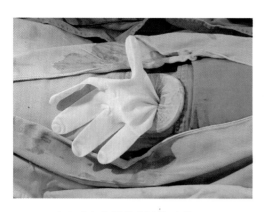

（9）手套自制单孔操作通道 – 3

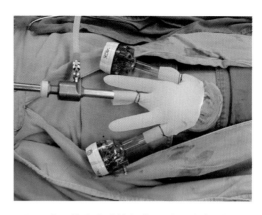

（10）建立单孔腹腔镜操作通道，并建立气腹

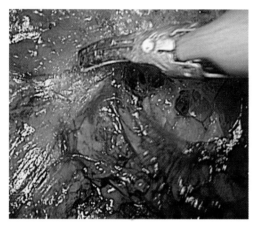

（11）清理腹膜外脂肪 – 1

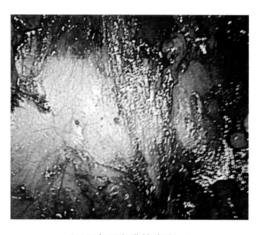

（12）清理腹膜外脂肪 – 2

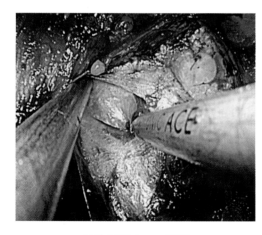

（13）打开 Gerota 筋膜

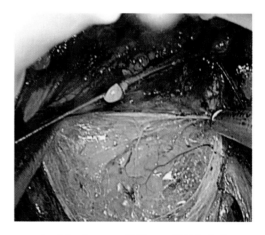

（14）打开 Gerota 筋膜，显露肾脂肪囊

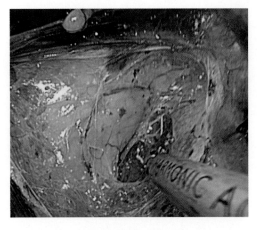

（15）游离肾后间隙－1

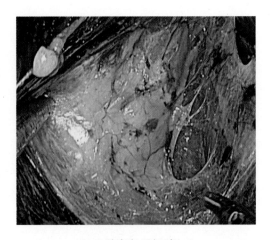

（16）游离肾后间隙－2

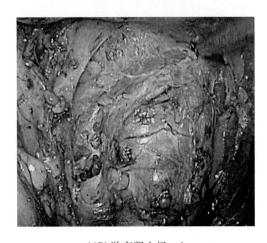

（17）游离肾上极－1

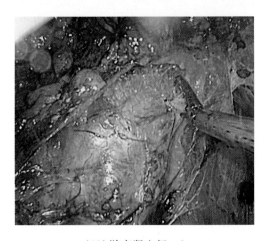

（18）游离肾上极－2

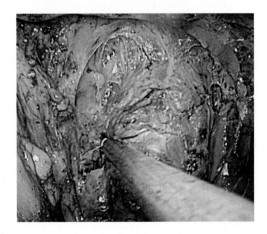

（19）游离肾前间隙－1

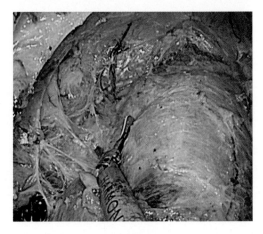

（20）游离肾前间隙－2

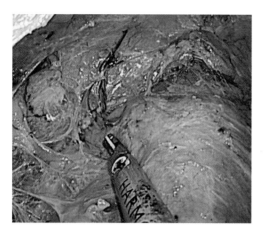

（21）游离肾前间隙，发现肾上腺

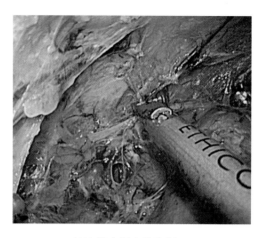

（22）游离肾上腺腹侧 – 1

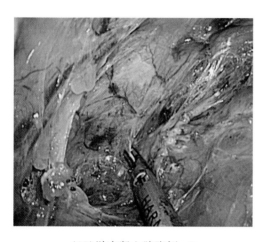

（23）游离肾上腺腹侧 – 2

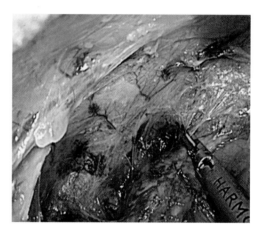

（24）游离肾上腺上部 – 1

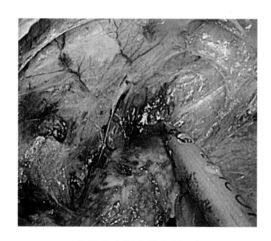

（25）游离肾上腺上部 – 2

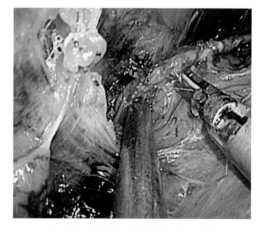

（26）左手吸管反方向拨开肾上腺，
游离肾上腺与肾脏间隙

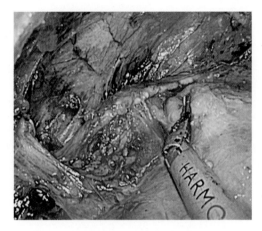

（27）游离肾上腺与肾脏间隙

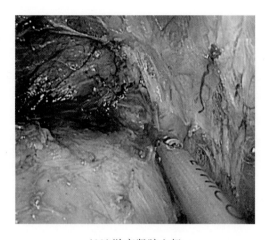

（28）游离肾脏上极

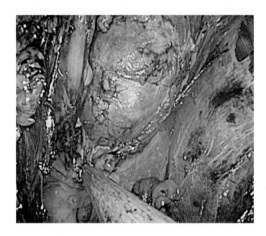

（29）游离肾上腺前间隙 - 1

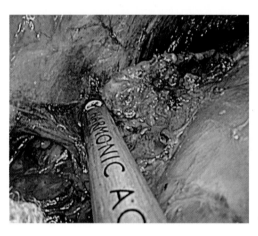

（30）游离肾上腺前间隙 - 2

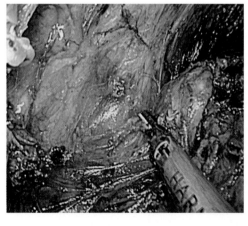

（31）游离肾上腺前间隙 - 3

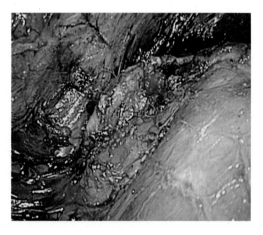

（32）显露肾上腺

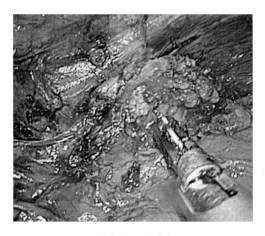

（33）游离肾上腺背侧 - 1

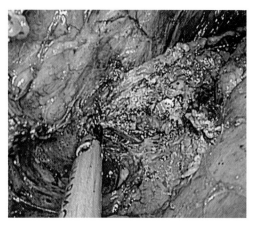

（34）游离肾上腺背侧 - 2

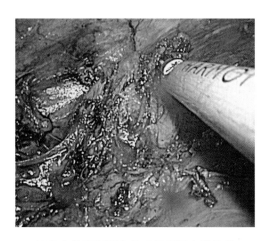

（35）向前翻起肾上腺，显露肾上腺肿物

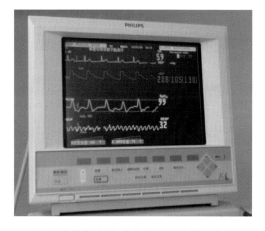

（36）游离肾上腺时术中血压显著上升至 208/105 mmHg

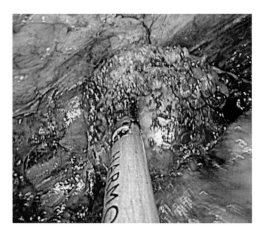

（37）游离瘤体背侧

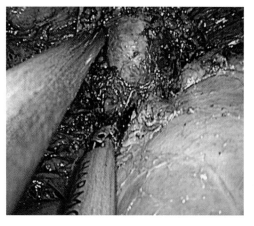

（38）吸管向上顶起瘤体，游离肿物下极 - 1

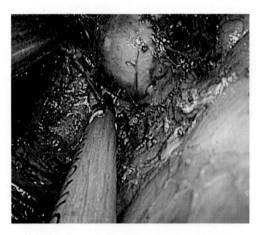

（39）吸管向上顶起瘤体，游离肿物下极 - 2

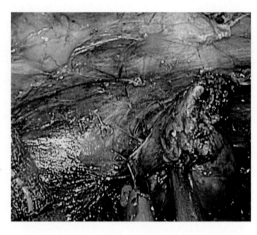

（40）交叉器械操作，吸管将瘤体拨至背侧，游离前内侧

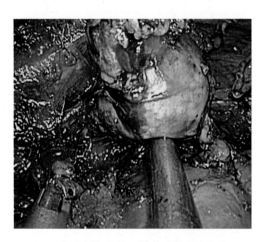

（41）向上托起瘤体，游离瘤体后方组织

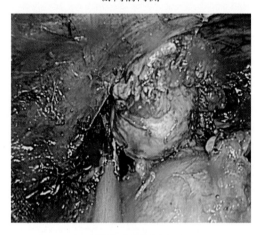

（42）游离瘤体后方组织

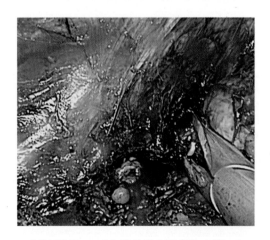

（43）以 Hem-o-lok 结扎并离断瘤体血管 - 1

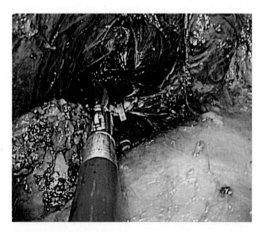

（44）以 Hem-o-lok 结扎并离断瘤体血管 - 2

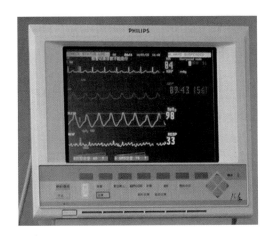

（45）完整切除瘤体后，骤然降压 89×43 mmHg

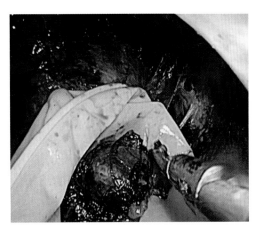

（46）以自制标本带取出标本

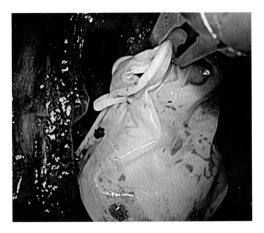

（47）钳夹袋口，取出标本

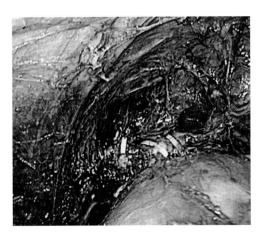

（48）检查术野无出血

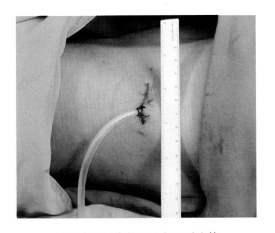

（49）术后手术切口及留置引流管

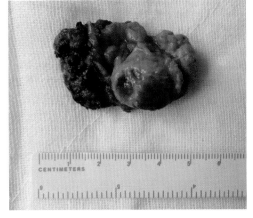

（50）手术标本（术后病理报告为嗜铬细胞瘤）

图 1-2-1　腹膜后入路单孔腹腔镜左侧肾上腺嗜铬细胞瘤切除术

二、腹膜后入路单孔腹腔镜右侧肾上腺嗜铬细胞瘤切除术

【病例简介】

女性，56岁，间歇性头晕、头痛2年余，伴血压升高，症状发作时血压最高达200/100 mmHg左右。尿VMA升高，血皮质醇、醛固酮水平均正常。腹部CT：右侧肾上腺区占位病变，大小约为31 mm×37 mm×34 mm。

术前诊断：右侧肾上腺占位病变：嗜铬细胞瘤？

行腹膜后入路单孔腹腔镜右侧肾上腺嗜铬细胞瘤切除术。（图1-2-2）

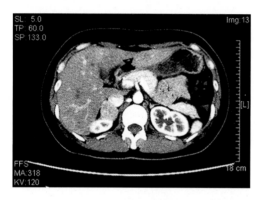

（1）CT增强动脉期

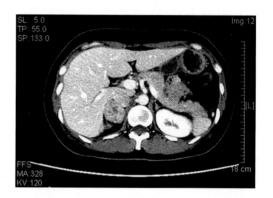

（2）CT静脉期

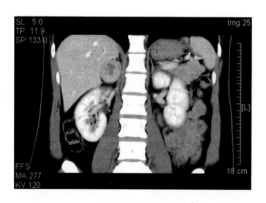

（3）CT冠状面

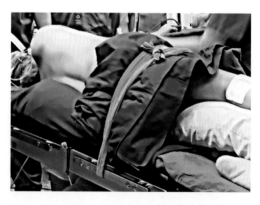

（4）取健侧卧位，升高腰桥

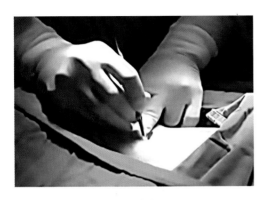

（5）行 12 肋尖切口

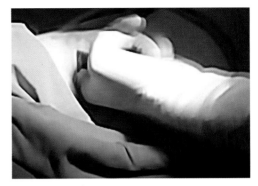

（6）手指初步扩张腹膜后间隙

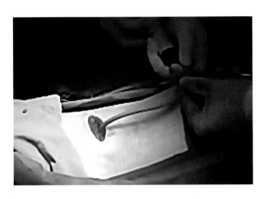

（7）自制球囊扩张腹膜后间隙 – 1

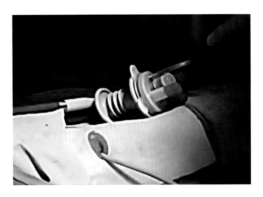

（8）自制球囊扩张腹膜后间隙 – 2

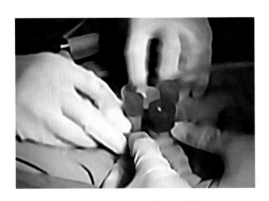

（9）置入国产单孔操作通道装置

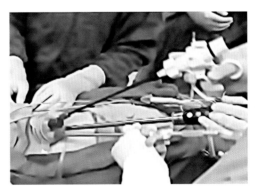

（10）建立单孔腹腔镜通道 – 1

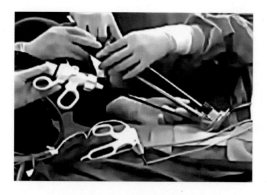

（11）建立单孔腹腔镜通道－2

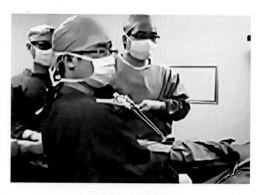

（12）手术外景

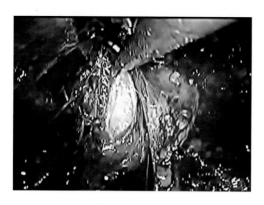

（13）打开 Gerota 筋膜

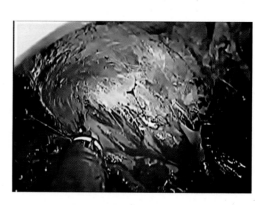

（14）打开肾脂肪囊，显露肾上极

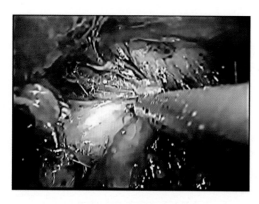

（15）清理肾上极周围脂肪

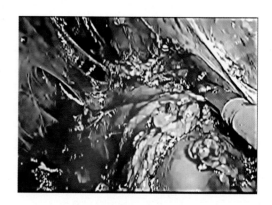

（16）分离肾上腺腹侧间隙

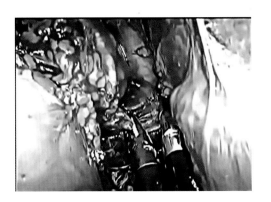

（17）交叉双手器械操作，继续分离肾上腺
腹侧间隙

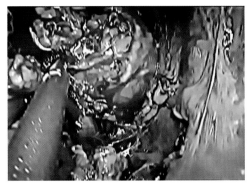

（18）显露肾上腺肿物

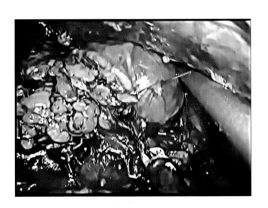

（19）游离肾上腺肿物下极

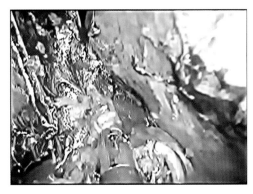

（20）游离肾上腺肿物上极－1

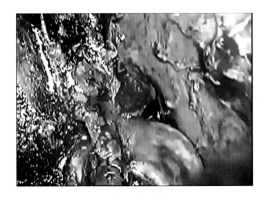

（21）游离肾上腺肿物上极－2

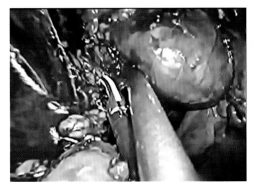

（22）交叉手操作，游离肾上腺肿物背侧－1

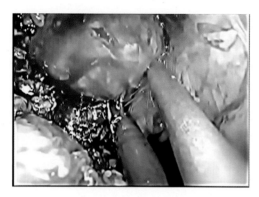

(23)交叉手操作,游离肾上腺肿物背侧-2

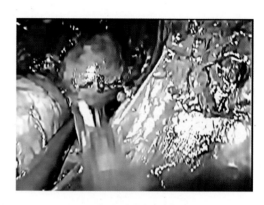

(24)完整游离肾上腺肿物

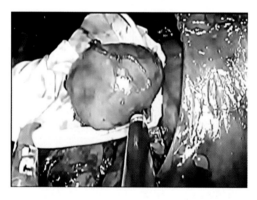

(25)标本装袋

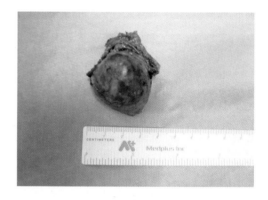

(26)手术标本

图 1-2-2　腹膜后入路单孔腹腔镜右侧肾上腺嗜铬细胞瘤切除术

三、经腹入路单孔腹腔镜右侧肾上腺嗜铬细胞瘤切除术

【病例简介】

男性,65 岁,发现头晕、胸闷并晕厥 2 年余,再发 10 天。血压 150 ~ 200/92 ~ 116 mmHg,尿 VMA 升高。腹部 CT:右肾上腺肿物,大小约为 45 mm × 40 mm,考虑嗜铬细胞瘤可能。

术前诊断:右肾上腺肿物。

行经腹入路单孔腹腔镜右侧肾上腺嗜铬细胞瘤切除术。(图 1-2-3)

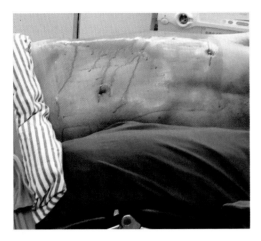

（1）侧卧位60°，垫高腰桥

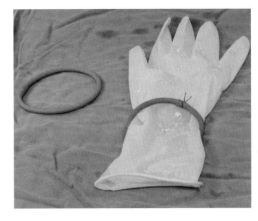

（2）用手套自制单孔腹腔镜操作通道

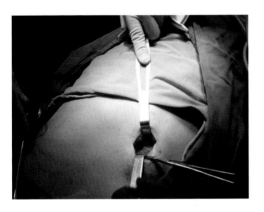

（3）手术切口，逐层切开至腹腔

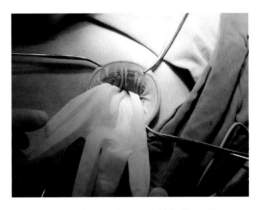

（4）手套自制单孔腹腔镜操作通道

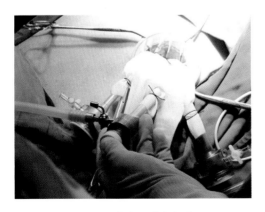

（5）置入曲卡，建立气腹

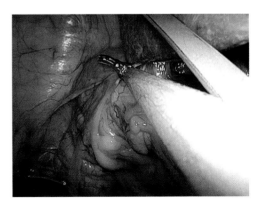

（6）进入腹腔

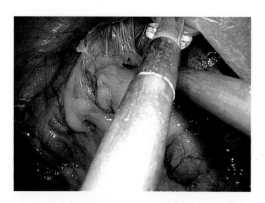

（7）用分离耙抬起肝脏，
显露肝结肠韧带并离断

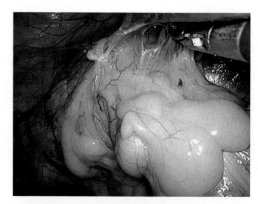

（8）离断肝结肠韧带

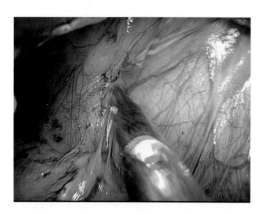

（9）切开后腹膜－1

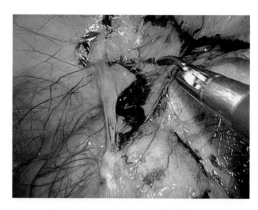

（10）切开后腹膜－2

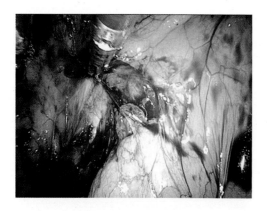

（11）切开后腹膜－3

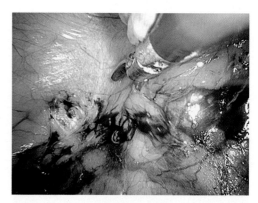

（12）切断肝肾韧带

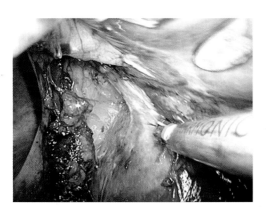

（13）用分离耙抬起肝脏，继续切断肝肾韧带

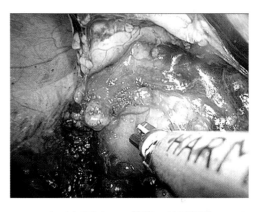

（14）切开 Gerota 筋膜，显露肾脏

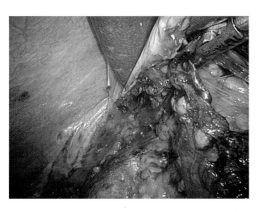

（15）清理肾周脂肪囊

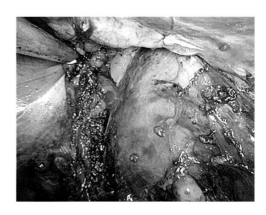

（16）肾周脂肪清理干净

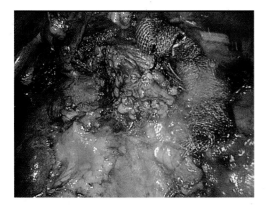

（17）肾上极处找到肾上腺

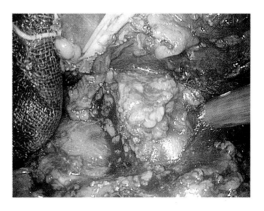

（18）游离肾上腺及肿瘤内侧间隙

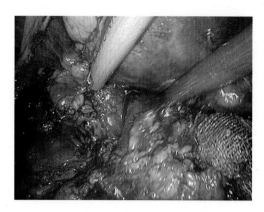

（19）向外侧拨开肾上腺，继续游离
肾上腺内侧间隙

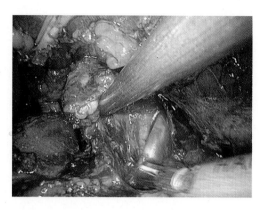

（20）向内侧拨开肾上腺，游离肾上腺外侧间隙

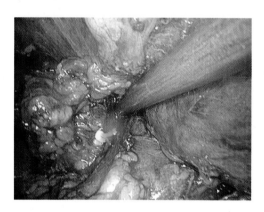

（21）离断肾上腺前内侧的一些小分支血管

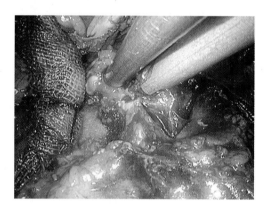

（22）游离肾上腺下极

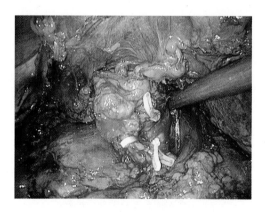

（23）游离肾上腺下极及前内侧间隙

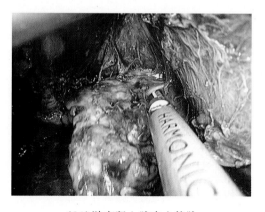

（24）游离肾上腺中央静脉

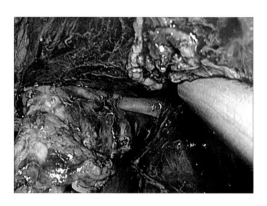

（25）显露肾上腺中央静脉

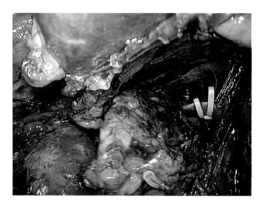

（26）用 Hem-o-lok 夹闭肾上腺中央静脉

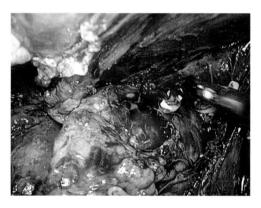

（27）切断肾上腺中央静脉

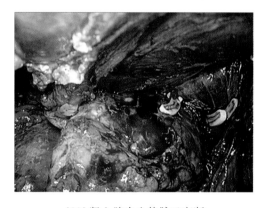

（28）肾上腺中央静脉已离断

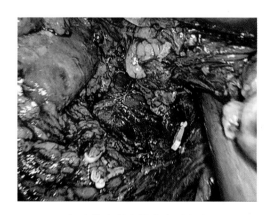

（29）检查肾上腺窝有无出血

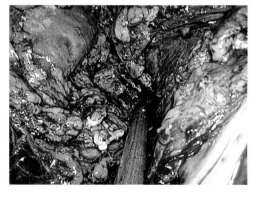

（30）检查肾上腺窝并止血

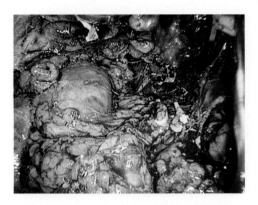

(31)肾上腺切除后术野干净

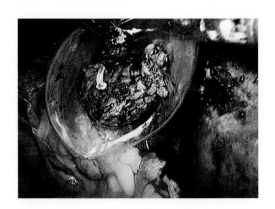

(32)标本装袋并取出

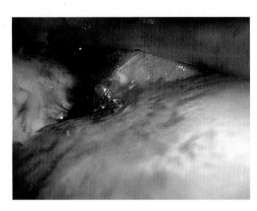

(33)放置肾上腺窝引流管

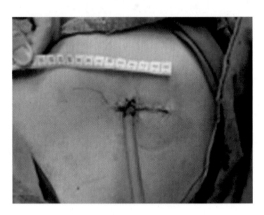

(34)术后手术切口

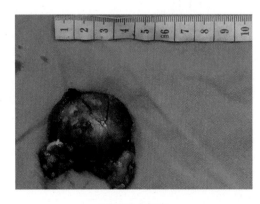

(35)手术标本

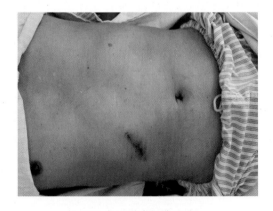

(36)术后手术切合愈合

图1-2-3 经腹入路单孔腹腔镜右侧肾上腺嗜铬细胞瘤切除术

🔅 第二节　腹膜后入路单孔腹膜镜右侧肾上腺皮质腺瘤切除术

【病例一简介】

女性，36 岁，反复右腰部隐痛半年，体检发现右肾上腺占位病变 1 月余。血尿皮质醇水平正常，血醛固酮、尿 VMA 均正常。腹部 CT：右侧肾上腺外侧支肿瘤，大小约为 25 mm × 18 mm × 20 mm。

术前诊断：右肾上腺肿物；肾上腺腺瘤？

行腹膜后入路单孔腹腔镜右侧肾上腺腺瘤切除术。（图 1 – 2 – 4）

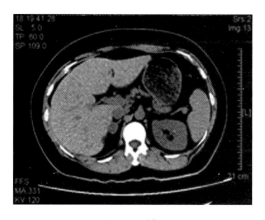

（1）CT 平扫

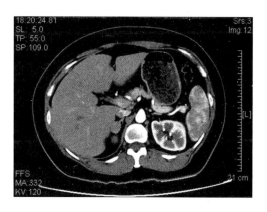

（2）CT 增强动脉期

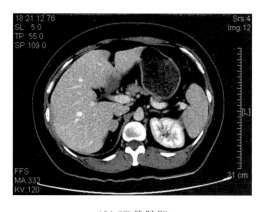

（3）CT 静脉期

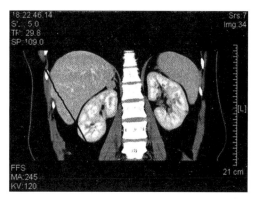

（4）CT 冠状面

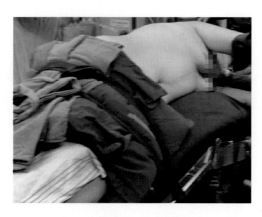

（5）左侧卧位，垫高腰桥

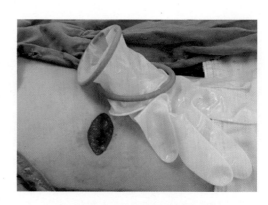

（6）手套自制单孔腹腔镜操作通道

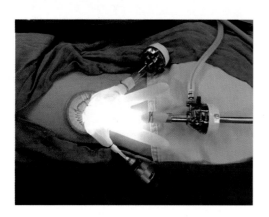

（7）自制单孔操作通道，并置入曲卡

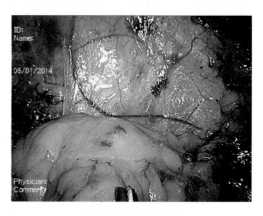

（8）清理腹膜外脂肪

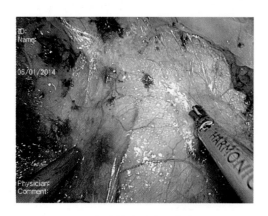

（9）腹膜外脂肪清理完毕

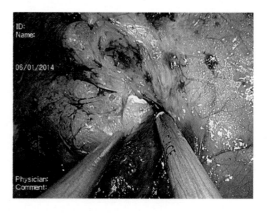

（10）运用超声刀，沿正确的平
面打开 Gerota 筋膜

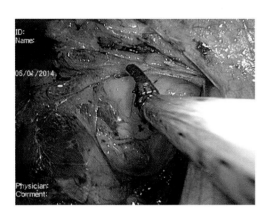

（11）交叉器械操作继续 Gerota 筋膜 - 1

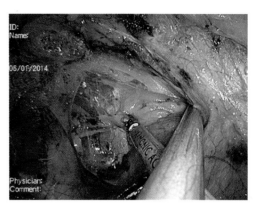

（12）交叉器械操作继续 Gerota 筋膜 - 2

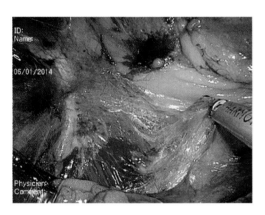

（13）游离肾后间隙

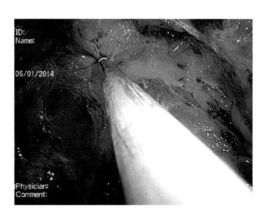

（14）游离肾上极

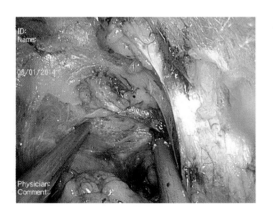

（15）游离肾前间隙 - 1

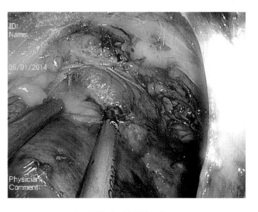

（16）游离肾前间隙 - 2

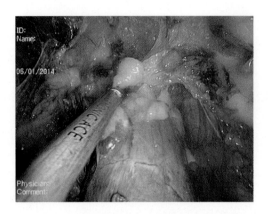

（17）剔除肾上极脂肪

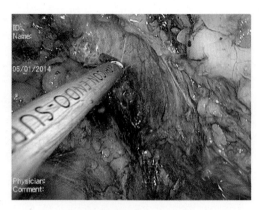

（18）游离肾上腺腹侧间隙

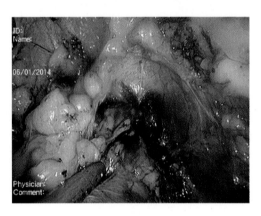

（19）显露肾上腺

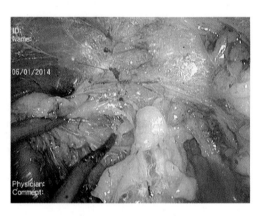

（20）游离肾上腺背侧间隙

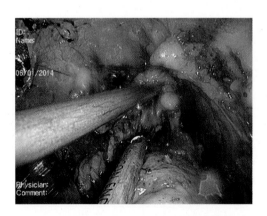

（21）向上翻起肾上腺，游离肾上腺下极

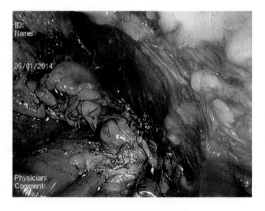

（22）找到肾上腺瘤体

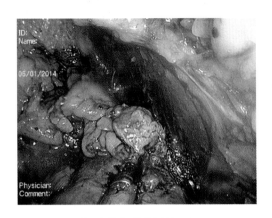

（23）分离瘤体下极 – 1

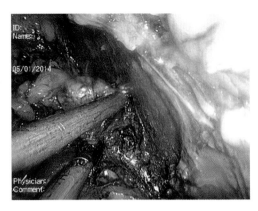

（24）分离瘤体下极 – 2

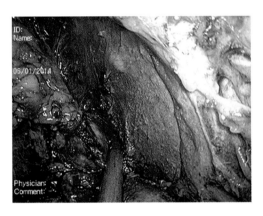

（25）分离瘤体前内侧 – 1

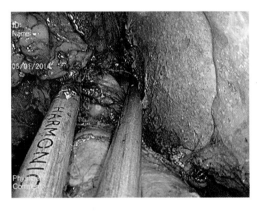

（26）分离瘤体前内侧 – 2

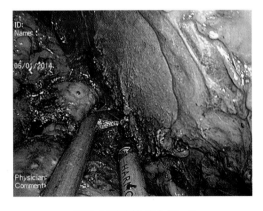

（27）分离瘤体前内侧 – 3

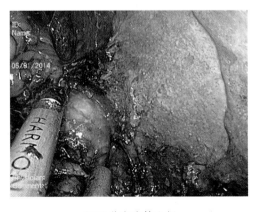

（28）分离瘤体上极

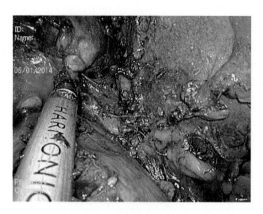

（29）分离瘤体下极

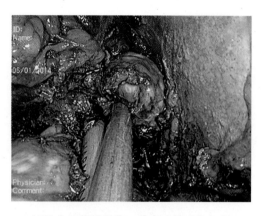

（30）交叉器械操作，分离瘤体后方组织

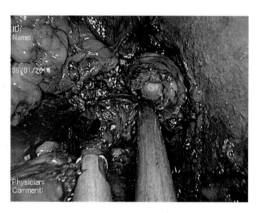

（31）交叉器械操作，制造张力
分离瘤体后方组织－1

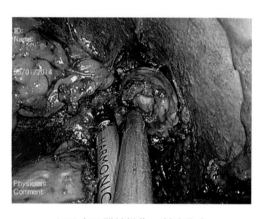

（32）交叉器械操作，制造张力
分离瘤体后方组织－2

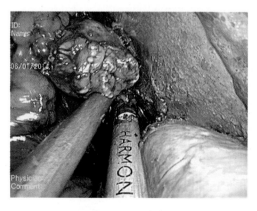

（33）向上托起瘤体，离断瘤体后方组织－1

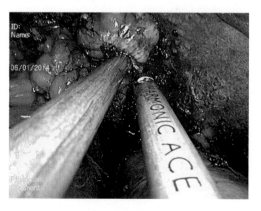

（34）向上托起瘤体，离断瘤体后方组织－2

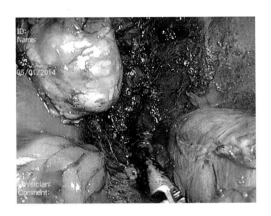

（35）完整切除肿物

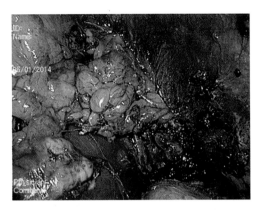

（36）肿瘤切除后，检查肾上腺窝无出血

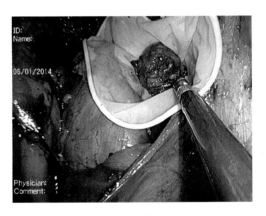

（37）运用自制标本带取出瘤体－1

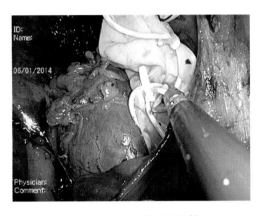

（38）运用自制标本带取出瘤体－2

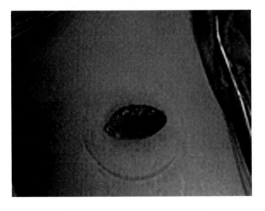

（39）撤出器械后的体表伤口

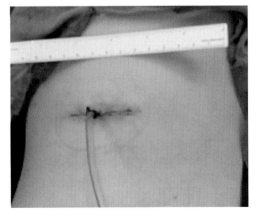

（40）术后手术切口及留置引流管

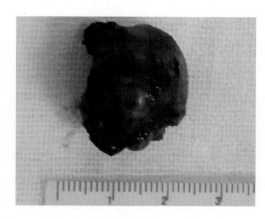

(41)手术标本(肾上腺)

图 1 - 2 - 4　腹膜后入路单孔腹腔镜右侧肾上腺腺瘤切除术

【病例二简介】

女性，36 岁，发现右侧肾上腺腺瘤 10 天。血尿皮质醇水平正常，血醛固酮、尿 VMA 正常。腹部 CT：右侧肾上腺结节灶，大小约为 32 mm × 25 mm × 20 mm，性质考虑为腺瘤。

术前诊断：右侧肾上腺占位病变：肾上腺腺瘤？

行腹膜后入路单孔腹腔镜右侧肾上腺腺瘤切除术。（图 1 - 2 - 5）

术后病理报告：肾上腺皮质腺瘤。

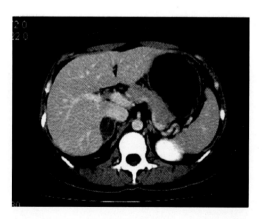

(1)CT 平扫

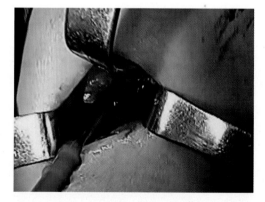

(2)行 12 肋下横切口

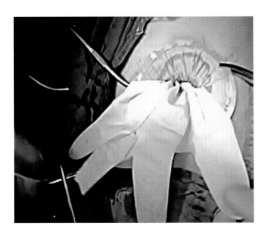

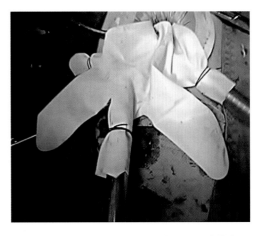

（3）手套自制单孔腹腔操作镜通道

（4）自制单孔腹腔镜操作通道，并连接曲卡

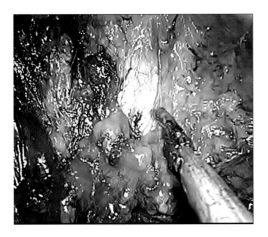

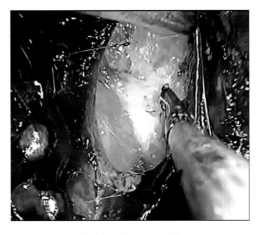

（5）清理腹膜外脂肪

（6）打开 Gerota 筋膜

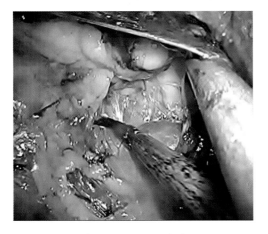

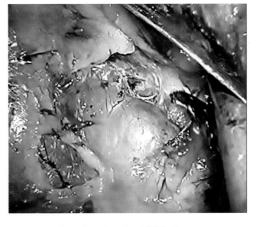

（7）清理肾上极周围脂肪 - 1

（8）清理肾上极周围脂肪 - 2

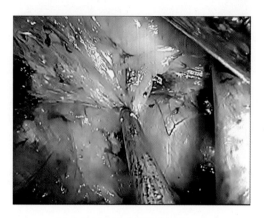

（9）清理肾上极周围脂肪 - 3

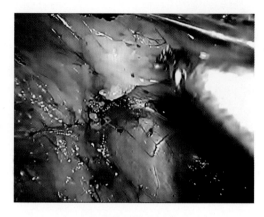

（10）清理肾上极周围脂肪 - 4

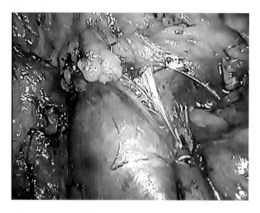

（11）显露肾上极

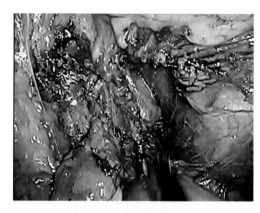

（12）显露肾上腺肿物

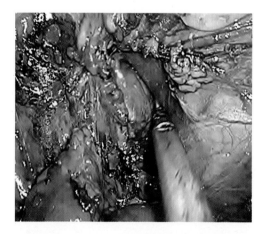

（13）分离肾上腺肿物腹侧间隙 - 1

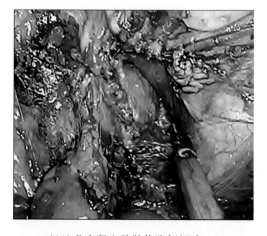

（14）分离肾上腺肿物腹侧间隙 - 2

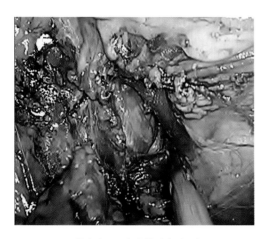

（15）分离肾上腺肿物腹侧间隙 - 3

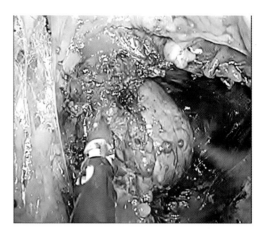

（16）分离肾上腺肿物背侧间隙

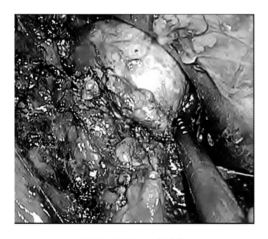

（17）显露肾上腺肿物

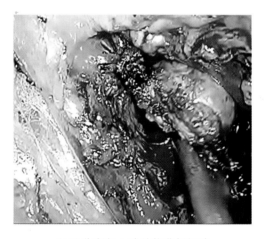

（18）分离肾上腺肿物背侧间隙

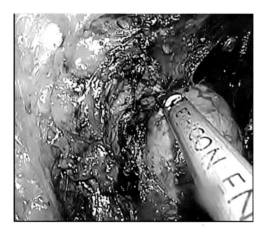

（19）游离肾上腺肿物上极 - 1

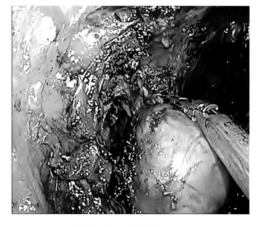

（20）游离肾上腺肿物上极 - 2

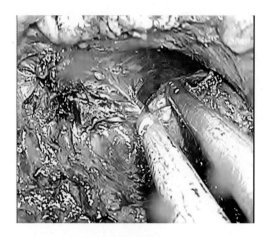

（21）游离肾上腺肿物上极 – 3

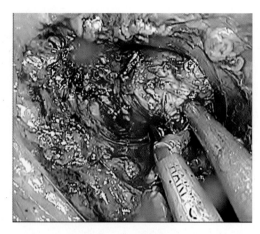

（22）游离肾上腺肿物下极

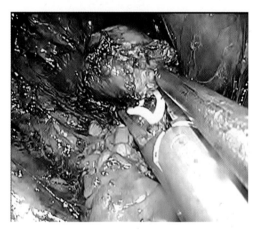

（23）利用 Hem-o-lok 夹闭并离断
肾上腺肿物下极组织

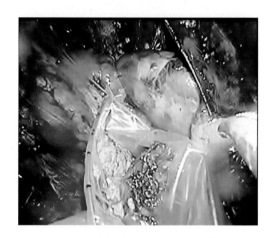

（24）取出标本（术后病理报告为
肾上腺皮质腺瘤）

图 1 – 2 – 5　腹膜后入路单孔腹腔镜右侧肾上腺腺瘤切除术

◉ 第三节　腹膜后入路单孔腹腔镜左侧肾上腺腺瘤切除术

【病例简介】

女性，33 岁，发现紫纹 5 年，血压升高 1 年，腰痛 2 月。查体：向心性肥胖外形，双侧腋下、全腹部及双侧大腿可见较多紫纹，血压 140 ～ 160/85 ～ 100 mmHg。血、尿皮质醇显著升高，血醛固酮水平及尿 VMA 正常。腰椎 CT 示：腰椎多个椎体压缩性骨折，多处骨质疏松。腹部 CT：左侧肾上腺占位病变，大小约为 38 mm × 35 mm × 30 mm，考虑肾上腺腺瘤。

术前诊断：左侧肾上腺占位病变：库欣综合征？

行腹膜后入路单孔腹腔镜左侧肾上腺腺瘤切除术。（图 1 - 2 - 6）

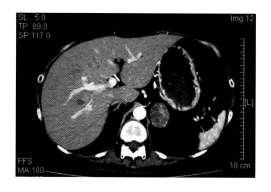

（1）CT 平扫

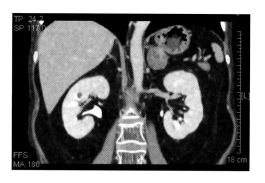

（2）CT 冠状面

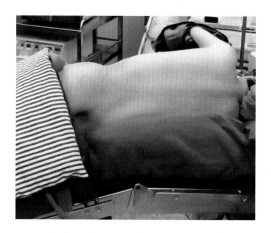

（3）健侧卧位，升高腰桥，头低脚低体位

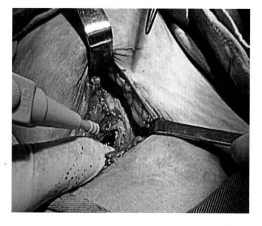

（4）行 12 肋尖横行切口，逐层切开皮肤、皮下组织、肌层，进入腹膜后间隙

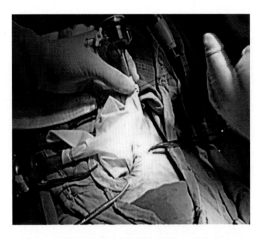

（5）自制单孔腹腔镜操作通道，连接曲卡

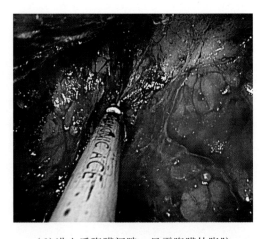

（6）进入后腹膜间隙，显露腹膜外脂肪

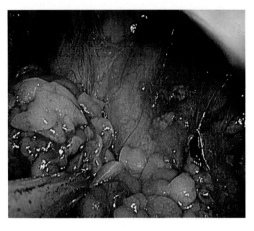

（7）超声刀切除腹膜外脂肪

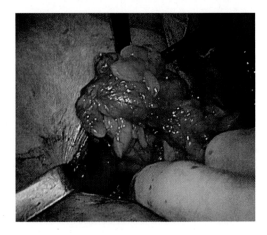

（8）取出腹膜外脂肪，避免干扰后续操作

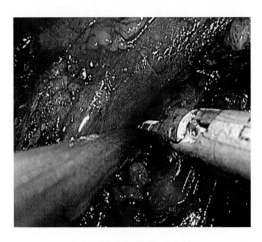

（9）腹膜外脂肪清理完毕

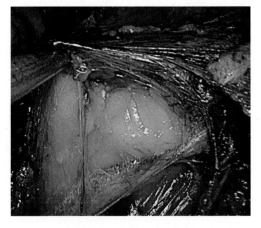

（10）锐性与钝性分离相结合，
打开 Gerota 筋膜 -1

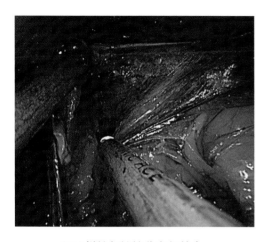

（11）锐性与钝性分离相结合，
打开 Gerota 筋膜 – 2

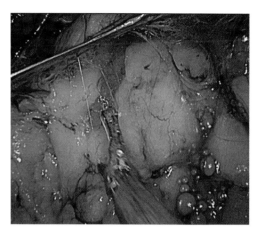

（12）切断肝肾韧带

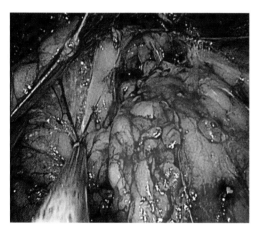

（13）分离肾上极前间隙，同时
清除肾上极周围脂肪

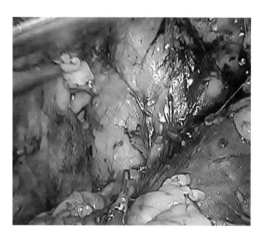

（14）肾上极周围脂肪清理完毕，
前间隙完全显露

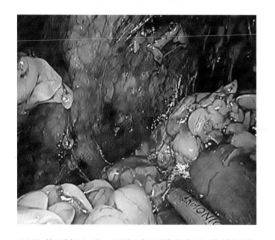

（15）找到肾上腺，用超声刀游离肾上腺前间隙

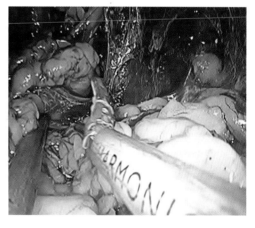

（16）左手用吸管将肾上腺拨向腹侧，
右手用超声刀分离肾上腺后极

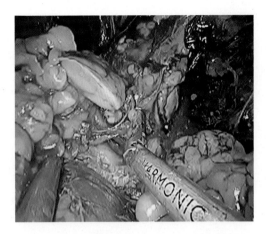

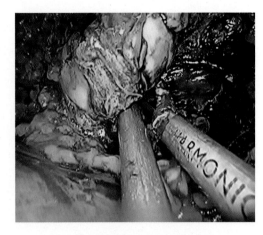

（17）左手用吸管下压肾上极，右手用超声
刀分离肾上腺下极

（18）左手用吸管向上托起肾上腺，
用超声刀继续分离下极

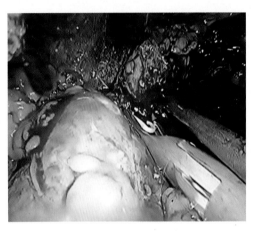

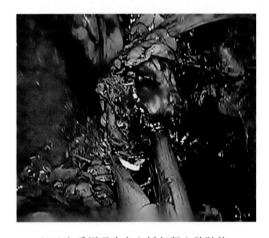

（19）左手用吸管向上托起肾上腺肿物，
用 Hem-o-lok 离断肾上腺周围血管－1

（20）左手用吸头向上托起肾上腺肿物，
用 Hem-o-lok 离断肾上腺周围血管－2

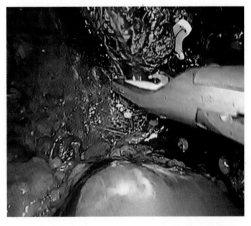

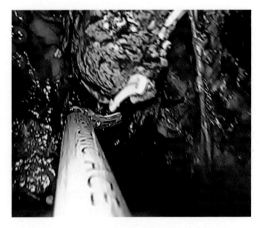

（21）左手用吸头向上托起肾上腺肿物，
用 Hem-o-lok 离断肾上腺周围血管－3

（22）吸头继续向上托起肾上腺肿物，
用超声刀离断肾上腺下极

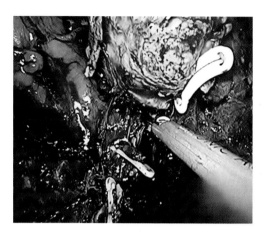

（23）吸头继续向上托起肾上腺肿物，
用超声刀离断肾上腺下极

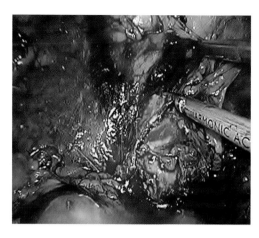

（24）用超声刀离断起悬吊作用的
肾上腺肿物上极组织－1

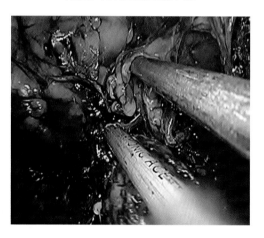

（25）用超声刀离断起悬吊作用的
肾上腺肿物上极组织－2

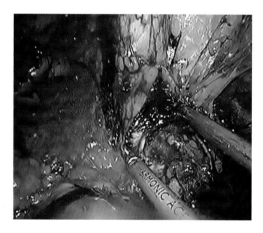

（26）用超声刀离断起悬吊作用的
肾上腺肿物上极组织－3

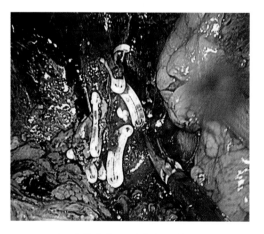

（27）检查肾上腺窝有无出血，
出血部位用 PK 刀止血

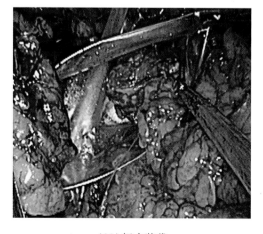

（28）标本装袋

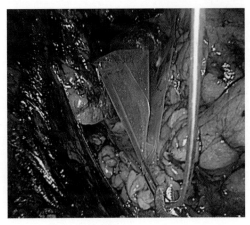

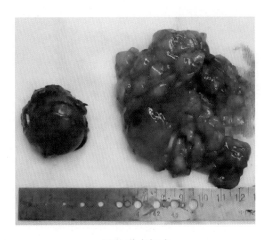

（29）收紧标本袋，取出标本　　　　　　　　　　（30）手术标本

图 1-2-6　腹膜后入路单孔腹腔镜左侧肾上腺腺瘤切除术

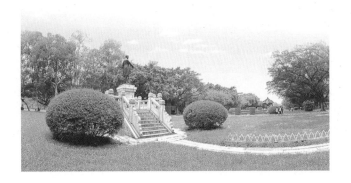

第四节　单孔腹腔镜醛固酮瘤切除术

一、腹膜后入路单孔腹腔镜左侧肾上腺醛固酮瘤切除术

【病例简介】

男性，51 岁，发现高血压 5 年，突发头晕、乏力 2 天。血钾：2.8 mmol/L。24 h 尿钾：21 mmol/L。血浆醛固酮：24.3 ng/dl。血浆醛固酮/肾素活性比值（ARR）：58。氟氢可的松抑制试验阳性。血尿皮质醇、尿 VMA 未见明显异常。腹部 CT：左侧肾上腺外侧肢腺瘤，大小约为 15 mm×10 mm×12 mm。

术前诊断：左肾上腺占位病变：醛固酮瘤？

行腹膜后入路单孔腹腔镜左侧肾上腺醛固酮瘤切除术。（图 1 - 2 - 7）

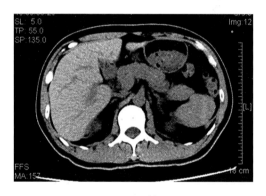

（1）CT 平扫

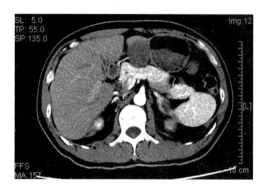

（2）CT 增强动脉期

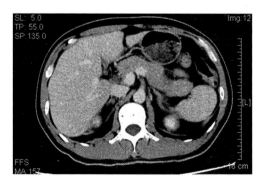

（3）CT 增强静脉期

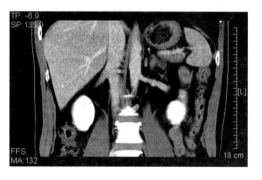

（4）CT 冠状面

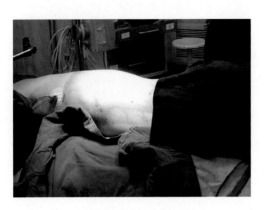

（5）右侧卧位，升高腰桥

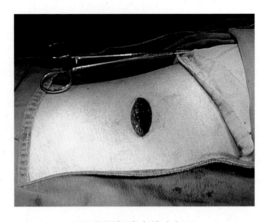

（6）取腰部腋中线小切口

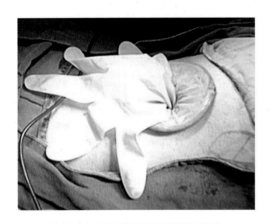

（7）置入自制单孔腹腔镜操作通道

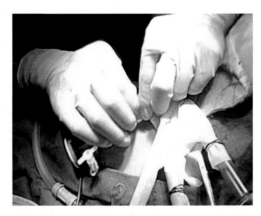

（8）连接曲卡

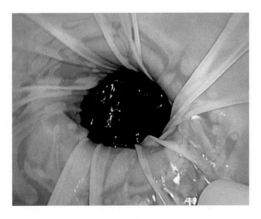

（9）自制操作通道内面观

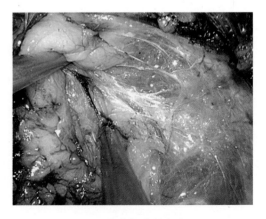

（10）清除腹膜后脂肪

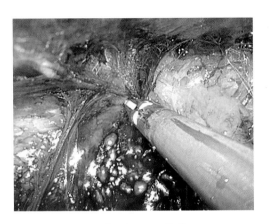

（11）打开 Gerota 筋膜

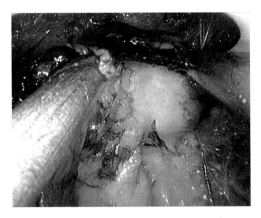

（12）左手器械制造张力，游离肾周脂肪 – 1

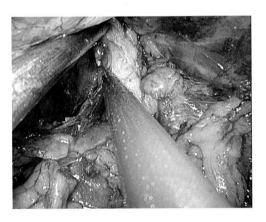

（13）左手器械制造张力，游离肾周脂肪 – 2

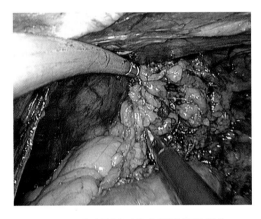

（14）必要时使用可弯曲器械辅助操作

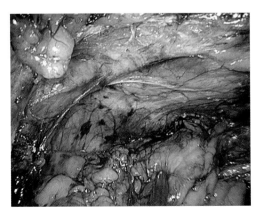

（15）沿腋侧间隙分离肾上腺

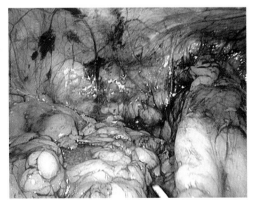

（16）分离肾上腺腹侧，注意勿伤及周围器官

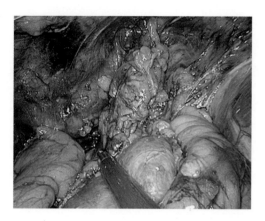

（17）肾上腺腹侧，游离完毕

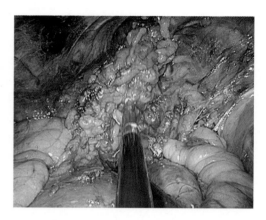

（18）分离肾上腺背侧

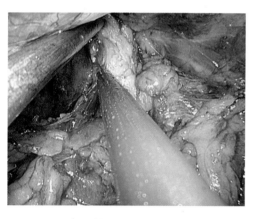

（19）制造张力继续分离

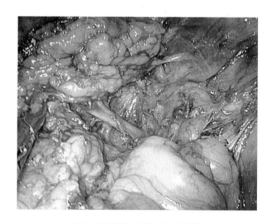

（20）显露肾上腺中央静脉

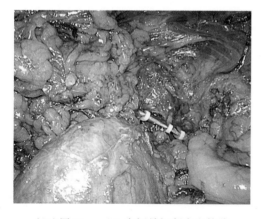

（21）用 Hem-o-lok 夹闭并切断中央静脉

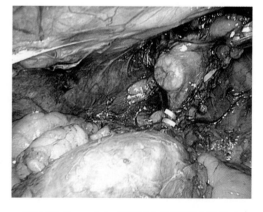

（22）用 Hem-o-lok 夹闭肾上腺下极动脉分支

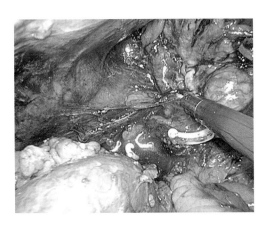

（23）切断肾上腺下极血管

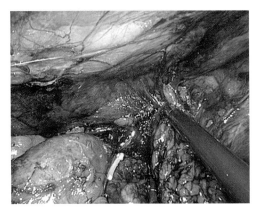

（24）分离肾上腺窝顶部组织 – 1

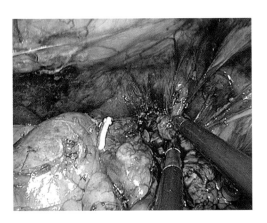

（25）分离肾上腺窝顶部组织 – 2

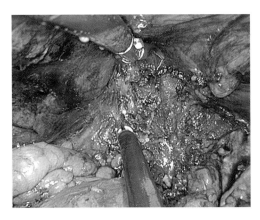

（26）检查前列腺窝有无出血

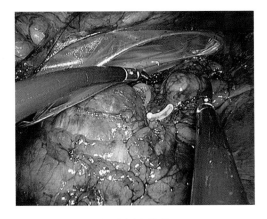

（27）标本装袋

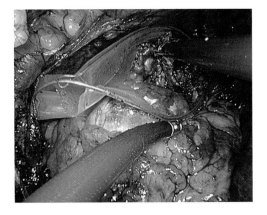

（28）标本装袋并取出

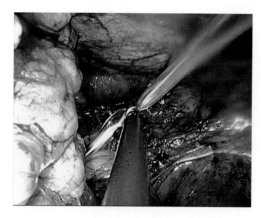

(29)放置引流管　　　　　　　　　（30)手术标本

图1-2-7　腹膜后入路单孔腹腔镜左侧肾上腺醛固酮瘤切除术

二、针式曲卡辅助腹膜后入路单孔腹腔镜右侧肾上腺肿瘤切除术

【病例简介】

女性，59岁，反复头痛、下肢乏力3年余，血压180/115 mmHg。血钾：2.9 mmol/L。血醛固酮水平升高，血肾素水平偏低，安体舒通试验阳性。腹部CT：右侧肾上腺瘤，大小约为20 mm×20 mm。

术前诊断：右侧肾上腺醛固酮瘤。

行针式曲卡辅助腹膜后入路单孔腹腔镜肾上腺肿瘤切除术。(图1-2-8)

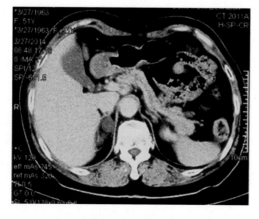

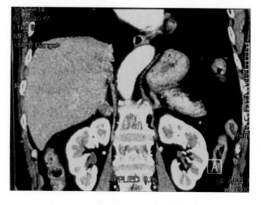

(1)CT平扫提示右肾上腺占位病变　　　　(2)CT冠状面提示肾上腺肿物

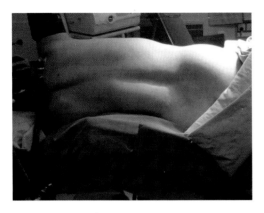

（3）侧卧位，垫高腰桥

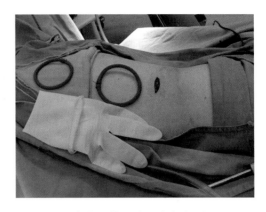

（4）自制手套作操作通道，腋中线上切口2 cm

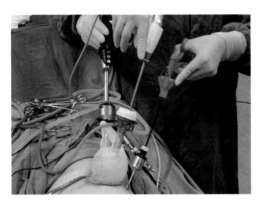

（5）腋后线上置入3 mm针式曲卡及
　　器械（分离钳）

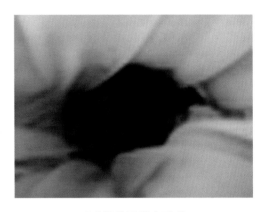

（6）操作通道内面观

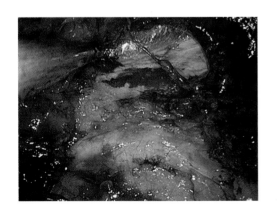

（7）清理腹膜后脂肪

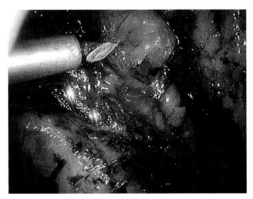

（8）置入3 mm针式曲卡

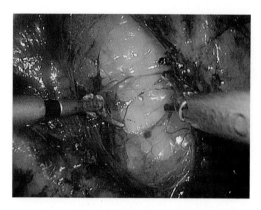

（9）左手针式分离钳，右手超声刀，
切开 Gerota 筋膜

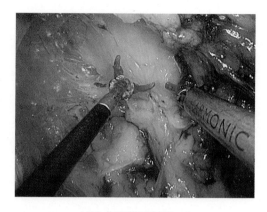

（10）分离肾后间隙 – 1

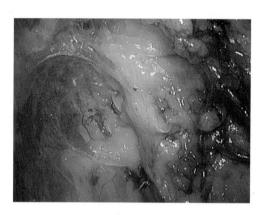

（11）分离肾后间隙 – 2

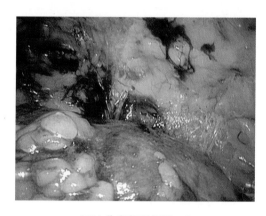

（12）分离肾后间隙 – 3

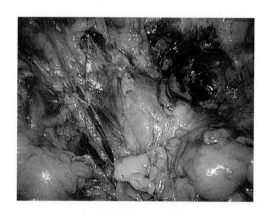

（13）切除肾上极脂肪

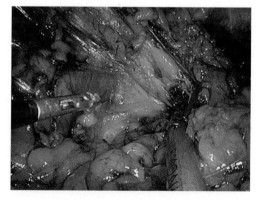

（14）沿肾上极后上方，分离肾上腺后间隙

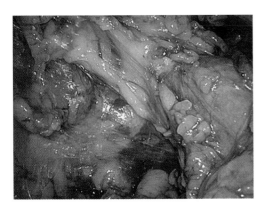

（15）分离肾上腺后间隙－1

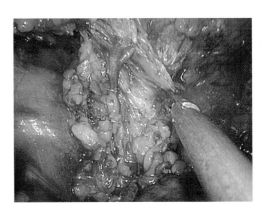

（16）分离肾上腺后间隙－2

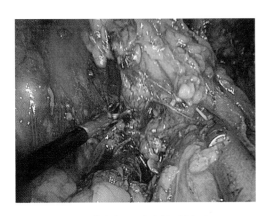

（17）分离肾上腺瘤体后侧面

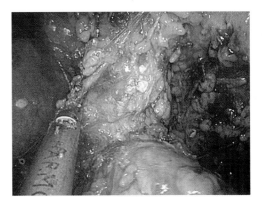

（18）分离肾上腺下极

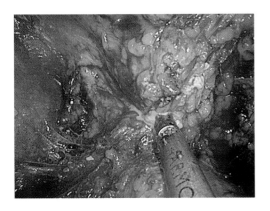

（19）切除肿瘤下极脂肪

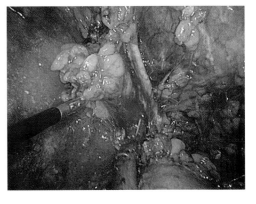

（20）分离肿瘤与肾上腺的下极面

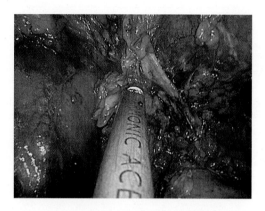

（21）分离肿瘤与肾上腺的连接部

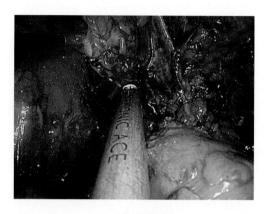

（22）切除肿瘤

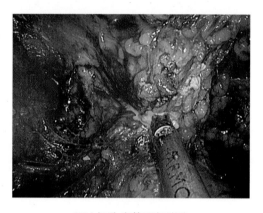

（23）切除瘤体下部脂肪

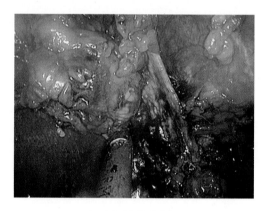

（24）切除肿瘤下极

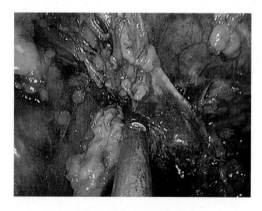

（25）切除肿瘤前内侧面

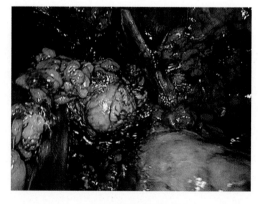

（26）完整切除肿瘤

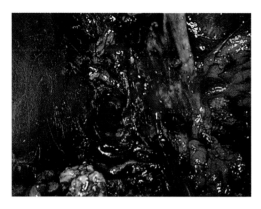

（27）切除肿瘤后的肾上腺创面

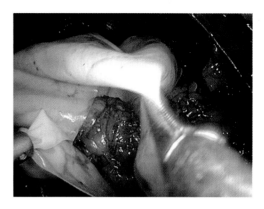

（28）以标本袋取出标本

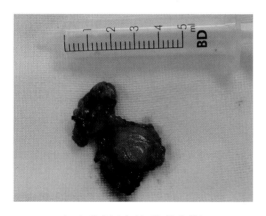

（29）手术标本（切除的瘤体）

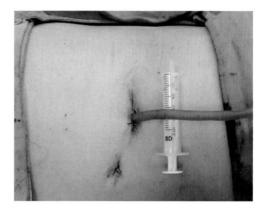

（30）术后手术切口及留置引流管

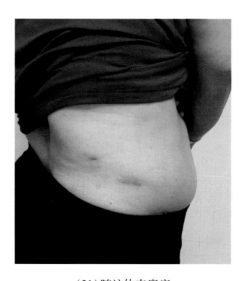

（31）随访体表瘢痕

图 1 - 2 - 8　针式曲卡辅助腹膜后入路单孔腹腔镜右侧肾上腺肿瘤切除术

第五节　腹膜后入路单孔腹腔镜右侧肾上腺肿物切除术

【病例简介】

女性，57岁，反复右上腹痛1年。腹部CT：腹膜后右侧肾上腺占位病变，65 mm × 45 mm × 35 mm 考虑良性病变，血肿机化或钙化性肿瘤可能性大。

术前诊断：右肾上腺肿物。

行腹膜后入路单孔腹腔镜右侧肾上腺肿物切除术。（图1-2-9）

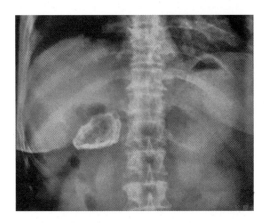

（1）腹平片（KUB）

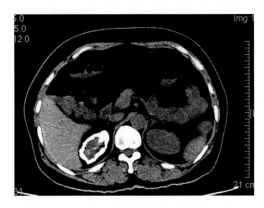

（2）CT平扫

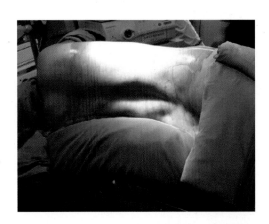

（3）左侧卧位，升高腰桥

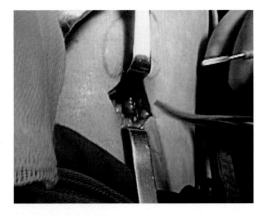

（4）手术切口

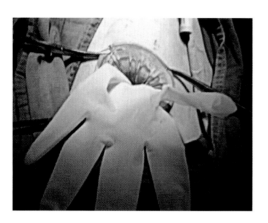

（5）手套自制单孔腹腔镜手术通道

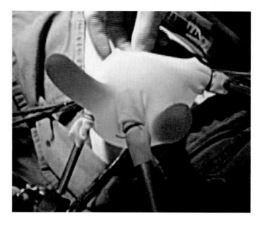

（6）建立单孔腹腔镜手术通道，并置入曲卡

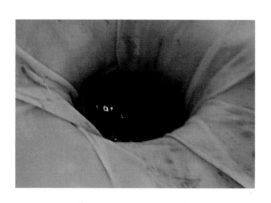

（7）单孔腹腔镜手术通道大体观

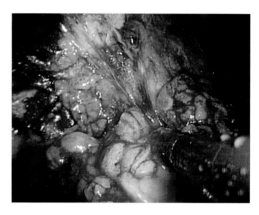

（8）清理腹膜外脂肪

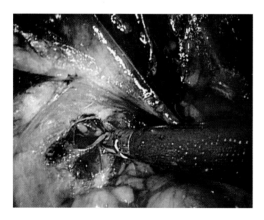

（9）打开 Gerota 筋膜

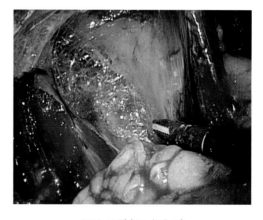

（10）显露肾上极间隙

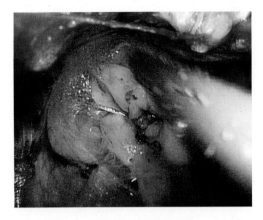

（11）清理肾上极周围脂肪

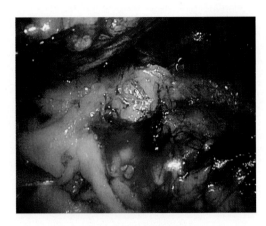

（12）显露肾上腺肿物

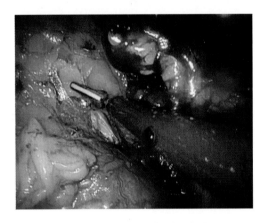

（13）清理肾上腺肿物周围脂肪

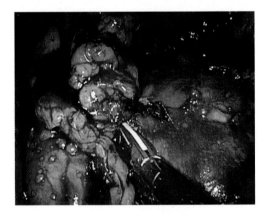

（14）分离肾上腺肿物下方间隙

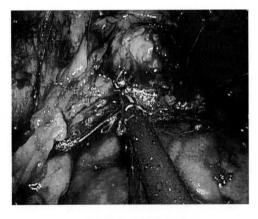

（15）分离肾上腺肿物背侧－1

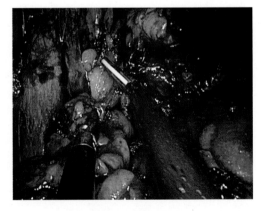

（16）分离肾上腺肿物背侧－2

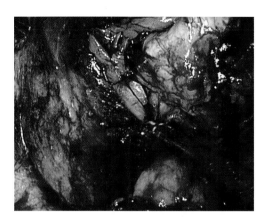

（17）显露肾上腺血管

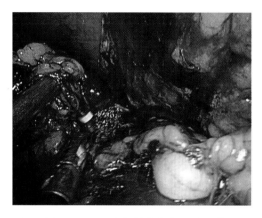

（18）用 Hem-o-lok 夹闭并离断肾上腺血管(1)

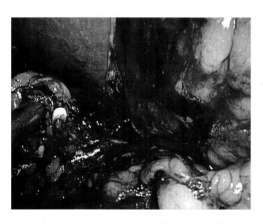

（19）用 Hem-o-lok 夹闭并离断肾上腺血管(2)

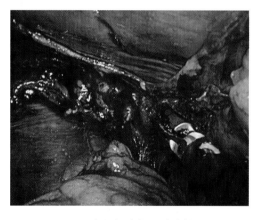

（20）完整切除肾上腺肿物

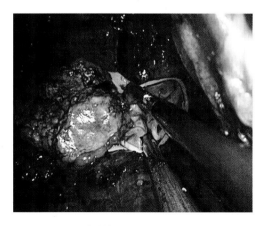

（21）自制标本袋取出标本－1

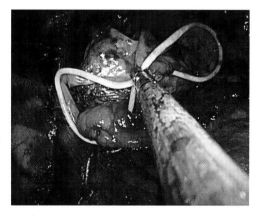

（22）自制标本袋取出标本－2

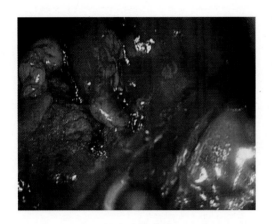

（23）冲洗术区

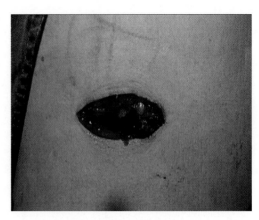

（24）手术切口外观

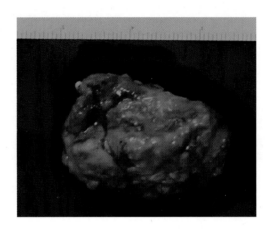

（25）手术标本（术后病理报告为肾上腺纤维
　　变性机化组织）

图 1 - 2 - 9　腹膜后入路单孔腹腔镜右侧肾上腺肿物切除术

第六节　腹膜后入路单孔腹腔镜左侧肾上腺囊肿去顶术

【病例简介】

男性，22 岁，左腰部疼痛不适 2 月余。腹部 CT：左肾上腺占位病变，考虑肾上腺囊肿。术前血尿皮质醇、血醛固酮、尿 VMA 水平正常。患者及其家属主动要求手术探查，切除肿物。

术前诊断：左侧肾上腺占位病变：肾上腺囊肿？

行腹膜后入路单孔腹腔镜左侧肾上腺囊肿去顶术。（图 1 - 2 - 10）

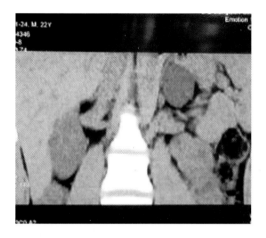

（1）CT 冠状面

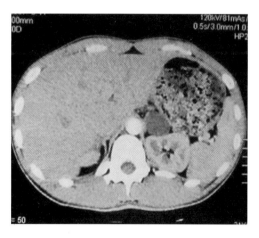

（2）CT 增强动脉期

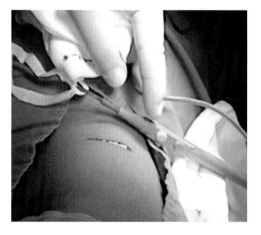

（3）取腰部小切口

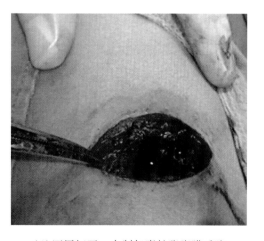

（4）逐层切开，自制气囊扩张腹膜后腔

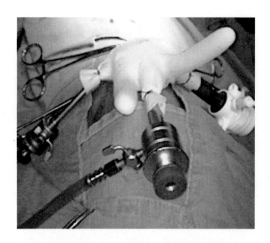

（5）建立自制单孔腹腔镜操作通道

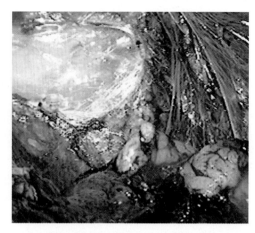

（6）游离腹膜外脂肪，打开肾周筋膜

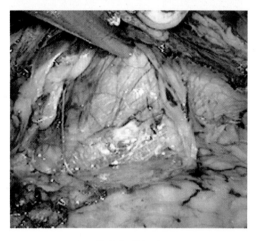

（7）分离肾前间隙－1

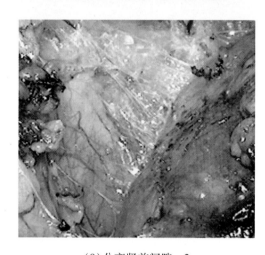

（8）分离肾前间隙－2

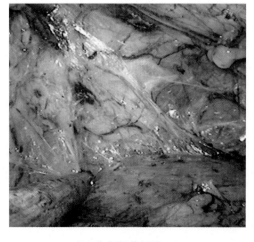

（9）分离肾前间隙－3

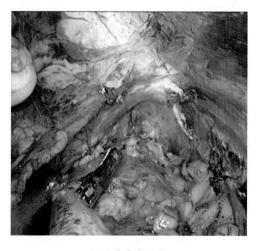

（10）分离肾上极

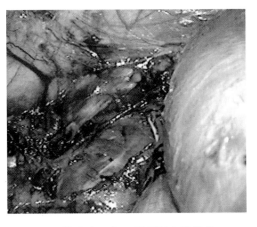

（11）游离肾上极，暴露肾上腺肿物

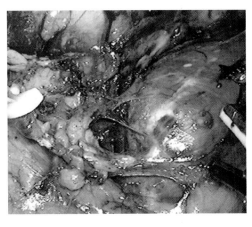

（12）超声刀于肾静脉上方分离肾上腺下极

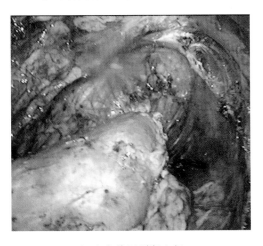

（13）充分显露肾上极

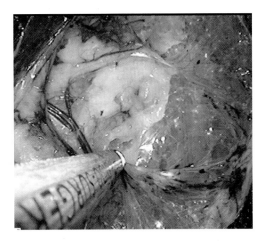

（14）分离肾后间隙 - 1

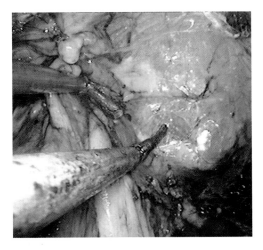

（15）分离肾后间隙 - 2

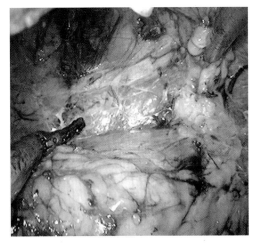

（16）分离腹膜与肾脏前方间隙

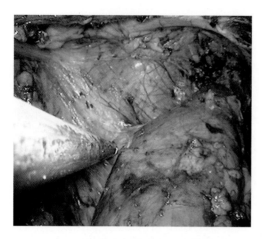

（17）于肾前内侧寻找肾上腺囊肿

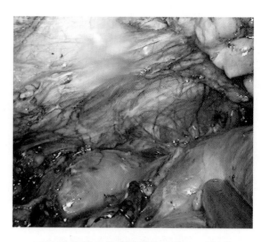

（18）以吸管向右下推压肾上极，于肾脏
前内侧找到肾上腺囊肿

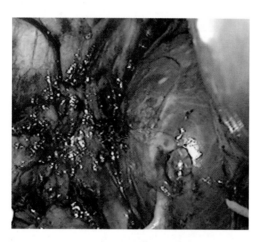

（19）显露肾上腺囊肿全貌

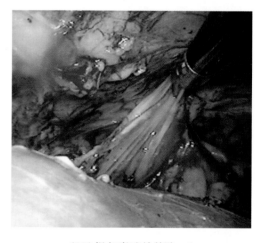

（20）提起囊壁并剪除 - 1

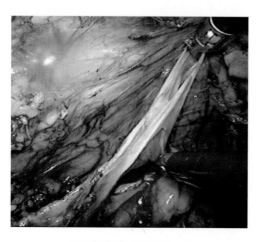

（21）提起囊壁并剪除 - 2

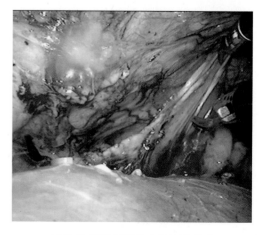

（22）分离钳牵引囊壁并剪除囊壁

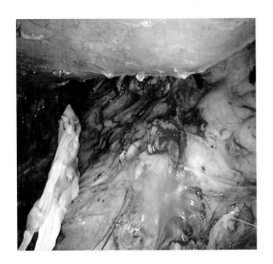

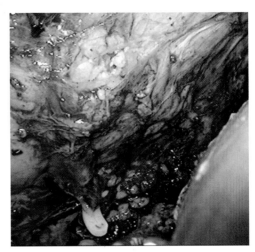

（23）剪除的囊壁　　　　　　　　　　　（24）囊肿去顶后的肾上腺窝

图 1 - 2 - 10　腹膜后入路单孔腹腔镜左侧肾上腺囊肿去顶术

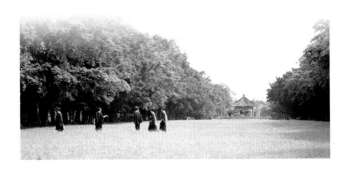

第三章　单孔腹腔镜肾部分切除术

◉ 第一节　腹膜后入路单孔腹腔镜右侧肾部分切除术

【病例简介】

男，51 岁，反复右腰隐痛 3 月。泌尿系统 B 超：右肾占位病变，考虑恶性肿瘤。腹部 CT：右肾下极类圆形占位病变，约为 41 mm×41 mm×43 mm，考虑为肾癌。

术前诊断：右肾下极肿瘤；肾癌？

行腹膜后入路单孔腹腔镜右侧肾部分切除术。（图 1−3−1）

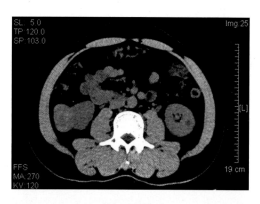

（1）CT 平扫

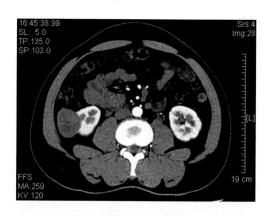

（2）CT 增强动脉期

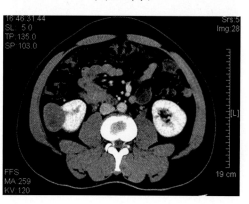

（3）CT 增强静脉期

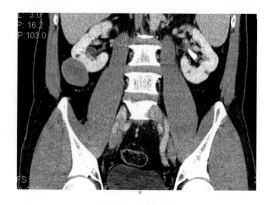

（4）CT 冠状位

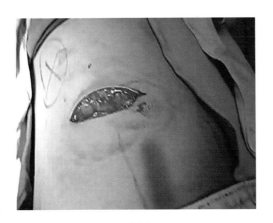

（5）手术切口

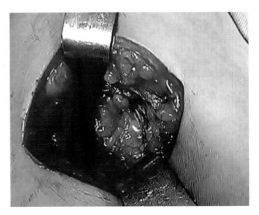

（6）逐层切开皮肤、皮下脂肪，分离肌层，到达腹膜后间隙

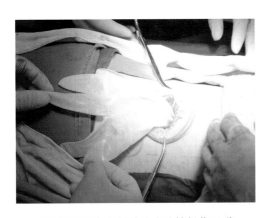

（7）无菌手套自制单孔腹腔镜操作通道

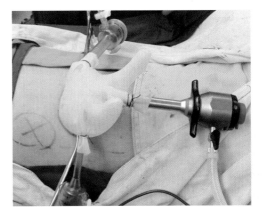

（8）置入曲卡，连接气腹机，建立气腹

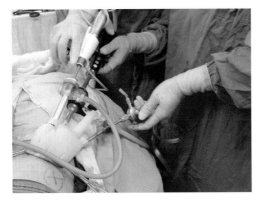

（9）自制单孔腹腔镜操作通道术中外观

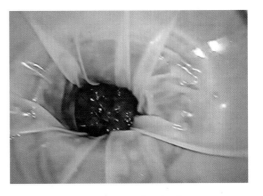

（10）进入腹膜后间隙

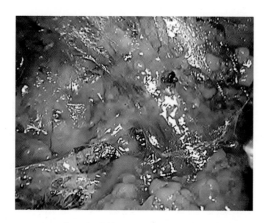

（11）清理腹膜外脂肪，显露 Gerota 筋膜

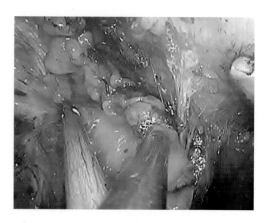

（12）切开 Gerota 筋膜，双手协作，
沿肾后间隙分离

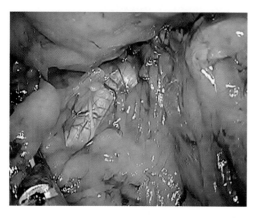

（13）清理肾门周围脂肪，找到肾动脉

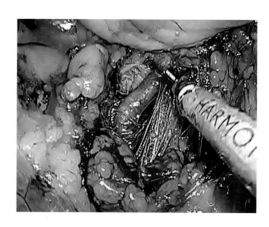

（14）打开肾动脉鞘，游离肾动脉

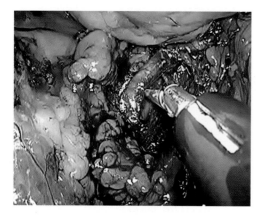

（15）运用直角钳继续游离肾动脉

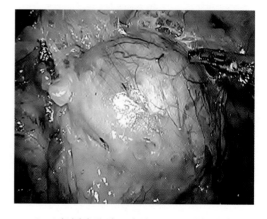

（16）肾周脂肪清理完毕后，显露肾肿瘤

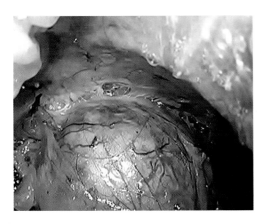

（17）游离肿瘤上极 - 1

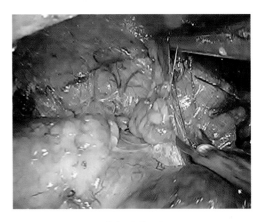

（18）游离肿瘤上极 - 2

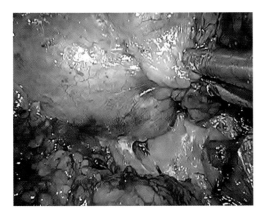

（19）游离肿瘤下极

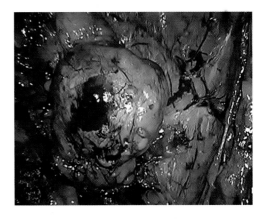

（20）完整显露肿瘤

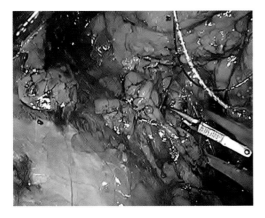

（21）动脉夹暂时阻断肾动脉

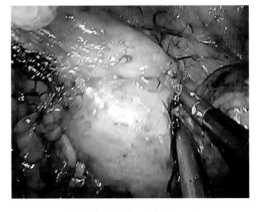

（22）冷剪切除肿瘤及周围肾组织 - 1

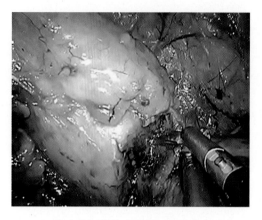

（23）冷剪切除肿瘤及周围肾组织 – 2

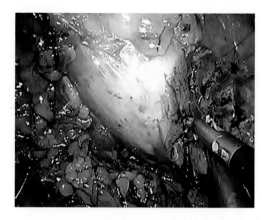

（24）冷剪切除肿瘤及周围肾组织 – 3

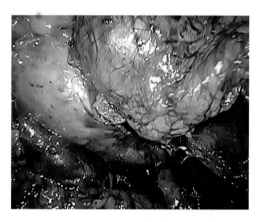

（25）冷剪切除肿瘤及周围肾组织 – 4

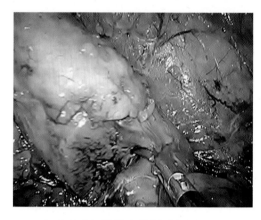

（26）冷剪切除肿瘤及周围肾组织 – 5

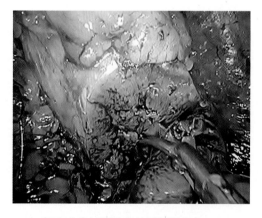

（27）冷剪切除肿瘤及周围肾组织 – 6

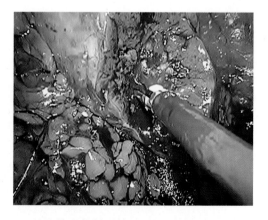

（28）检查肾创面并以 PK 刀电凝止血 – 1

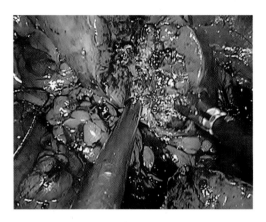

（29）检查肾创面并以 PK 刀电凝止血 - 2

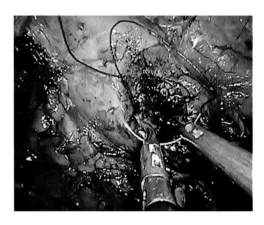

（30）用免打结线 V-Lock 线缝合肾创面 - 1

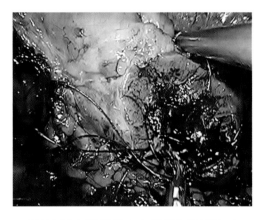

（31）用免打结线 V-Lock 线缝合肾创面 - 2

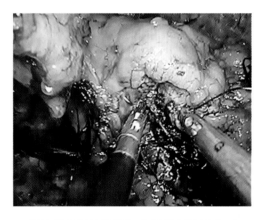

（32）用免打结线 V-Lock 线缝合肾创面 - 3

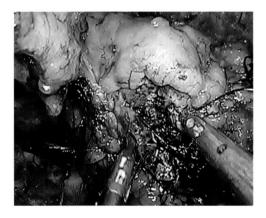

（33）用免打结线 V-Lock 线缝合肾创面 - 4

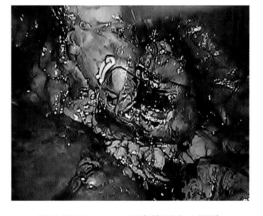

（34）用 Hem-o-lok 固定线尾防止滑脱，
剪断线尾

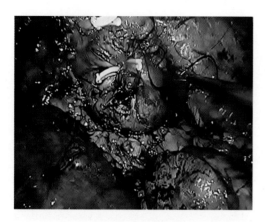

（35）用免打结线缝合肾创面，并用
Hem-o-lok 固定线尾

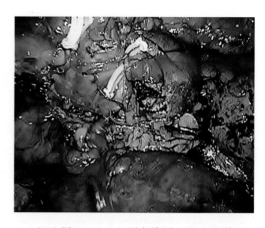

（36）用 Hem-o-lok 固定线尾，防止滑脱

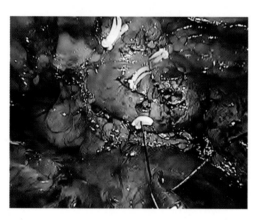

（37）缝合肾创面，并用 Hem-o-lok
固定线尾

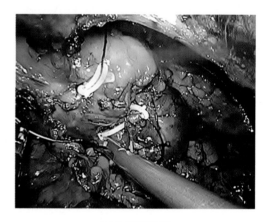

（38）剪断线尾

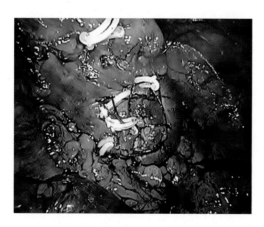

（39）缝合完毕

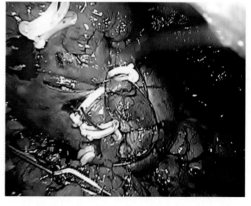

（40）松开脉夹后，恢复肾血流，观察肾
创面有无出血

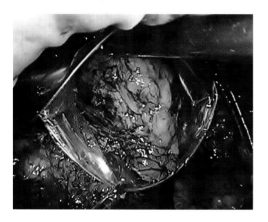

（41）将肿瘤装入标本袋

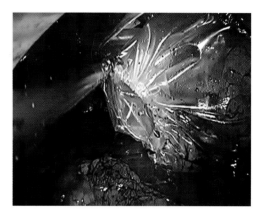

（42）取出标本

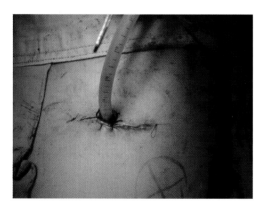

（43）术后手术切口及留置引流管

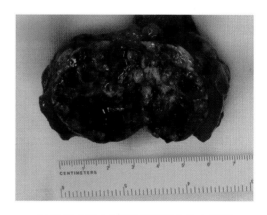

（44）手术标本（术后病理报告为血管平
滑肌脂肪瘤）

图 1－3－1 腹膜后入路单孔腹腔镜右侧肾部分切除术

◉ 第二节　针式曲卡辅助腹膜后入路单孔腹腔镜左侧肾部分切除术

【病例简介】

男性，42 岁，左腰部不适 1 月余。腹部 CT：左肾中部占位病变，大小约为 15 mm×14 mm×14 mm，考虑肾癌。超声造影：左肾中极肿物，动脉期肿块回声增强，呈均匀高增强，静脉期及实质期肿块呈等增强，考虑小肾癌。

术前诊断：左肾占位性病变：肾癌？

行针式曲卡辅助腹膜后入路单孔腹腔镜左侧肾部分切除术。（图 1 - 3 - 2）

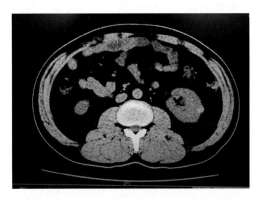

（1）CT 平扫

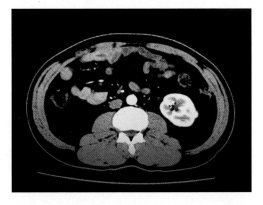

（2）CT 增强

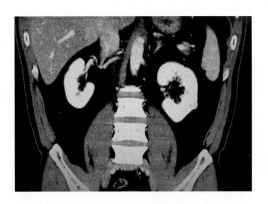

（3）CT 冠状面

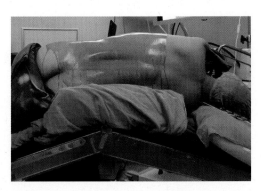

（4）侧卧体位，垫高腰桥

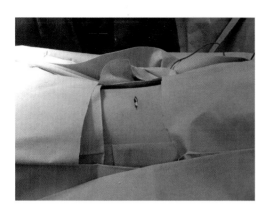

（5）沿腋中线髂嵴上两横指处切开小切口

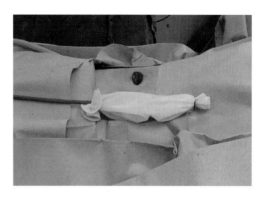

（6）气囊扩张腹膜后操作腔

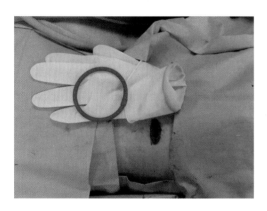

（7）自制通道装置

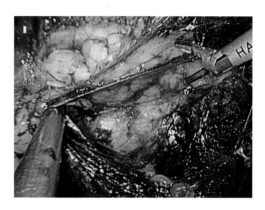

（8）清理腹膜外脂肪

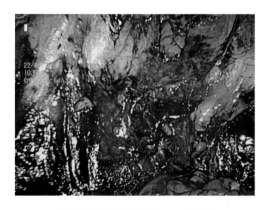

（9）清理脂肪后的 Gerota 筋膜

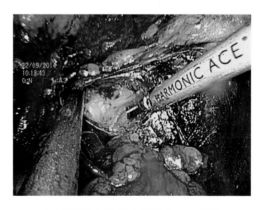

（10）沿腰大肌前方切开 Gerota 筋膜

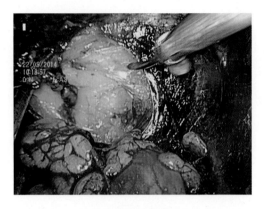

（11）分离肾后间隙 - 1

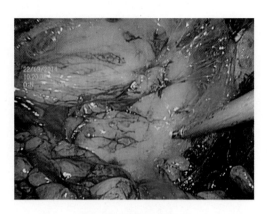

（12）分离肾后间隙 - 2

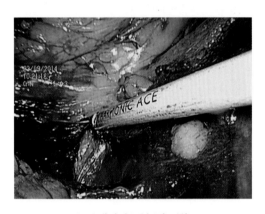

（13）分离肾后间隙下缘

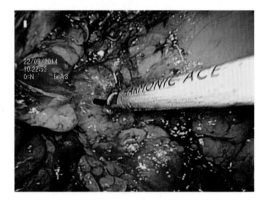

（14）分离肾前间隙 - 1

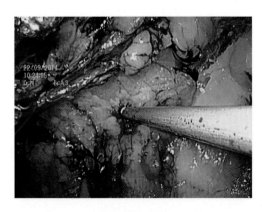

（15）分离肾前间隙 - 2

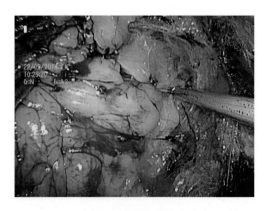

（16）分离肾后间隙上方

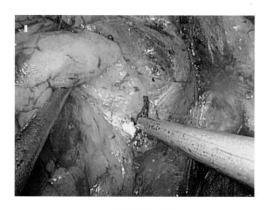

（17）寻找肾动脉

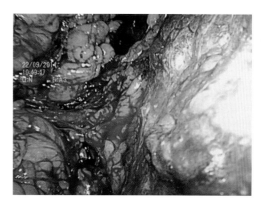

（18）打开肾动脉鞘

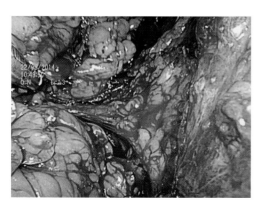

（19）游离肾动脉

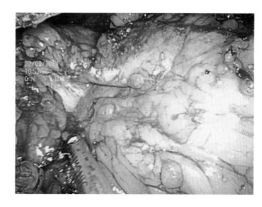

（20）清理肾周脂肪

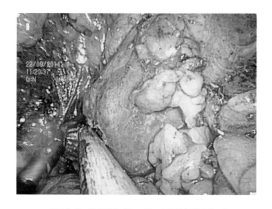

（21）发现肾肿瘤，位于肾脏腹侧面

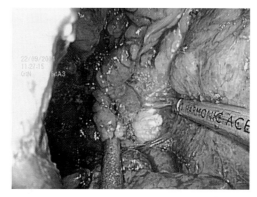

（22）游离肾前间隙，充分显露肿瘤－1

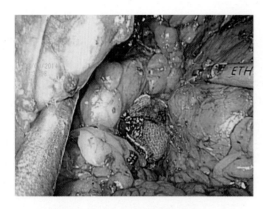

（23）游离肾前间隙，充分显露肿瘤－2

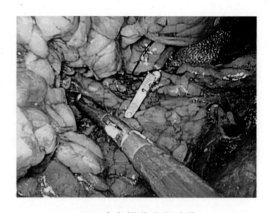

（24）直角钳分离肾动脉

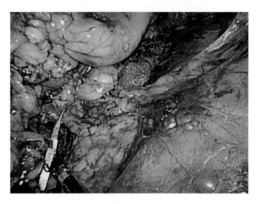

（25）动脉夹临时阻断肾动脉血流

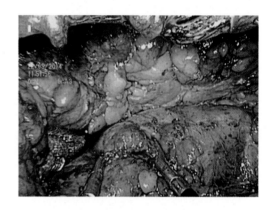

（26）沿肿物周边切除肿瘤

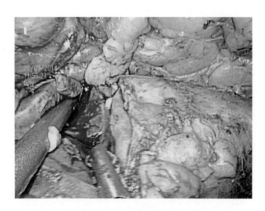

（27）往深面剪除肿瘤

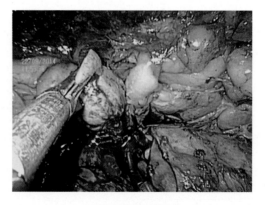

（28）完整切除肿瘤

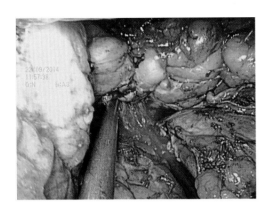

（29）用 PK 刀电凝肾脏创面

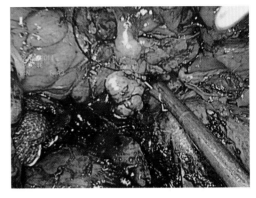

（30）用 V-Lock 有倒刺、免打结线
连续缝合肾创面

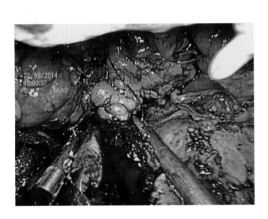

（31）缝合第一针

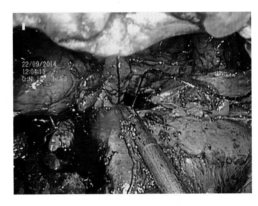

（32）缝合第二针 - 1

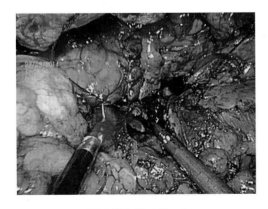

（33）缝合第二针 - 2

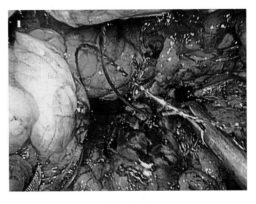

（34）继续缝合 - 1

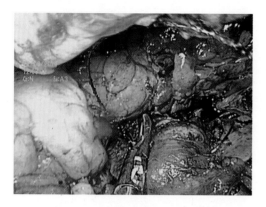

（35）继续缝合 – 2

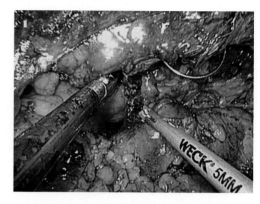

（36）用 Hem-o-lok 夹住线尾防止滑脱

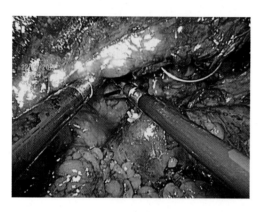

（37）剪线

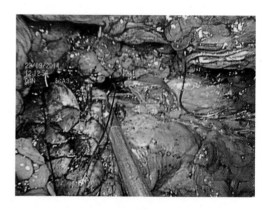

（38）创面加固缝合

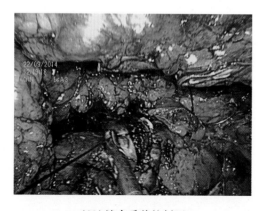

（39）缝合妥善的创面

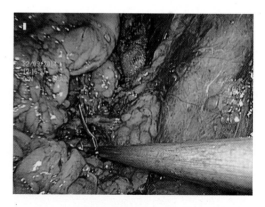

（40）松开肾动脉夹

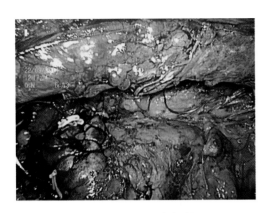

(41) 恢复血运后观察肾创面

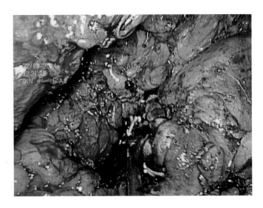

(42) 肾创面无渗血

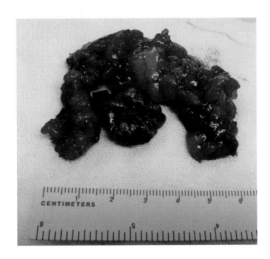

(43) 手术标本(切除的肿瘤及肾周脂肪,
术后病理报告为肾透明细胞癌)

图 1-3-2　针式曲卡辅助腹膜后入路单孔腹腔镜左侧肾部分切除术

第三节　腹膜后入路单孔腹腔镜左侧肾部分切除术

【病例一简介】

男性，60岁，左下腹疼痛1周。泌尿系彩超：左肾中部中等回声团，考虑小肾癌。双肾CT：左肾中部病灶，25 mm×25 mm，考虑为小肾癌。

术前诊断：左肾中部占位：左肾癌。

行腹膜后入路单孔腹腔镜左侧肾部分切除术。（图1-3-3）

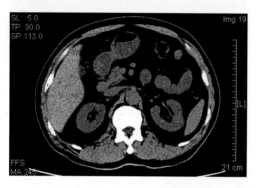
（1）CT平扫

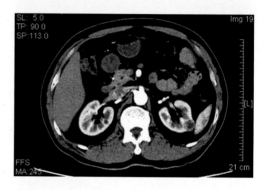
（2）CT增强动脉期

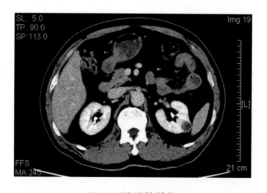
（3）CT增强静脉期

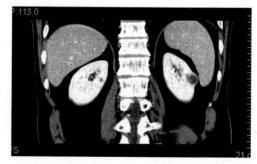
（4）CT冠状位

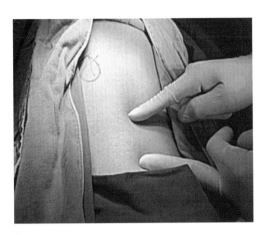

（5）健侧卧位，取腰部横行小切口

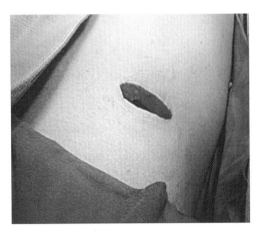

（6）切开皮肤、皮下脂肪及肌层

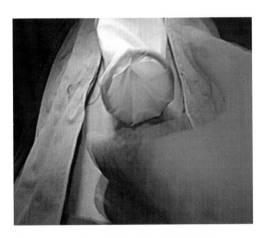

（7）手套自制单孔腹腔镜操作通道

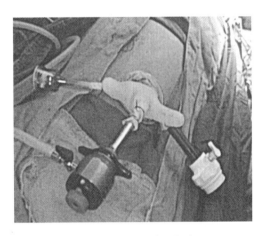

（8）连接曲卡，建立气腹

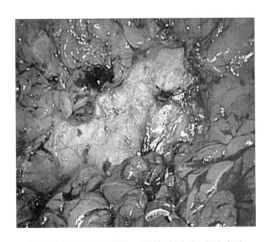

（9）进入腹膜外间隙，开始清除腹膜后脂肪

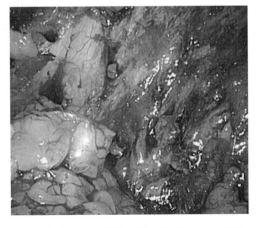

（10）腹膜外脂肪清除完毕，显露 Gerota 筋膜

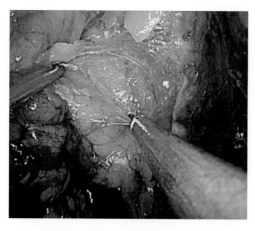

（11）沿腰大肌打开 Gerota 筋膜，分离肾后间隙

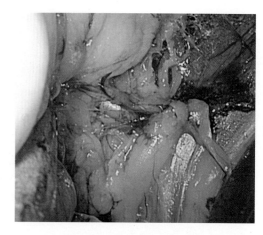

（12）在肾后间隙找到肾动脉

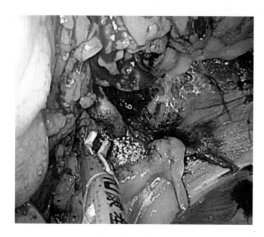

（13）用直角钳游离肾动脉

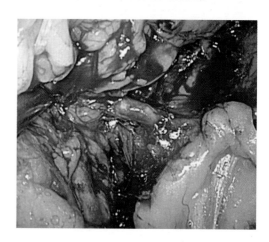

（14）充分显露肾动脉

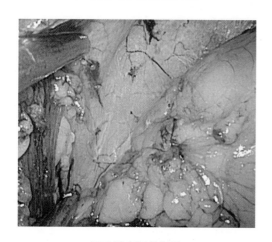

（15）游离肾前间隙

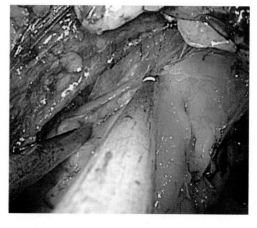

（16）游离肾上极

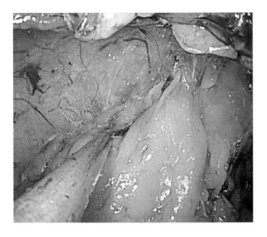

（17）清除肾周脂肪

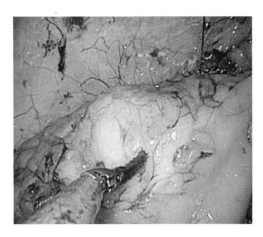

（18）确定肿瘤位置

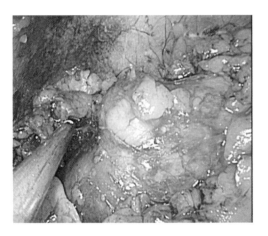

（19）清除肾背侧脂肪，显露肿瘤

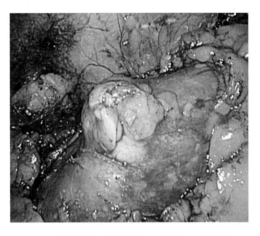

（20）肾周脂肪清除完毕，完整显露肿瘤

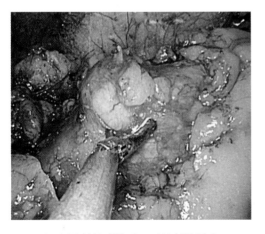

（21）阻断肾动脉后，开始剜除肿瘤

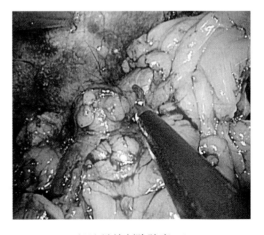

（22）继续剜除肿瘤－1

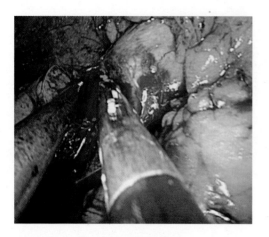

（23）继续剜除肿瘤 - 2

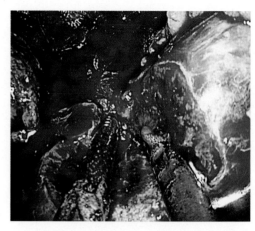

（24）剜除肿瘤后，创面用 PK 刀电凝止血

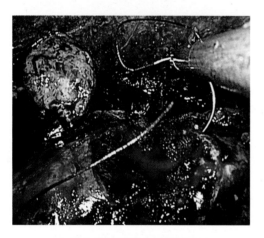

（25）免打结线缝合肾创面 - 1

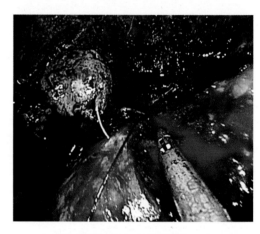

（26）免打结线缝合肾创面 - 2

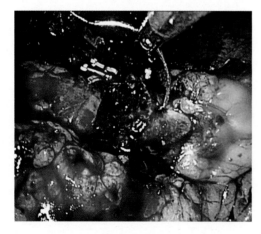

（27）免打结线缝合肾创面 - 3

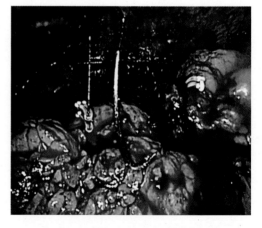

（28）用 Hem-o-lok 固定线尾

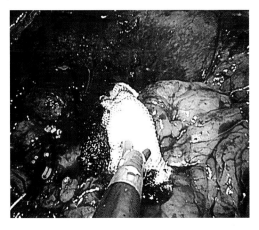 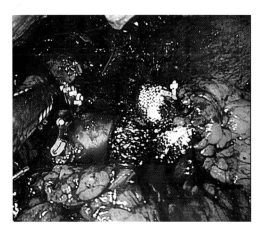

（29）放松动脉夹，观察创面无活动
　　性出血后放置止血材料

（30）再次检查创面是否出血

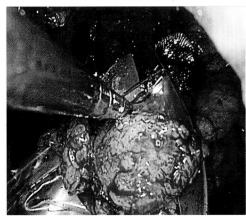 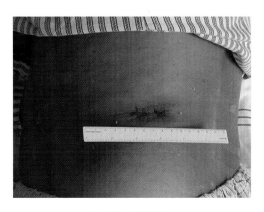

（31）肿瘤标本装袋

（32）术后手术切口

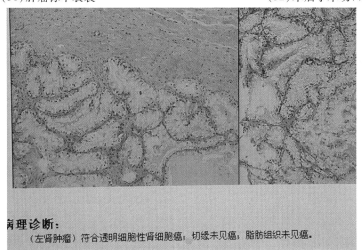

病理诊断：
　（左肾肿瘤）符合透明细胞性肾细胞癌；切缘未见癌；脂肪组织未见癌。

（33）术后病理报告

图1-3-3　腹膜后入路单孔腹腔镜左侧肾部分切除术

【病例二简介】

男性，51 岁，反复左上腹痛 5 月余，再发 1 周。腹部 CT：左肾中部结节，大小约为 15 mm × 12 mm × 10 mm，不排除小肾癌。

术前诊断：左侧肾占位性病变，患者主动要求手术切除病变。

行腹膜后入路单孔腹腔镜左侧肾部分切除术。（图 1 - 3 - 4）

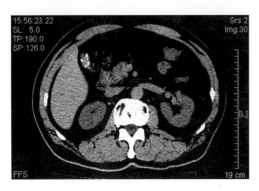

（1）CT 平扫横断面

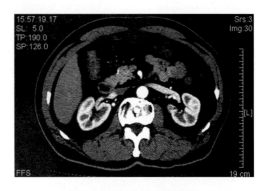

（2）CT 增强动脉期横断面

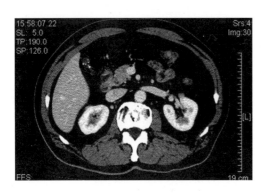

（3）CT 增强静脉期横断面

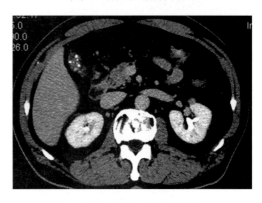

（4）CT 增强肾盂期横断面

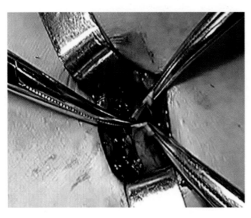

（5）取左中腹小切口，逐层切开皮下，
　　肌层，切开腹膜

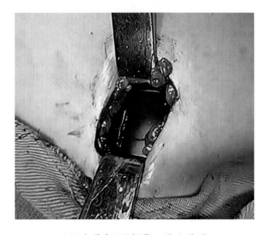

（6）充分打开腹膜，进入腹腔

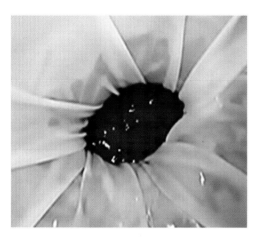

（7）建立自制单孔腹腔镜操作通道

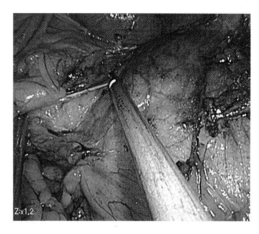

（8）观察腹腔结构，确定病灶位置

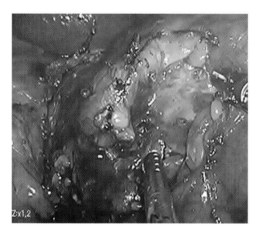

（9）剪开结肠旁沟，打开 Gerota 筋膜及
肾周脂肪囊，探查肿瘤

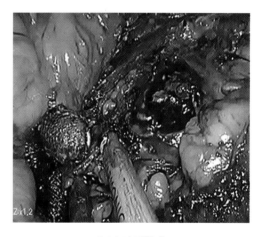

（10）显露肿瘤

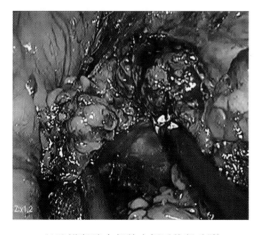

（11）沿肾脏中部前内侧寻找肾动脉

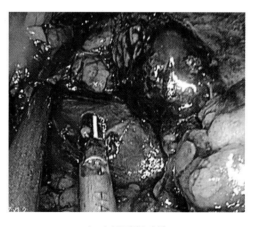

（12）显露肾动脉

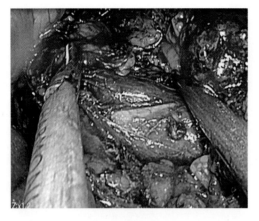

（13）游离肾动脉 - 1

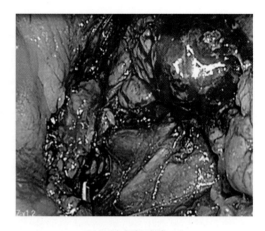

（14）游离肾动脉 - 2

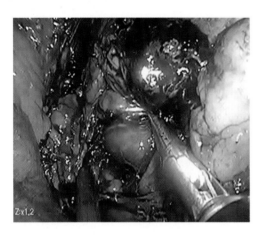

（15）肾动脉游离完毕

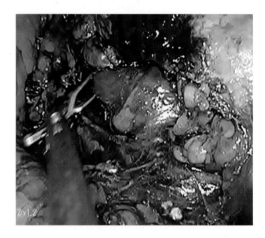

（16）动脉夹阻断肾动脉

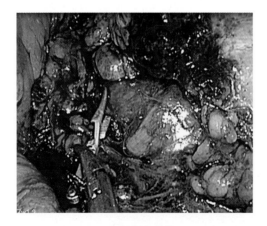

（17）阻断肾动脉

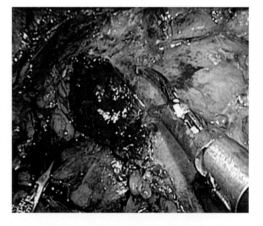

（18）用冷剪开始环形切除肿瘤

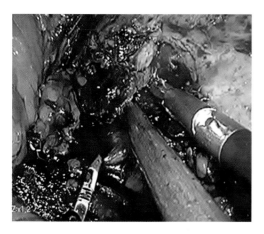

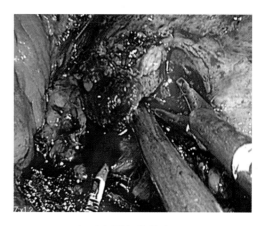

（19）环形切除肿瘤 – 1

（20）环形切除肿瘤 – 2

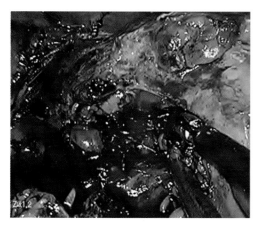

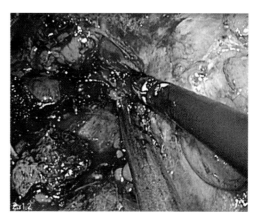

（21）肿瘤剪除后，以 PK 刀局部创面止血 – 1

（22）肿瘤剪除后，以 PK 刀局部创面止血 – 2

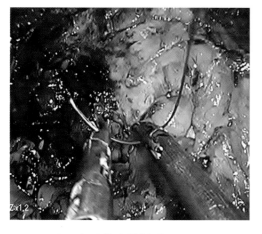

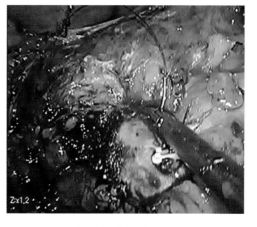

（23）缝合肾创面 – 1

（24）缝合肾创面 – 2

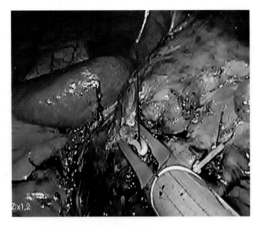

（25）用 Hem-o-lok 收紧线尾后固定代替打结

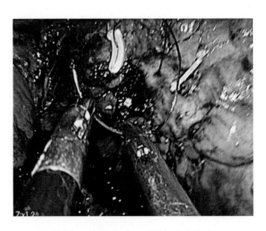

（26）调整持针角度，继续缝合肾创面

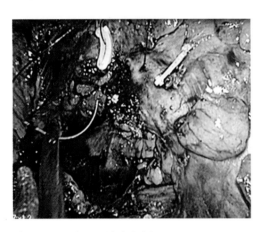

（27）缝合肾创面 - 1

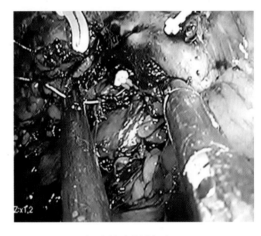

（28）缝合肾创面 - 2

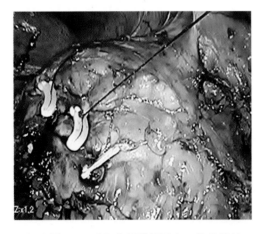

（29）用 Hem-o-lok 夹闭线尾固定，代替打结

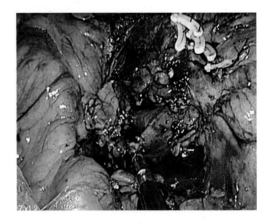

（30）缝合完毕，松开动脉夹，检查肾创面

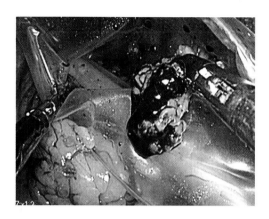

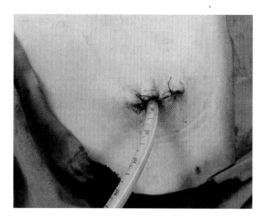

（31）标本装袋并取出 （32）术后手术切口及留置引流管

图1-3-4 腹膜后入路单孔腹腔镜左侧肾部分切除术

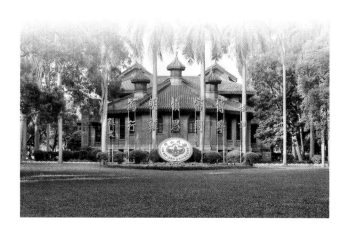

第四章　单孔腹腔镜肾切除术

◉ 第一节　腹膜后入路单孔腹腔镜左侧无功能肾切除术

【病例一简介】

女性，47岁，左腹部胀痛1月余。既往有"双肾结石"病史10余年。泌尿系彩超：左肾重度积水，左侧输尿管中上段梗阻。双肾CTU：左侧输尿管上段结石，并左肾、输尿管上段重度积液，左肾实质重度萎缩，左肾功能不良。核素肾动静态显像：左肾功能重度受损，右肾功能代偿性升高。

术前诊断：左侧输尿管上段结石，左肾萎缩并重度积液。

行腹膜后入路单孔腹腔镜左侧无功能肾切除术。（图1-4-1）

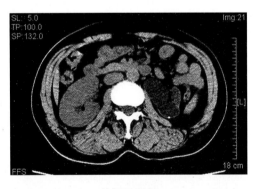

（1）CT平扫

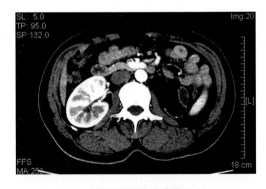

（2）CT增强动脉期

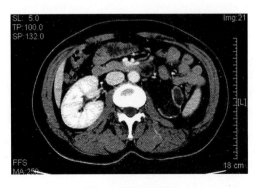

（3）CT增强静脉期

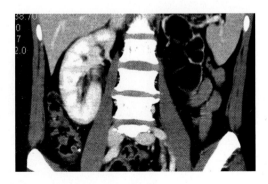

（4）CT冠状面

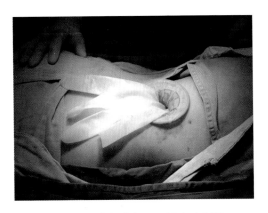

（5）取腰部横行小切口，置入自制的
单孔腹腔镜操作通道

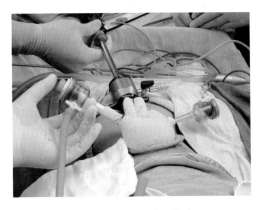

（6）连接曲卡，建立气腹

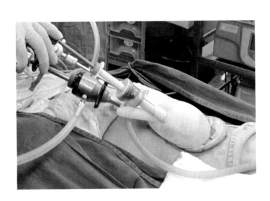

（7）术中操作景象

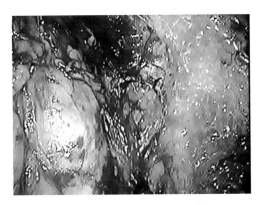

（8）进入腹膜外间隙

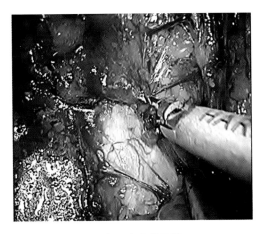

（9）清理腹膜外脂肪

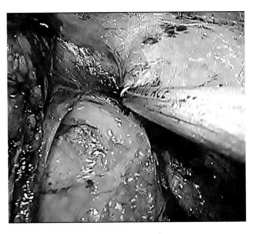

（10）沿腰大肌前方打开 Gerota 筋膜

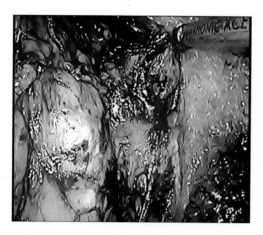

（11）继续打开 Gerota 筋膜，显露肾脂肪囊

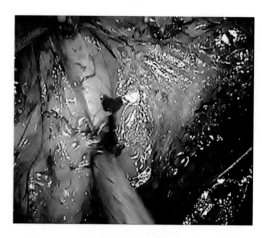

（12）清理肾周脂肪

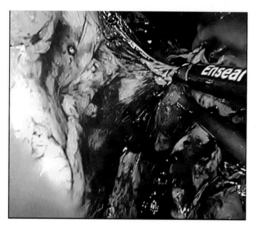

（13）游离肾后间隙，找到肾蒂 - 1

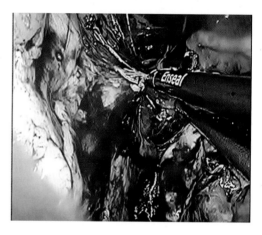

（14）游离肾后间隙，找到肾蒂 - 2

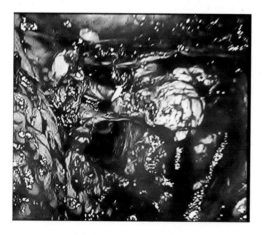

（15）游离肾蒂，并显露肾动、静脉

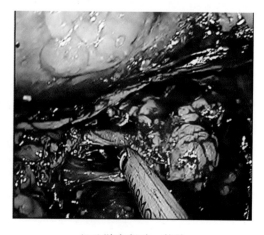

（16）游离肾动、静脉

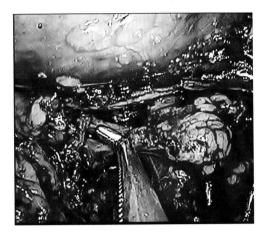

（17）用直角钳游离肾动静脉 – 1

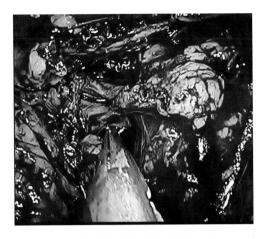

（18）用直角钳游离肾动静脉 – 2

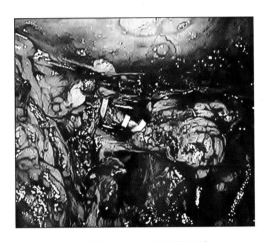

（19）用 Hem-o-lok 夹闭肾动脉

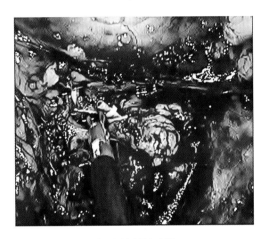

（20）剪断肾动脉

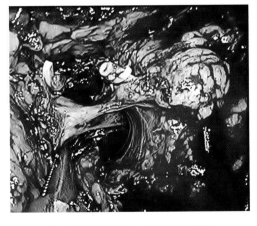

（21）用直角钳进一步游离肾静脉

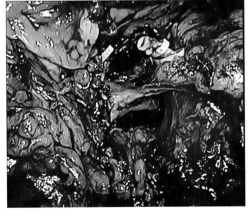

（22）肾静脉游离完毕

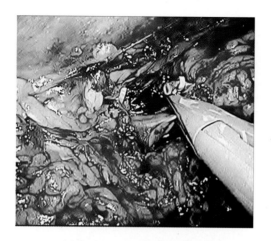

（23）用 Hem-o-lok 夹闭肾静脉 – 1

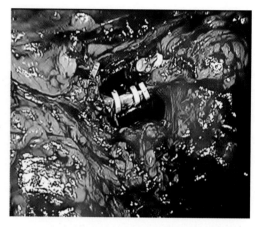

（24）用 Hem-o-lok 夹闭肾静脉 – 2

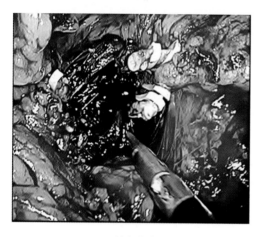

（25）剪断肾静脉

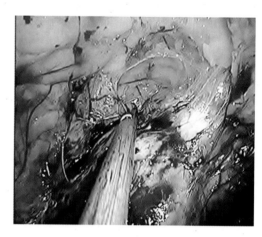

（26）用超声刀游离肾上极 – 1

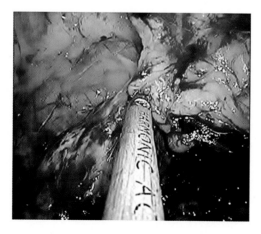

（27）用超声刀游离肾上极 – 2

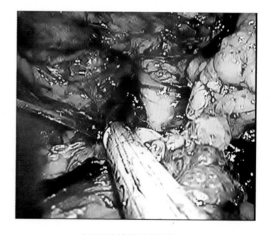

（28）继续游离肾脏 – 1

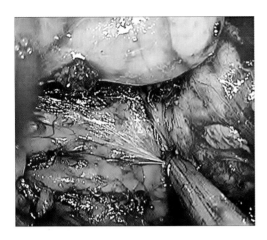

（29）继续游离肾脏 - 2

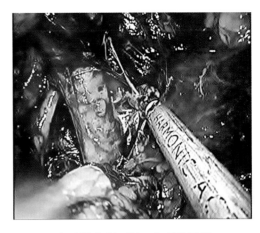

（30）游离肾下极，找到输尿管

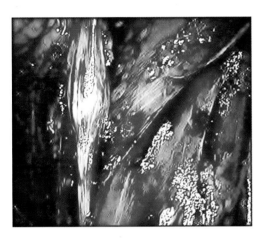

（31）充分游离后，完整显露输尿管

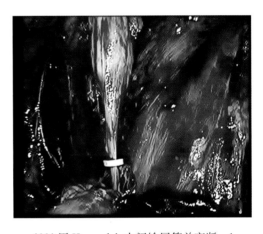

（32）用 Hem-o-lok 夹闭输尿管并离断 - 1

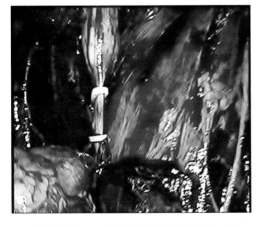

（33）用 Hem-o-lok 夹闭输尿管并离断 - 2

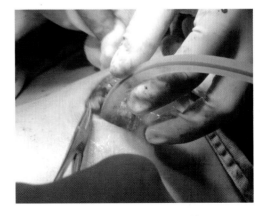

（34）留置腹膜后腔引流管

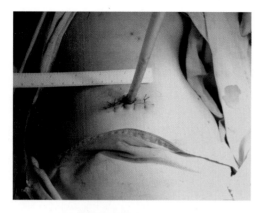

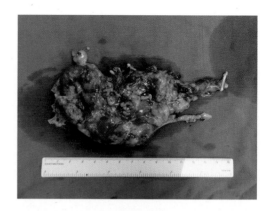

（35）术后切口外观及引流管位置　　　　　　（36）手术标本

图1-4-1　腹膜后入路单孔腹腔镜左侧无功能肾切除术

【病例二简介】

女性，52岁，左腰胀痛5月余。CTU：左肾重度积液，左肾实质重度萎缩，左肾功能不全。核素肾动静态显像：左肾功能重度受损，左肾无功能，右肾功能正常。

术前诊断：左肾重度积液并实质萎缩。

行腹膜后入路单孔腹腔镜左侧无功能肾切除术。（图1-4-2）

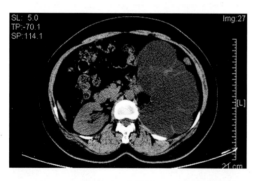

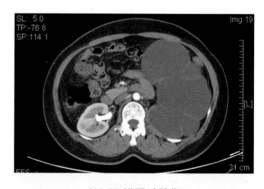

（1）CT平扫　　　　　　　　　　　　　　（2）CT增强动脉期

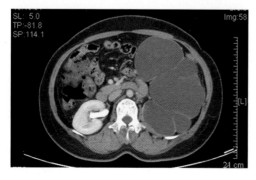

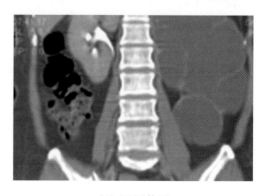

（3）CT增强静脉期　　　　　　　　　　　（4）CT冠状面

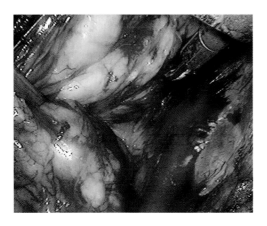

（5）进入后腹腔，沿腰大肌前分离肾后间隙

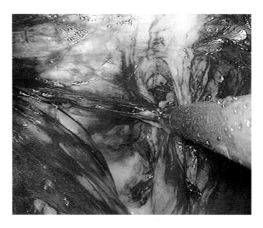

（6）继续游离肾后间隙

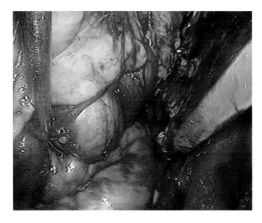

（7）继续游离肾后间隙，显露肾积水

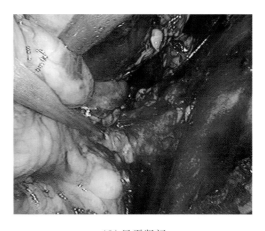

（8）显露肾门

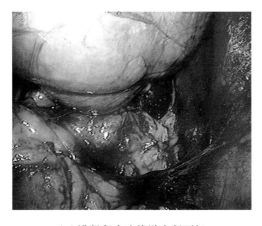

（9）沿肾积水边缘游离肾下极

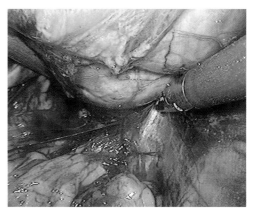

（10）继续游离肾下极 – 1

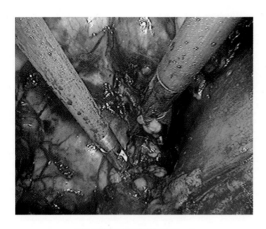

(11)继续游离肾下极-2

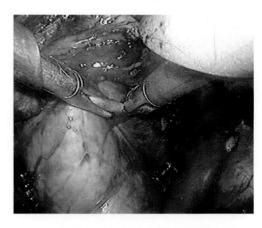

(12)因积水肾体积过大,剪开皮质薄弱处,
放出肾积液

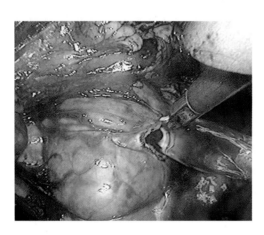

(13)放出肾积液

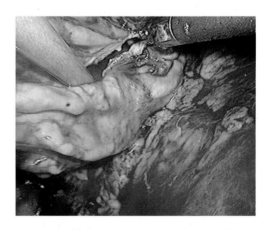

(14)吸出残余肾积液,可见菲薄之肾肾皮质

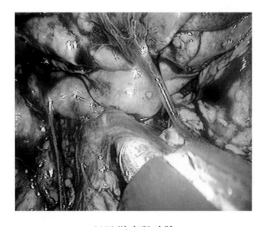

(15)游离肾动脉

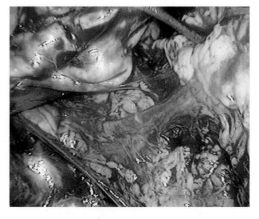

(16)分离肾动脉

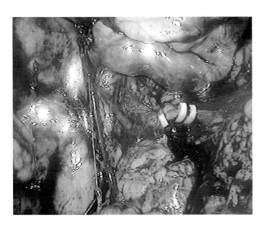

（17）Hem-o-lok 阻断肾动脉

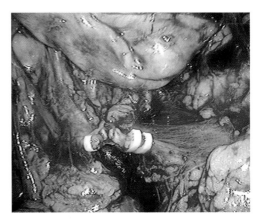

（18）冷剪离断肾动脉

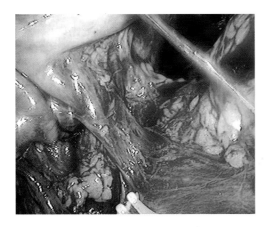

（19）分离肾静脉

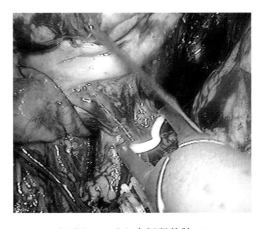

（20）Hem-o-lok 夹闭肾静脉 – 1

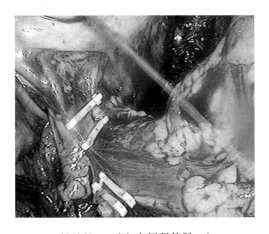

（21）Hem-o-lok 夹闭肾静脉 – 2

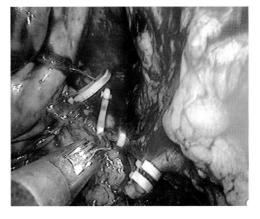

（22）剪断肾静脉

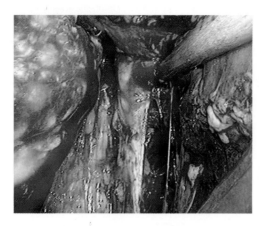

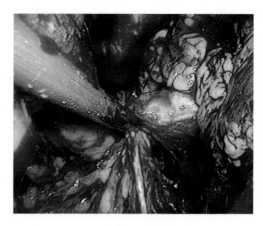

（23）于肾盂下方找到输尿管 　　　　　　　　（24）分离输尿管

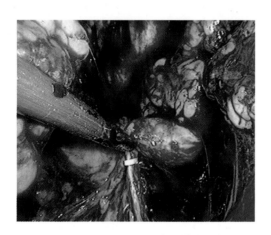

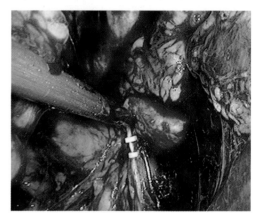

（25）用 Hem-o-lok 夹闭输尿管并切断 　　　　　（26）切断输尿管

图 1-4-2　腹膜后入路单孔腹腔镜左侧无功能肾切除术

第二节　腹膜后入路单孔腹腔镜左侧肾癌根治性切除术

【病例简介】

男性，51岁，发现左肾肿物2年余。反复左腰部隐痛2月余，无肉眼血尿。泌尿系B超：左肾中极见一个类圆形低回声光团，大小为：30 mm×26 mm×28 mm，边界不清，内部回声欠均匀。左肾实性占位病变。腹部CT：左肾占位病变，考虑为肾癌可能性大。

术前诊断：左肾占位病变：肾癌？

行腹膜后入路单孔腹腔镜左侧肾癌根治性切除术。（图1-4-3）

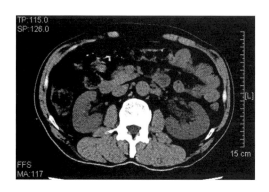

（1）CT平扫

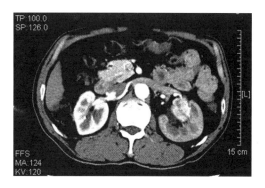

（2）CT增强动脉期

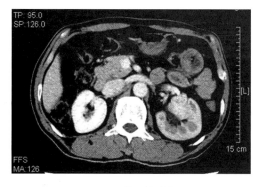

（3）CT增强静脉期

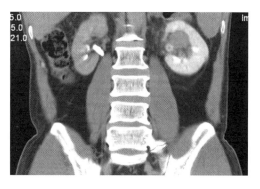

（4）CT冠状面

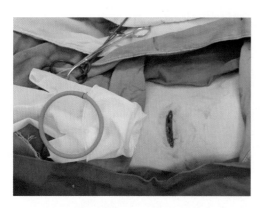

(5)取腰部小切口，手套自制单孔
腹腔镜操作通道

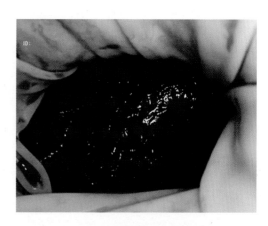

(6)进入腹膜后操作腔

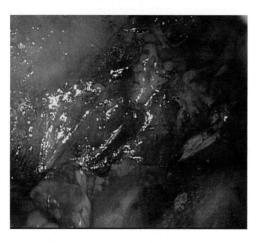

(7)清理腹膜外脂肪

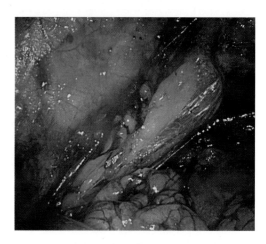

(8)沿腰大肌前方打开 Gerota 筋膜，
显露肾脂肪囊

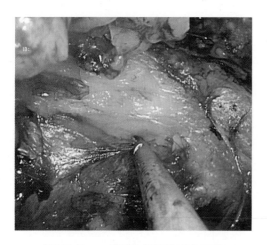

(9)沿 Gerota 筋膜与肾脂肪囊之间的
间隙分离

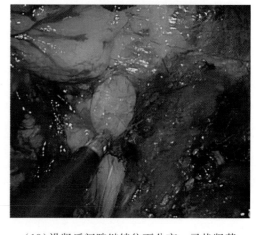

(10)沿肾后间隙继续往下分离，寻找肾蒂

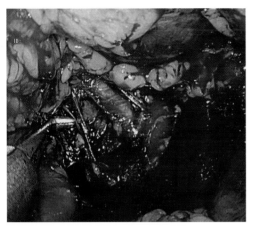

（11）找到肾动脉

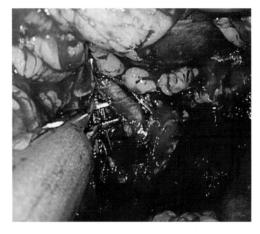

（12）用直角钳充分游离肾动脉

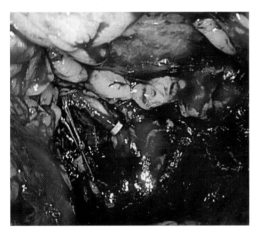

（13）用 Hem-o-lok 夹闭肾动脉 - 1

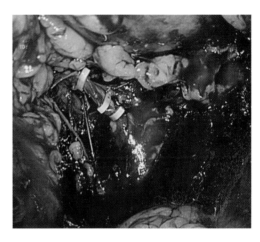

（14）用 Hem-o-lok 夹闭肾动脉 - 2

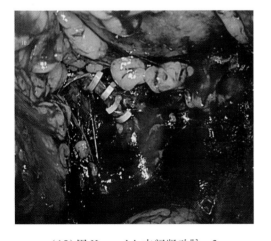

（15）用 Hem-o-lok 夹闭肾动脉 - 3

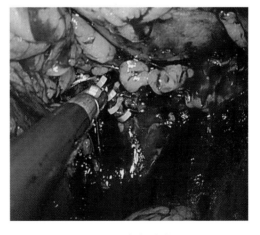

（16）切断肾动脉

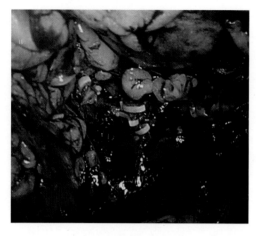

（17）肾动脉离断后外观

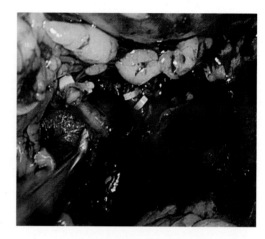

（18）往深处解剖找到肾静脉

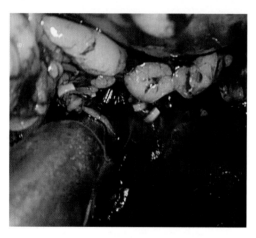

（19）用直角钳游离肾静脉

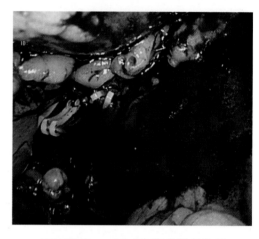

（20）用 Hem-o-lok 夹闭肾静脉并剪断

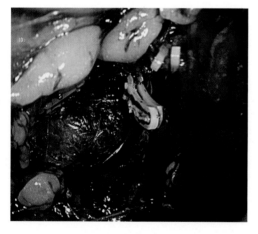

（21）肾蒂处理完毕

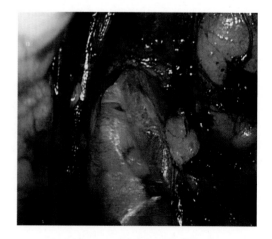

（22）沿 Gerota 筋膜与肾脂肪囊之间
游离肾前间隙

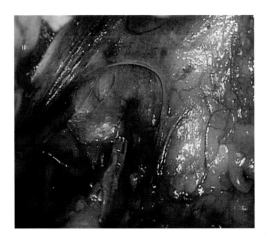

（23）用器械主动制造张力，游离肾
前间隙－1

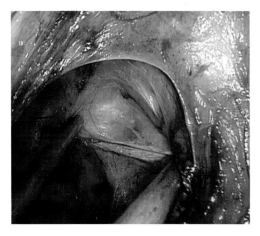

（24）用器械主动制造张力，游离肾
前间隙－2

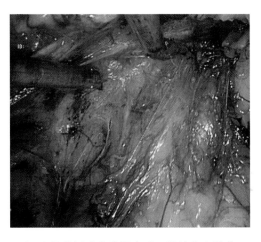

（25）肾前间隙充分游离后，继续往上游离

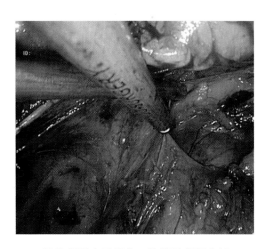

（26）器械交叉操作，协助游离肾上极

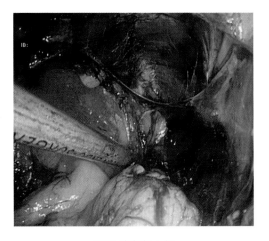

（27）游离肾上极

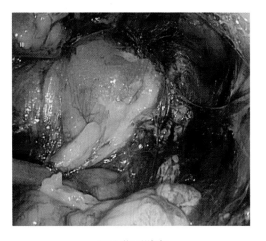

（28）往下游离

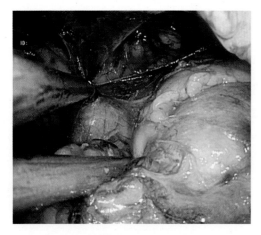

（29）交叉手操作，将肾脏向前翻起，
　　　游离肾脏背侧

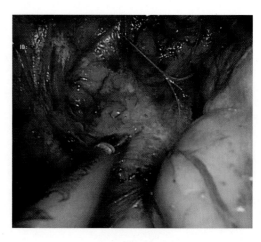

（30）游离肾脏背侧

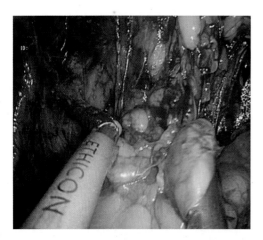

（31）分离肾脏背侧残余组织

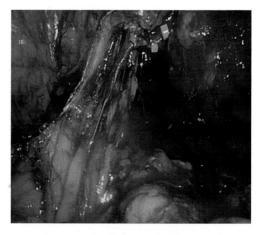

（32）向上提起肾脏，显露输尿管

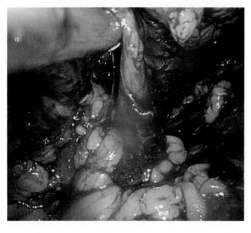

（33）向下游离至输尿管中段

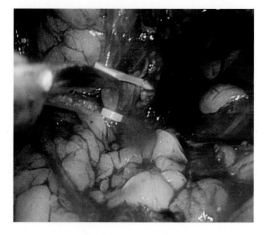

（34）用 Hem-o-lok 夹闭后离断

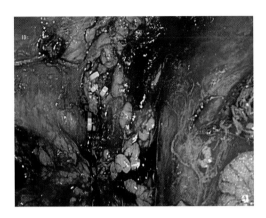

(35)完整切除肾脏

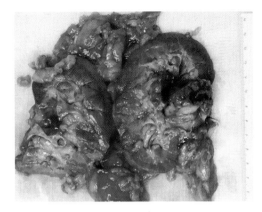

(36)手术标本(肾中极肿瘤)

图 1 - 4 - 3 腹膜后入路单孔腹腔镜左侧肾癌根治性切除术

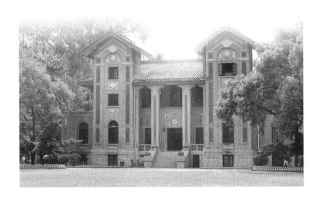

第三节　腹膜后入路单孔腹腔镜左侧肾盂癌根治术

【病例简介】

女性，46 岁，间歇无痛肉眼血尿 1 年余。泌尿系 B 超示：左肾内异常不规则回声团，大小约为 67 mm×25 mm×20 mm，考虑肾盂癌。双肾 CTU：左肾上盏、肾盂及输尿管上段恶性肿瘤，大小约为 67 mm×25 mm×20 mm，肾盂癌可能性大，左肾上盏重度扩张积液。

术前诊断：左肾肿物：肾盂癌？

行腹膜后入路单孔腹腔镜左侧肾盂癌根治术。（图 1 - 4 - 4）

术后病理报告：符合低级别浸润性尿路上皮癌。

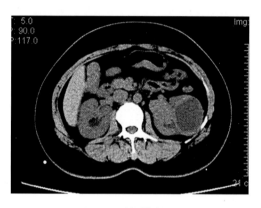

（1）CT 平扫横断面

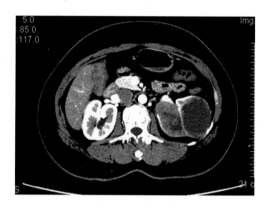

（2）CT 增强横断面

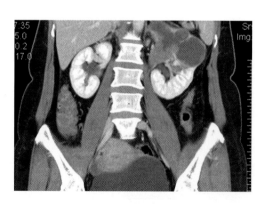

（3）CT 冠状面

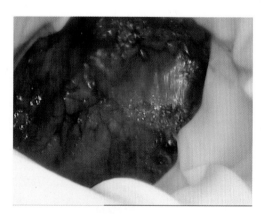

（4）自制单孔通道内景

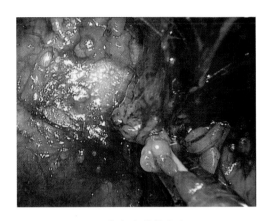

（5）分离腹膜外脂肪

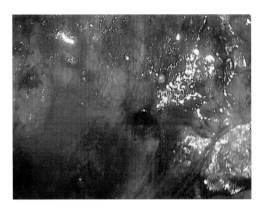

（6）腹膜外脂肪清除完毕

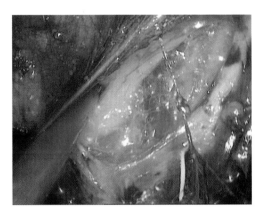

（7）沿腰大肌前方纵向切开 Gerota 筋膜

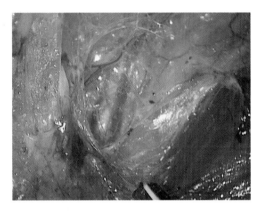

（8）向下寻及输尿管

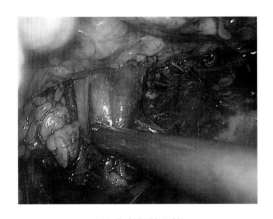

（9）分离肾蒂血管

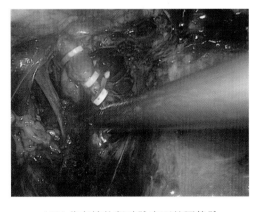

（10）分离结扎肾动脉表面的腰静脉

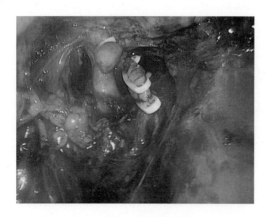

（11）结扎、剪断腰静脉

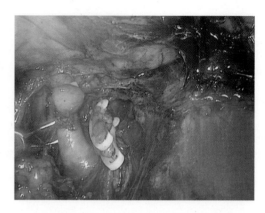

（12）打开肾动脉鞘，直角钳分离肾动脉

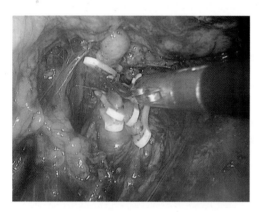

（13）用 Hem-o-lok 结扎肾动脉并剪断

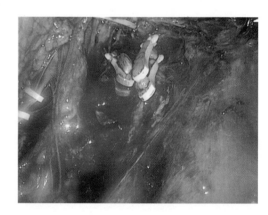

（14）结扎卵巢静脉

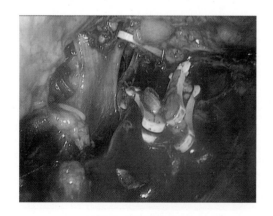

（15）分离肾静脉主干

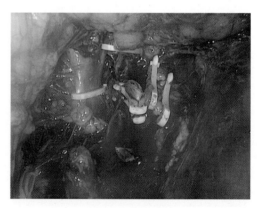

（16）结扎肾静脉

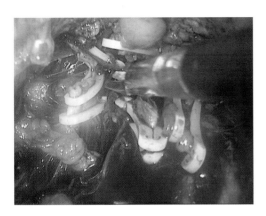

（17）切断肾静脉主干

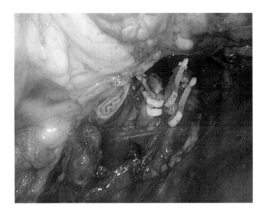

（18）已结扎切断肾动脉、肾静脉的肾蒂

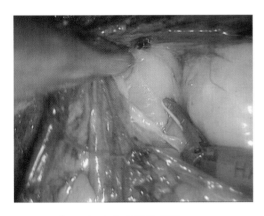

（19）分离肾前间隙

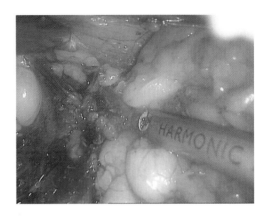

（20）分离肾前间隙中部

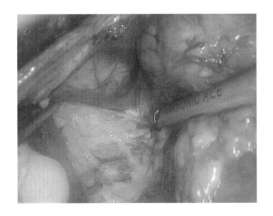

（21）游离肾下极

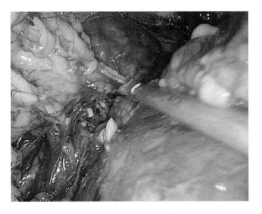

（22）游离肾前间隙中上部

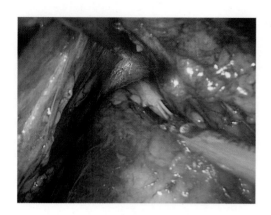

（23）游离肾上极

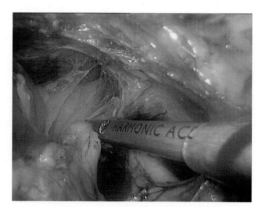

（24）游离肾上极背侧

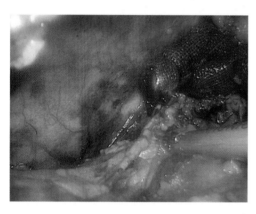

（25）游离肾前间隙上部，找到肾上腺

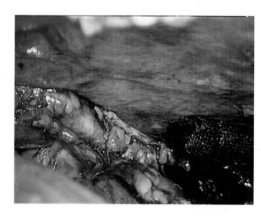

（26）分离肾与肾上腺之间的间隙

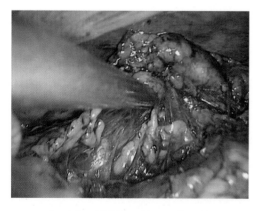

（27）向上推起肾上腺，寻找血管

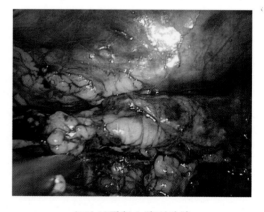

（28）显露肾上腺下动脉

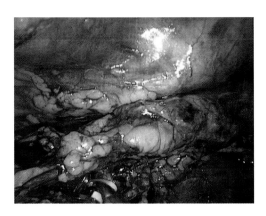

（29）结扎、切断肾上腺下动脉

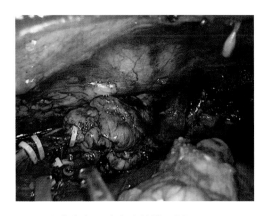

（30）分离肾上腺中央静脉，用 Hem-o-lok 双重结扎

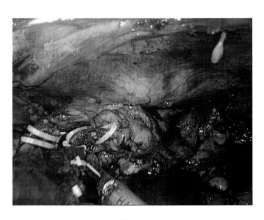

（31）剪断中央静脉

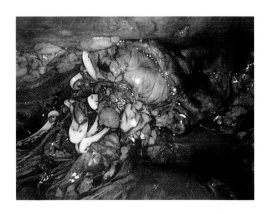

（32）肾蒂各血管结扎妥善

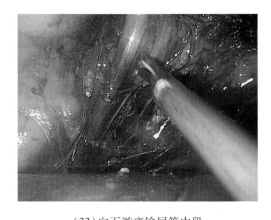

（33）向下游离输尿管中段

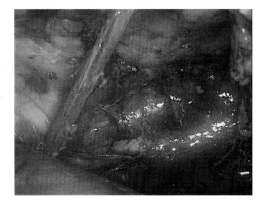

（34）游离输尿管至膀胱壁内段，另开切口切除

图 1 - 4 - 4　腹膜后入路单孔腹腔镜左侧肾盂癌根治术

第五章 单孔腹腔镜肾囊肿去顶术

◎ 第一节 腹腔入路单孔腹腔镜肾囊肿去顶术

一、经脐入路单孔腹腔镜右侧肾囊肿去顶术（可弯曲器械）

【病例一简介】

女性，49岁，反复右腹不适1月余。泌尿系彩超：右肾囊肿，大小约为56 mm×60 mm×58 mm。腹部CT：右肾下极囊肿。

术前诊断：右肾囊肿。

行经脐入路单孔腹腔镜右侧肾囊肿去顶术。（图1-5-1）

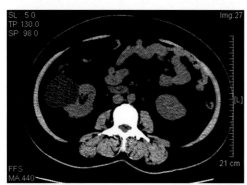

（1）CT平扫

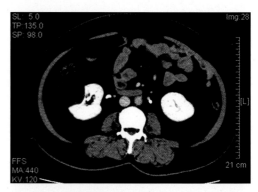

（2）CT实质期

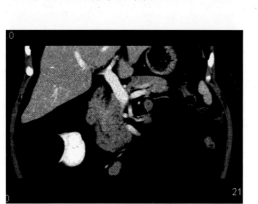

（3）CT冠状面

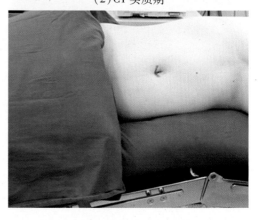

（4）左侧卧位，升高腰桥

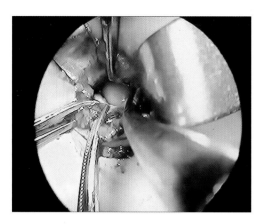

（5）取脐部小切口，逐层切开皮肤、皮下、肌层及腹膜，进入腹腔

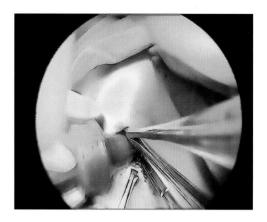

（6）置入 TriPort

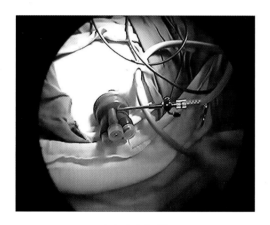

（7）建立气腹

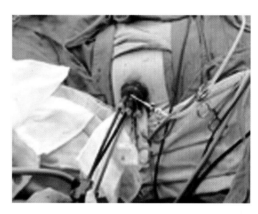

（8）置入腹腔镜及单孔操作器械

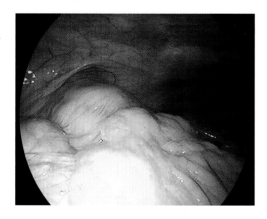

（9）进入腹腔

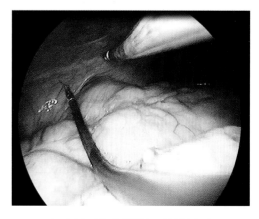

（10）用可弯曲器械打开结肠旁沟

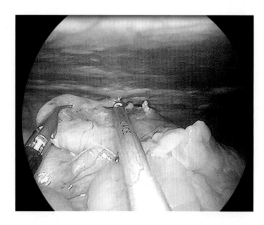

（11）用超声刀打开肾脂肪囊

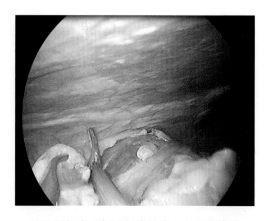

（12）用超声刀打开肾脂肪囊，显露肾囊肿

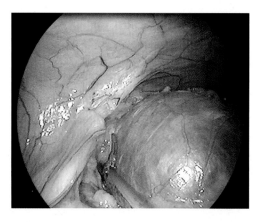

（13）继续用超声刀游离，充分显露肾囊肿

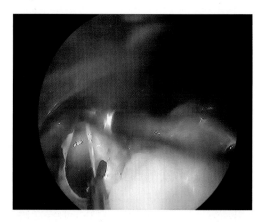

（14）用冷剪环形剪开囊壁，吸去囊液

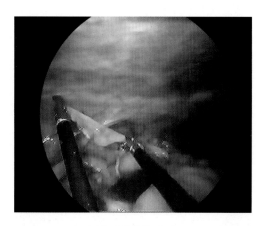

（15）用环形剪除囊壁–1

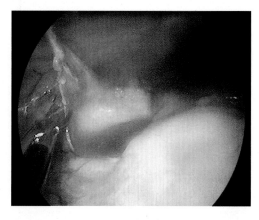

（16）用环形剪除囊壁–2

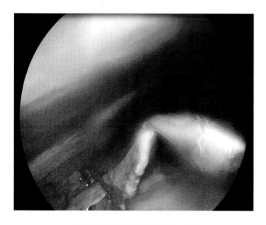

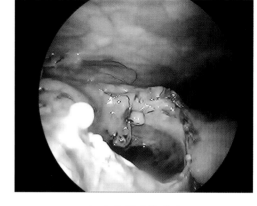

（17）用环形剪除囊壁-3　　　　　　　　（18）去顶后的囊腔

图 1-5-1　经脐入路单孔腹腔镜右侧肾囊肿去顶术（可弯曲器械）

【病例二简介】

男性，61岁，体检发现右肾囊肿2月余。泌尿系彩超：右肾囊肿。腹部CT：右肾上极囊肿，大小约为78 mm×89 mm×80 mm。

术前诊断：右肾囊肿。

行经脐入路单孔腹腔镜右侧肾囊肿去顶术。（图1-5-6）

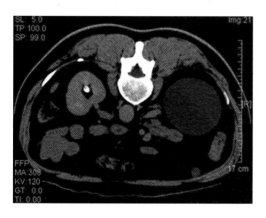

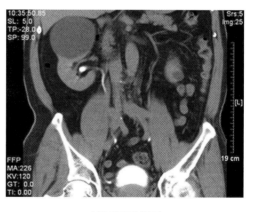

（1）CT平扫横断面　　　　　　　　　　（2）CT冠状面

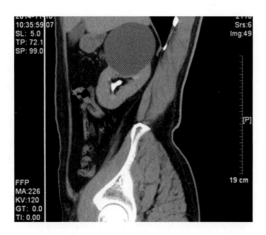

（3）CT 矢状面

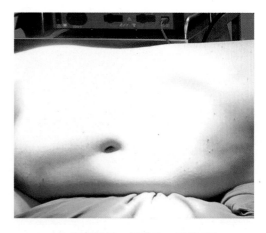

（4）垫高腰桥，侧卧位，后仰 60°

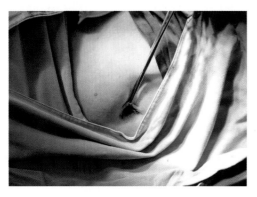

（5）取脐缘弧形切口

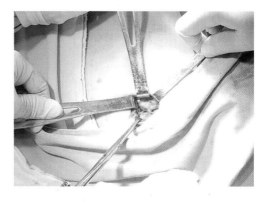

（6）直视下逐层切开进入腹腔

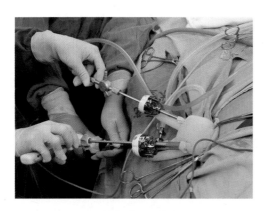

（7）单孔操作通道外景

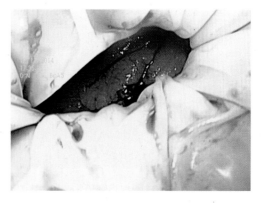

（8）单孔操作道（以手套制作）

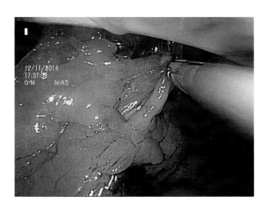

（9）游离腹部网膜及脂肪

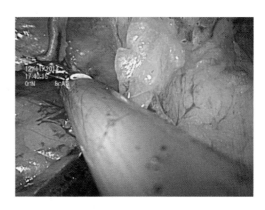

（10）继续分离脂肪，防止误伤肠道

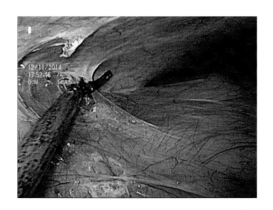

（11）分离右侧侧腹膜

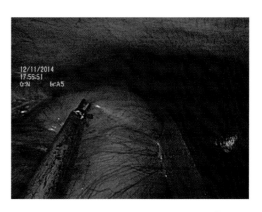

（12）于肝脏下方寻及肾脏

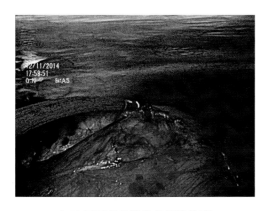

（13）用可弯曲钳分离肾脂肪囊

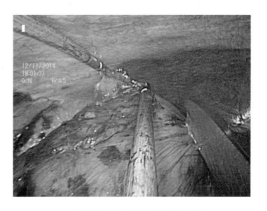

（14）用超声刀切开肾脂肪囊

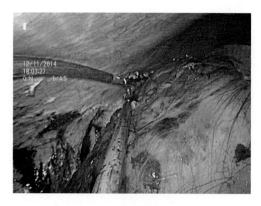

（15）游离肾囊肿

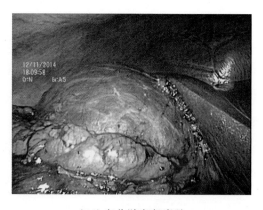

（16）充分游离肾囊肿

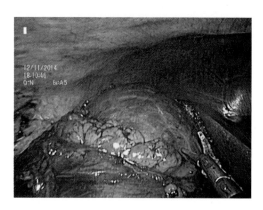

（17）剪刀剪除囊壁，进行去顶

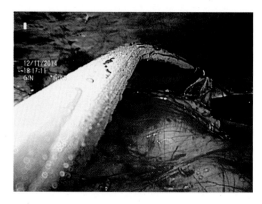

（18）借助可弯曲钳提起囊壁，方便操作

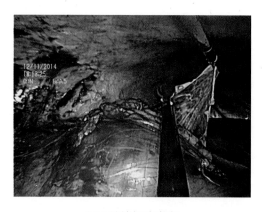

（19）继续切除囊壁

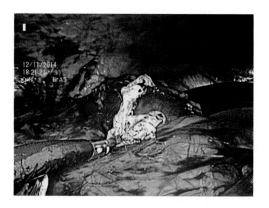

（20）切除的囊壁标本

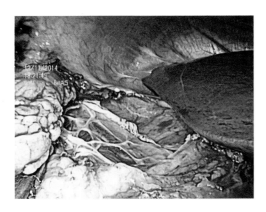
(21)切除囊壁后的囊腔

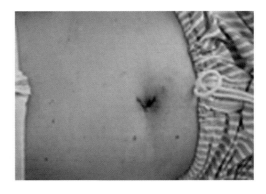
(22)术后脐部外观

图1-5-6　经脐入路单孔腹腔镜右侧肾囊肿去顶术(可弯曲器械)

二、经脐入路单孔腹腔镜右侧肾囊肿去顶术

【病例简介】

女性，48岁，反复右腰胀痛2月余，B超发现右肾囊肿2周。腹部CT：右肾囊肿，大小约为60 mm×52 mm×50 mm。

术前诊断：右肾单纯性囊肿。

行经脐入路单孔腹腔镜右侧肾囊肿去顶术。(图1-5-2)

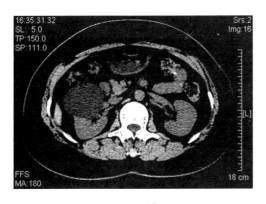
(1)CT平扫

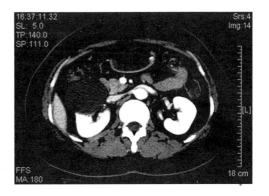
(2)CT增强

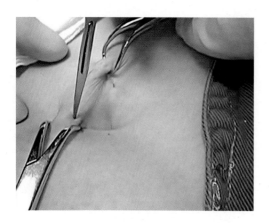

（3）取脐缘小切口

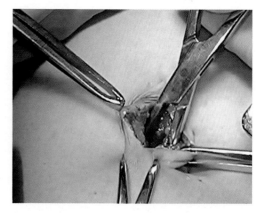

（4）逐层切开皮肤、皮下、肌层及腹膜

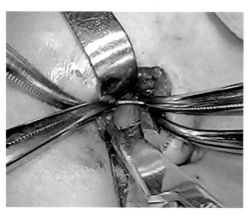

（5）直视下剪开腹膜，进入腹腔

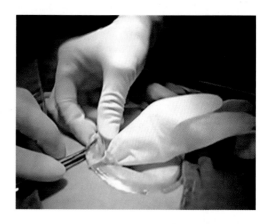

（6）置入自制单孔腹腔镜操作通道

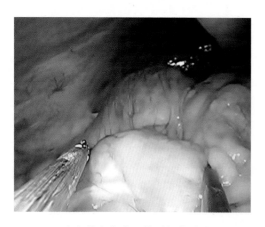

（7）进入腹腔，找到肾囊肿

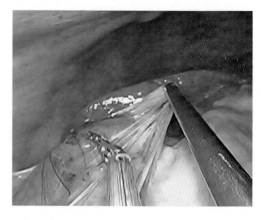

（8）打开侧腹膜，游离肾囊肿

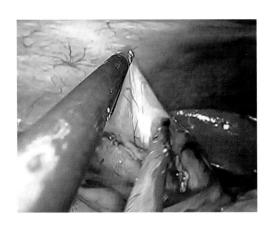

（9）用分离钳提起前囊壁，
剪开肾囊肿，吸出囊液

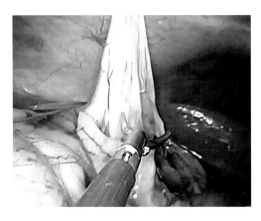

（10）环形剪除肾囊肿囊壁

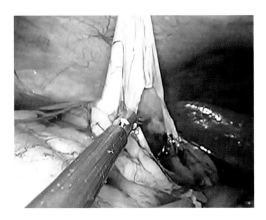

（11）用分离钳提起囊壁保持张力，
继续环形剪除囊壁

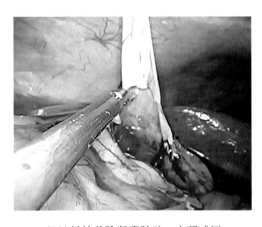

（12）继续剪除肾囊肿壁，去顶减压

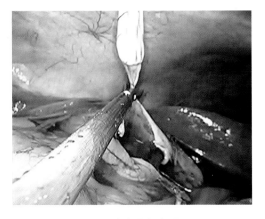

（13）继续剪除肾囊肿壁

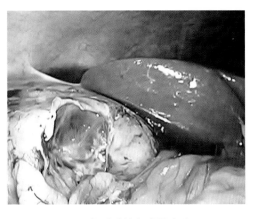

（14）去顶后的肾囊肿内腔

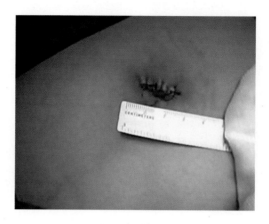

（15）术后切口

图 1－5－2　经脐入路单孔腹腔镜右侧肾囊肿去顶术

三、经脐入路单孔腹腔镜左侧肾囊肿去顶减压术

【病例简介】

女性，59 岁，左腰痛 3 月余。腹部 CT：左肾囊肿，大小约为 80 mm × 75 mm × 70 mm。

术前诊断：左肾单纯性囊肿。

行经脐入路单孔腹腔镜左侧肾囊肿去顶减压术。（图 1－5－4）

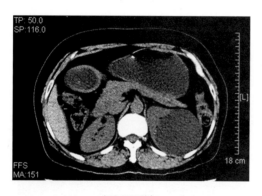

（1）CT 平扫

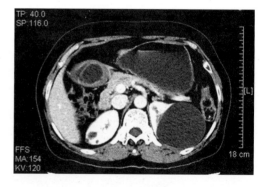

（2）CT 增强

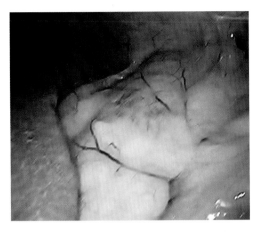

（3）经脐部小切开进入腹腔，置入单孔操作装置

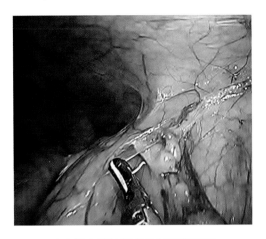

（4）沿左侧结肠旁沟切开侧腹膜

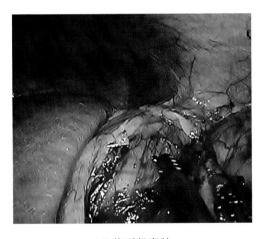

（5）找到肾囊肿

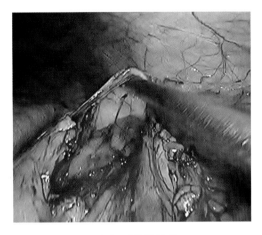

（6）打开肾周筋膜

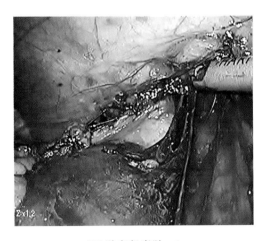

（7）游离肾囊肿 - 1

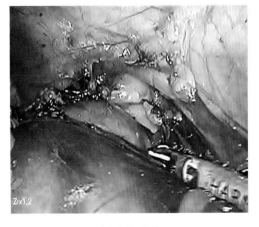

（8）游离肾囊肿 - 2

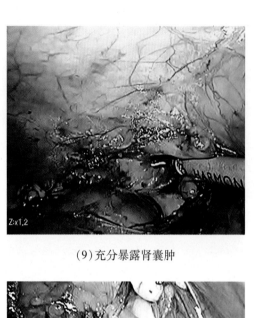

（9）充分暴露肾囊肿

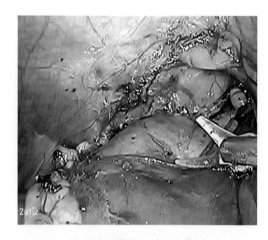

（10）剪开囊壁，并洗出囊液

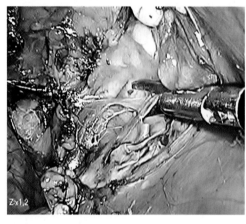

（11）环形剪除囊壁－1

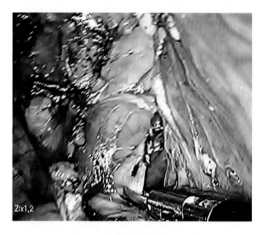

（12）环形剪除囊壁－2

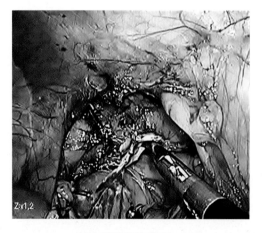

（13）环形剪除囊壁－3

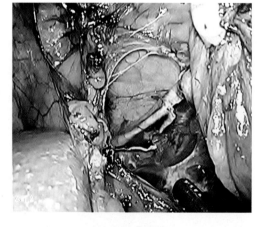

（14）吸净囊液

图 1－5－4　经脐入路单孔腹腔镜左侧肾囊肿去顶减压术

四、经脐入路单孔腹腔镜左侧肾囊肿去顶术

【病例简介】

男性，51 岁，左腰痛 1 月入院。泌尿系彩超：双肾多发囊肿，以左侧为主。腹部CT：双肾多发囊肿，左肾囊肿较大，压迫左侧肾盂肾盏。

术前诊断：双肾多发囊肿。

行经脐入路单孔腹腔镜左侧肾囊肿去顶术。（图 1 − 5 − 5）

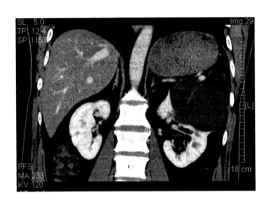

（1）CT 冠状面

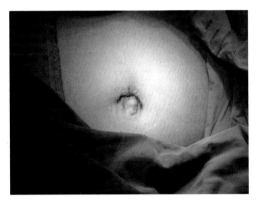

（2）脐部小切口入路

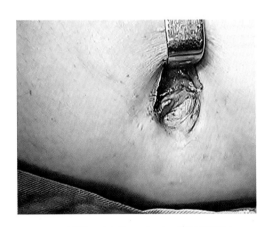

（3）逐层切开皮肤、皮下、肌层及腹膜

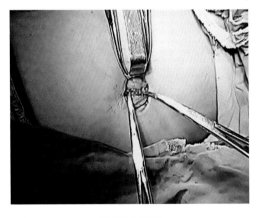

（4）进入腹腔

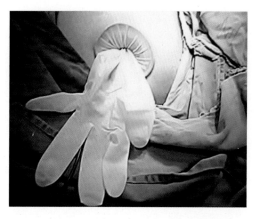

（5）置入自制单孔腹腔镜操作通道

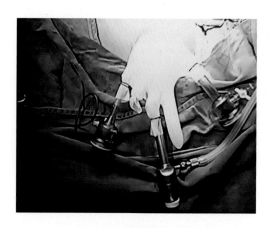

（6）连接曲卡

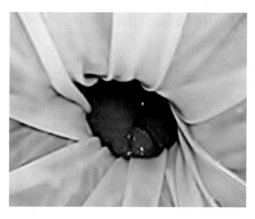

（7）单孔腹腔镜操作通道内面观

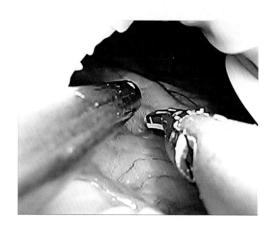

（8）器械进入腹腔

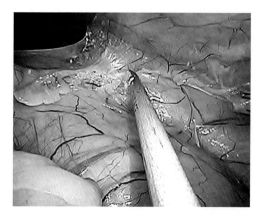

（9）切开左侧结肠旁沟

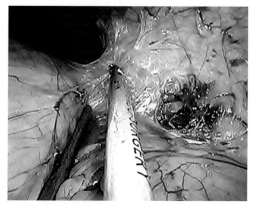

（10）吸管协助，主动制造张力，
继续打开左侧结肠旁沟

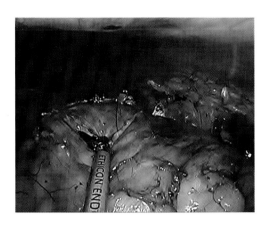

（11）打开肾周筋膜，找到肾囊肿

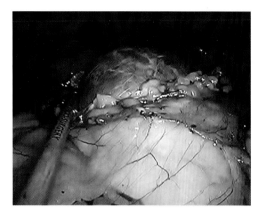

（12）游离肾囊肿，充分显露肾囊肿边界

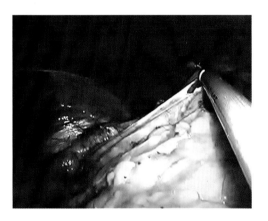

（13）剪开肾囊肿壁，并吸出囊液

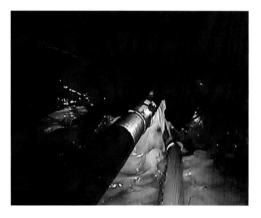

（14）环形剪除囊壁

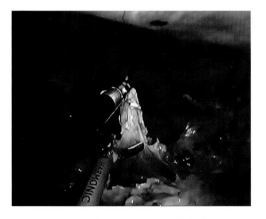

（15）提起囊壁，继续环形剪除囊壁

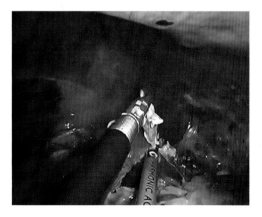

（16）继续环形剪除囊壁

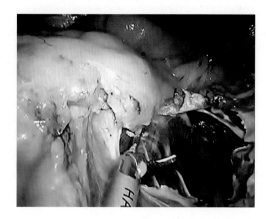

（17）吸出囊液

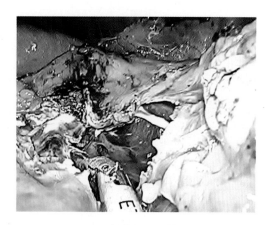

（18）囊肿去顶后外观

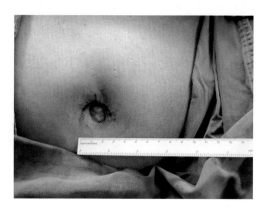

（19）术后切口

图 1 - 5 - 5　经脐入路单孔腹腔镜左侧肾囊肿去顶术

五、经腹入路单孔腹腔镜右侧肾囊肿去顶减压术

【病例简介】

　　男性，54 岁，右腰痛 4 月余。腹部 CT：右肾囊肿，大小约为 57 mm × 53 mm × 50 mm。

　　术前诊断：右肾单纯性囊肿。患者要求手术治疗。

　　行经腹入路单孔腹腔镜右侧肾囊肿去顶减压术。（图 1 - 5 - 7）

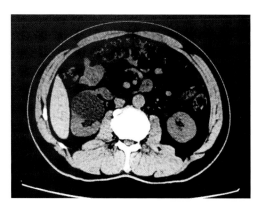

（1）CT 平扫提示右肾囊肿，靠近腹侧

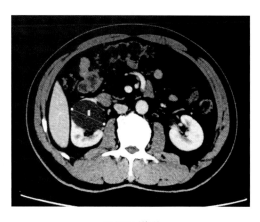

（2）CT 增强

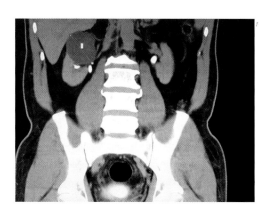

（3）CT 冠状面

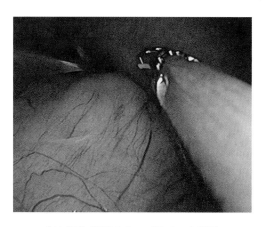

（4）经肋缘下 2.5 cm 切口，入腹腔

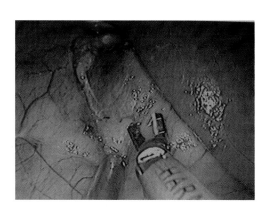

（5）于肝脏下缘找到囊肿，沿着结肠
旁沟外侧，切开肾脂肪囊

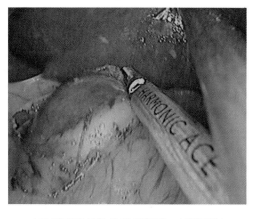

（6）吸引器投协助推开肝脏，显露囊肿

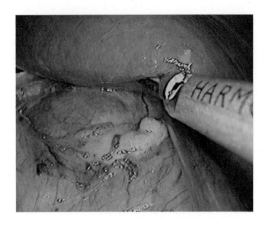

（7）双手器械协助分离－1

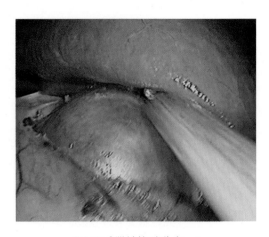

（8）双手器械协助分离－2

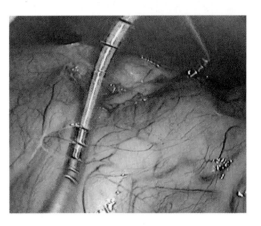

（9）用"金手指"可弯曲牵引器推开肝脏

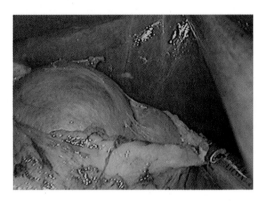

（10）分离至囊肿周边

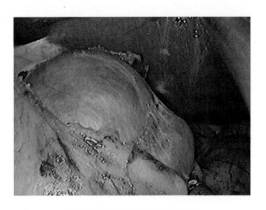

（11）完整分离至囊肿周边

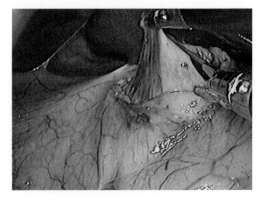

（12）用分离钳提起囊壁进行去顶

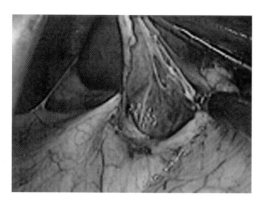

（13）剪除囊肿壁

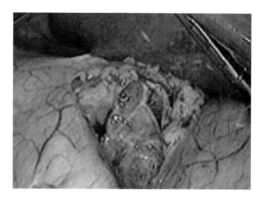

（14）去顶后吸干囊液的囊腔

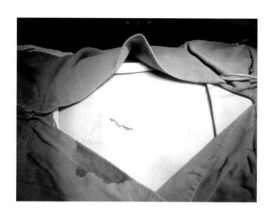

（15）腹部肋缘下小切口

图 1-5-7　经腹入路单孔腹腔镜右侧肾囊肿去顶减压术

第二节　腹膜后入路单孔腹腔镜肾囊肿去顶术

一、针式曲卡辅助腹膜后入路单孔腹腔镜左侧肾多发囊肿去顶术

【病例简介】

男性，64 岁，反复左腰痛 2 月余，体检发现左肾囊肿 5 年。腹部 CT：左肾多发囊肿，较大者约为 53 mm×42 mm×40 mm。

术前诊断：双肾多发囊肿。

行针式曲卡辅助腹膜后入路单孔腹腔镜左侧肾多发囊肿去顶术。（图 1-5-8）

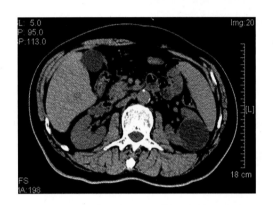

（1）CT 平扫横断面

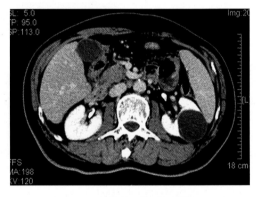

（2）CT 增强动脉期横断面

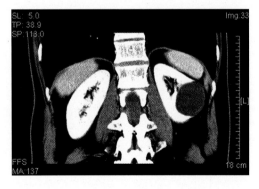

（3）CT 冠状面

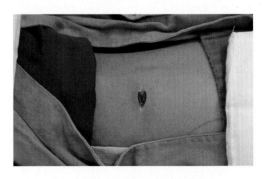

（4）取脐中线髂嵴上横行小切口

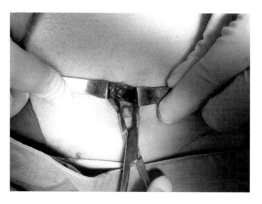

（5）逐层切开皮肤、皮下、肌层，
到达腹膜后间隙

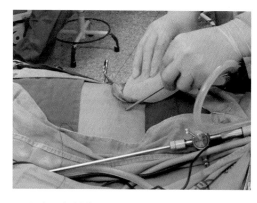

（6）建立自制单孔腹腔镜操作通道，并于通道
左侧插入一枚针式曲卡（3 mm）

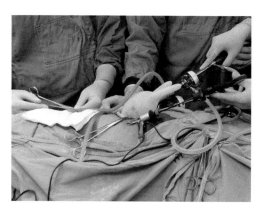

（7）术中操作外景

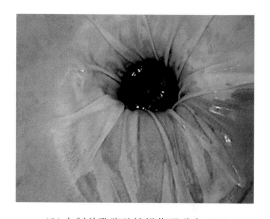

（8）自制单孔腹腔镜操作通道内面观

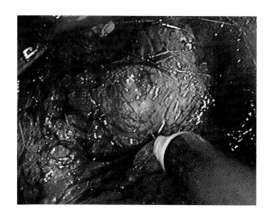

（9）进入腹膜后间隙，打开 Gerota 筋膜，
显露肾周脂肪囊

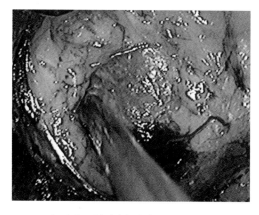

（10）打开肾周脂肪囊，显露肾脏

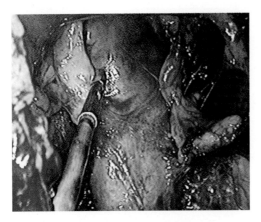

（11）游离肾周脂肪，显露肾囊肿

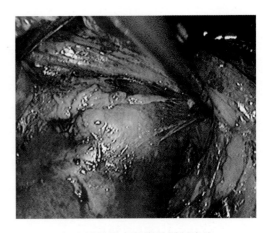

（12）继续游离肾囊肿周围脂肪

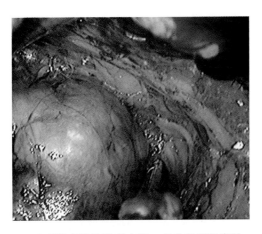

（13）囊肿旁脂肪清理完毕，充分显露肾囊肿

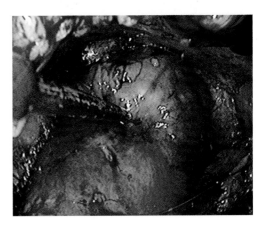

（14）用冷剪开始环形剪除囊肿壁

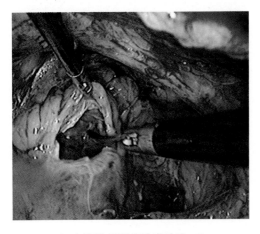

（15）继续环形剪除囊肿壁-1

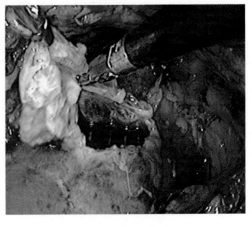

（16）继续环形剪除囊肿壁-2

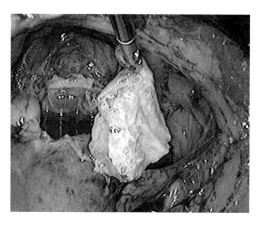

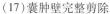

（17）囊肿壁完整剪除

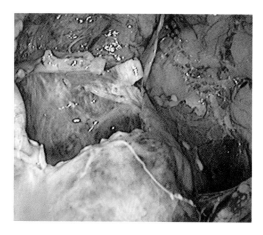

（18）囊肿壁去顶切除后外观

图1-5-8　针式曲卡辅助腹膜后入路单孔腹腔镜左侧肾多发囊肿去顶术

二、针式曲卡辅助腹膜后入路单孔腹腔镜左侧肾囊肿去顶术

【病例简介】

男性，57岁，左侧腰部胀痛1月余。腹部CT：左肾多发囊肿，较大者范围约为45 mm×32 mm×30 mm。

术前诊断：左肾多发单纯性囊肿。

行针式曲卡辅助腹膜后入路单孔腹腔镜左侧肾囊肿去顶术。（图1-5-9）

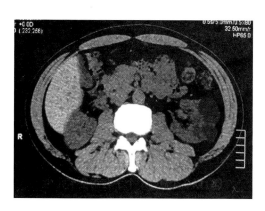

（1）CT平扫，提示左肾多发囊肿

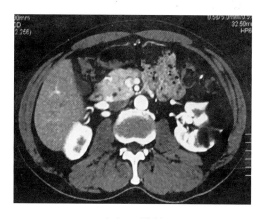

（2）CT增强

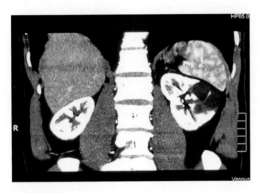

（3）CT 冠状面，其中有一个囊肿位于肾实质内

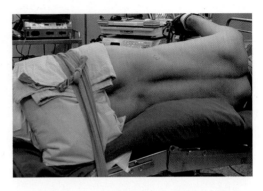

（4）侧卧位，垫高腰桥，经腹膜后入路

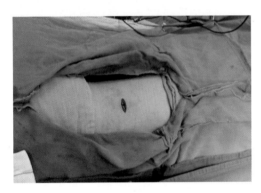

（5）在腋中线上、髂嵴上二横指处，
切开 2 cm 切口

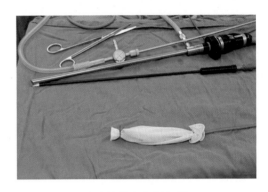

（6）以手套自制气囊

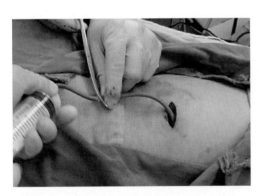

（7）气囊充气制备腹膜后操作腔

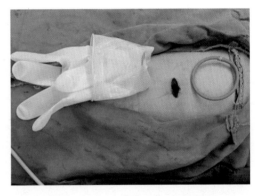

（8）以 2 个环、1 个手套制备单孔操
作通道装置

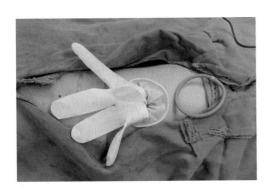

（9）置入第一个环

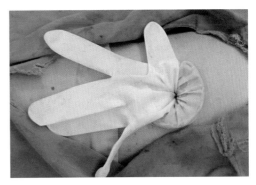

（10）置入第二个环

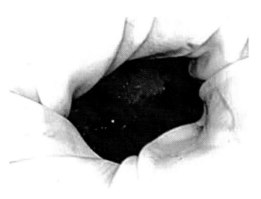

（11）单孔操作通道，可容纳内镜头及操作器械

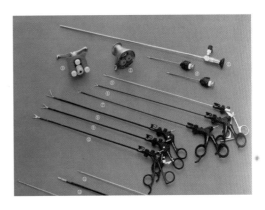

（12）针式器械

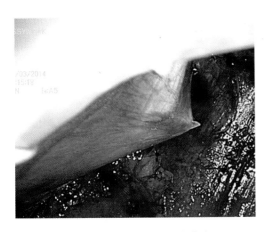

（13）内镜直视下戳入针式曲卡

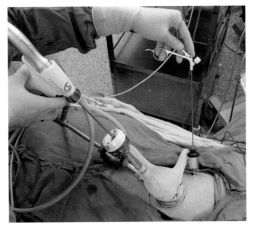

（14）手中操作外景（示单孔器械与
针形腹腔镜操作器械）

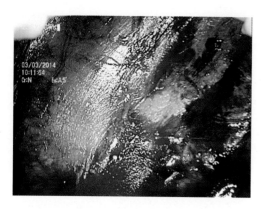

（15）清理腹膜外脂肪后的腹膜后操作腔

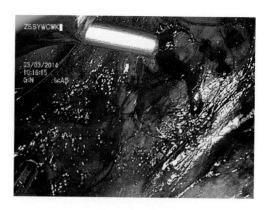

（16）针式腹腔镜曲卡

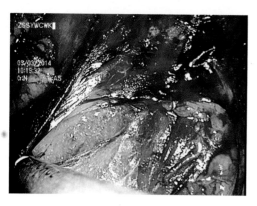

（17）沿腰大肌内侧缘切开 Gerota 筋膜 - 1

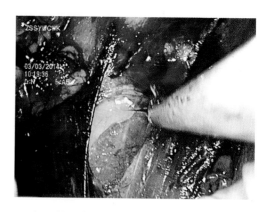

（18）沿腰大肌内侧缘切开 Gerota 筋膜 - 2

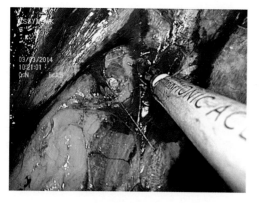

（19）沿腰大肌内侧缘打开 Gerota 筋膜，
切开肾脂肪囊

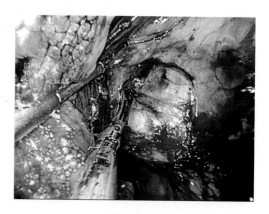

（20）游离肾前间隙

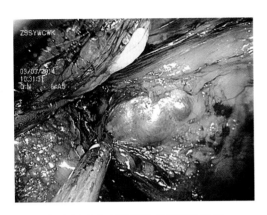

（21）逐步分离肾囊肿表面脂肪组织

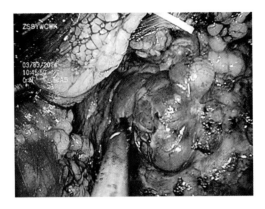

（22）继续向前内侧游离肾前部的囊肿

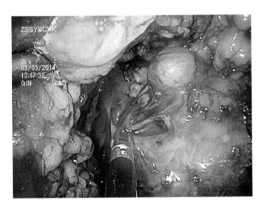

（23）剪刀剪开第一部分囊壁

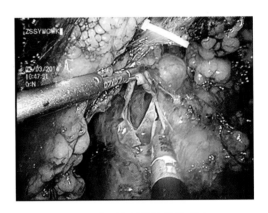

（24）左手以针形器械提吊囊壁，
便于右手剪刀剪除

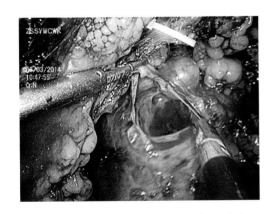

（25）左手针形器械牵引制造张力便于分离

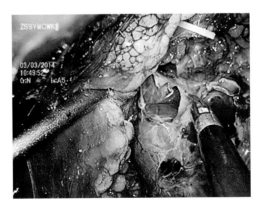

（26）继续向前分离第二部分囊肿

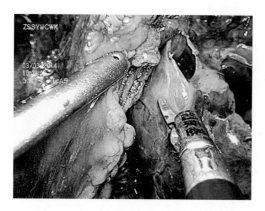

（27）左手的针形器械协助提吊囊壁

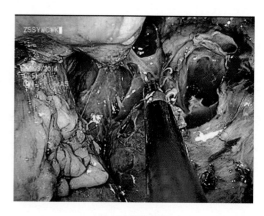

（28）剪除囊壁

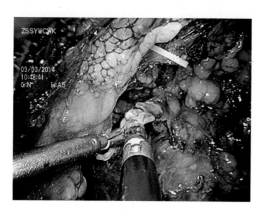

（29）取出囊壁

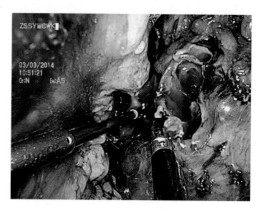

（30）左手针形器械继续向前钳夹组织

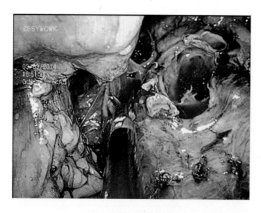

（31）继续剪除囊壁

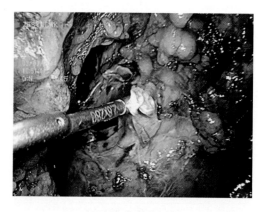

（32）取出囊壁组织

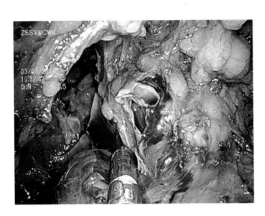

(33)探查前内侧，可见第三部分
囊肿（囊中囊）-1

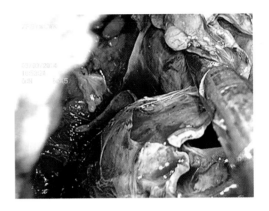

(34)探查前内侧，可见第三部分
囊肿（囊中囊）-2

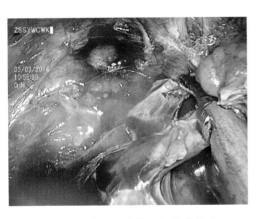

(35)用超声刀切除第三部分囊肿壁

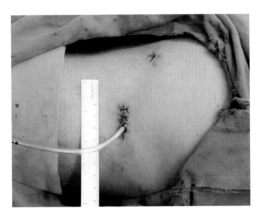

(36)术后体表伤口，留置引流管1根

图1-5-9　针式曲卡辅助腹膜后入路单孔腹腔镜左侧肾囊肿去顶术

⬤ 第三节　腹膜后入路单孔腹腔镜右侧肾盂旁囊肿去顶术

【病例简介】

男性，56 岁，发现右肾囊肿并肾积液 1 月余。泌尿系彩超：右肾囊肿，右肾轻度积液。腹部 CT：右肾囊肿，55 mm×50 mm×48 mm，右侧肾盂及中下盏受压，右肾上盏局限性积液。

术前诊断：右肾囊肿，右肾上盏局限性积液。

行腹膜后入路单孔腹腔镜右侧肾盂旁囊肿去顶术。（图 1 - 5 - 10）

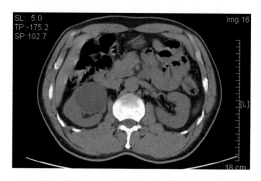

（1）CT 平扫

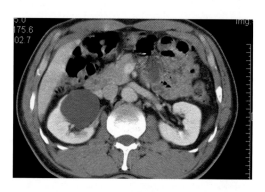

（2）CT 静脉期

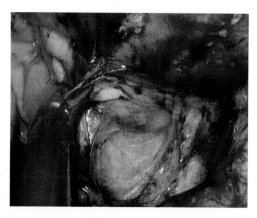

（3）进入后腹腔后，打开肾脂肪囊，
于肾盂旁找到囊肿

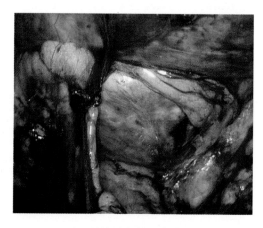

（4）继续游离肾盂旁囊肿

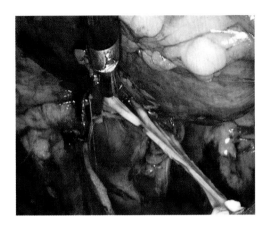

（5）环形剪除囊肿壁 - 1

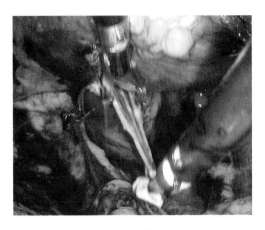

（6）环形剪除囊肿壁 - 2

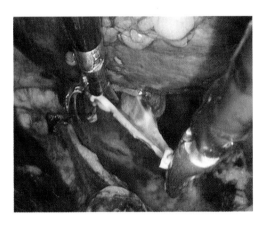

（7）分离钳牵引囊壁，制造张力，
　　环形剪除囊肿壁

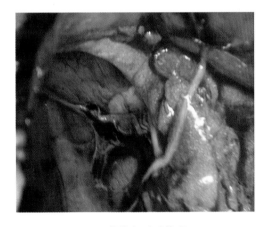

（8）囊肿去顶后外观

图 1 - 5 - 10　腹膜后入路单孔腹腔镜右侧肾盂旁囊肿去顶术

第六章　单孔腹腔镜输尿管切开取石术

🔅 第一节　腹膜后入路单孔腹腔镜右侧输尿管切开取石术

【病例一简介】

女性，48 岁，反复右腰痛半年，再发伴加重 1 天。查体：右肾区叩击痛阳性。KUB：右侧输尿管上段结石。腹部 CT：右输尿管上段结石，右肾中度积水。

术前诊断：右侧输尿管上段结石。

行腹膜后入路单孔腹腔镜右侧输尿管切开取石术。（图 1 - 6 - 1）

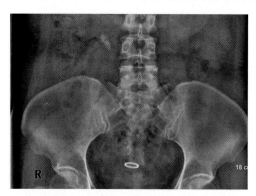

（1）术前 KUB

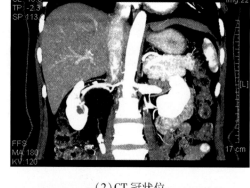

（2）CT 冠状位

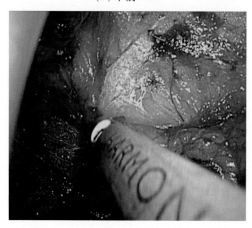

（3）进入腹膜后间隙后，清除腹膜外脂肪

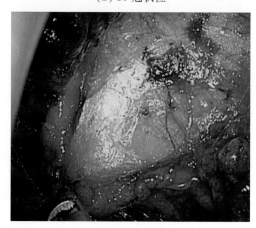

（4）清除腹膜外脂肪

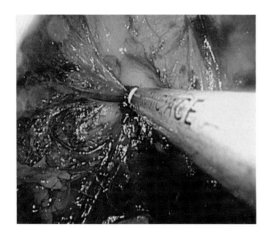

（5）打开 Gerota 筋膜

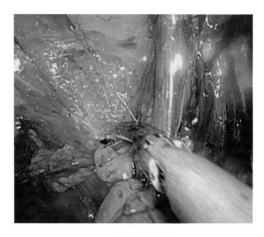

（6）分离肾周脂肪

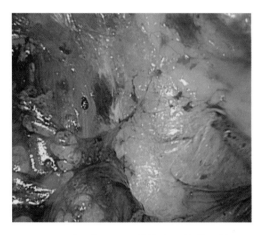

（7）显露腰大肌，于其前方寻找输尿管

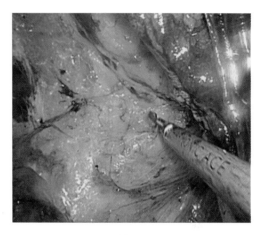

（8）双手交叉操作，继续寻找输尿管

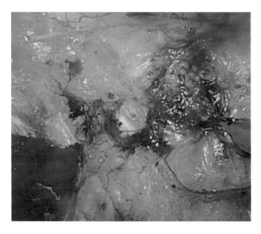

（9）继续寻找输尿管

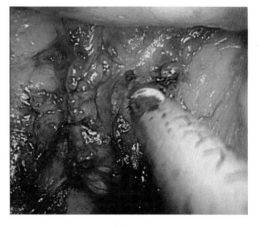

（10）找到输尿管

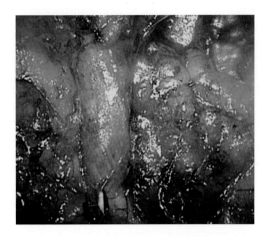

（11）充分游离结石部位输尿管

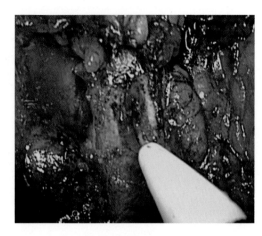

（12）用电钩纵行切开输尿管

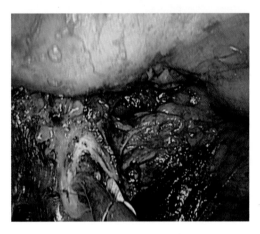

（13）取出结石

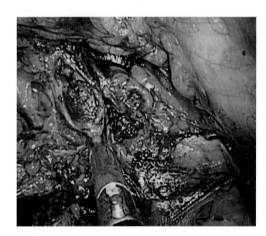

（14）挤压切口远端输尿管，
促使结石从切口挤出

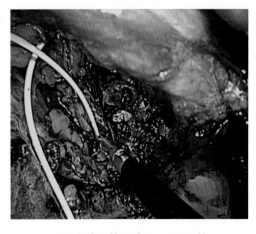

（15）向输尿管远端置入双"J"管

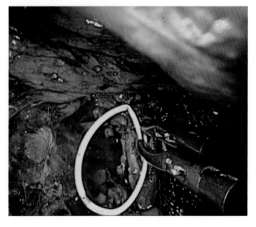

（16）向输尿管近端置入双"J"管

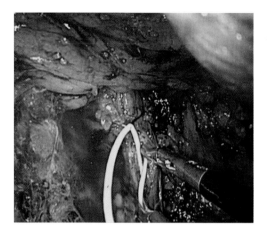

（17）双手协作，置入双"J"管

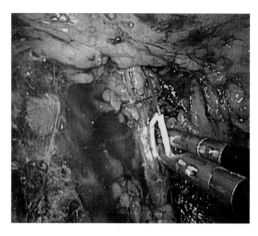

（18）继续放管

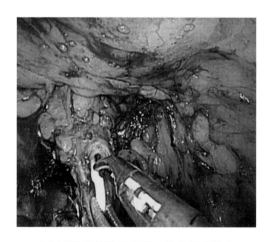

（19）双"J"管放置完毕，准备拔除导芯

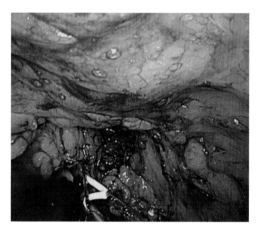

（20）拔除近端导芯

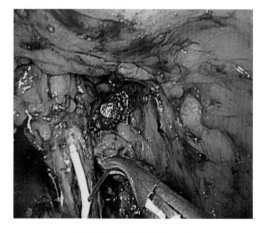

（21）拔除远端导芯－1

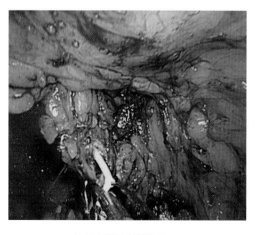

（22）拔除远端导芯－2

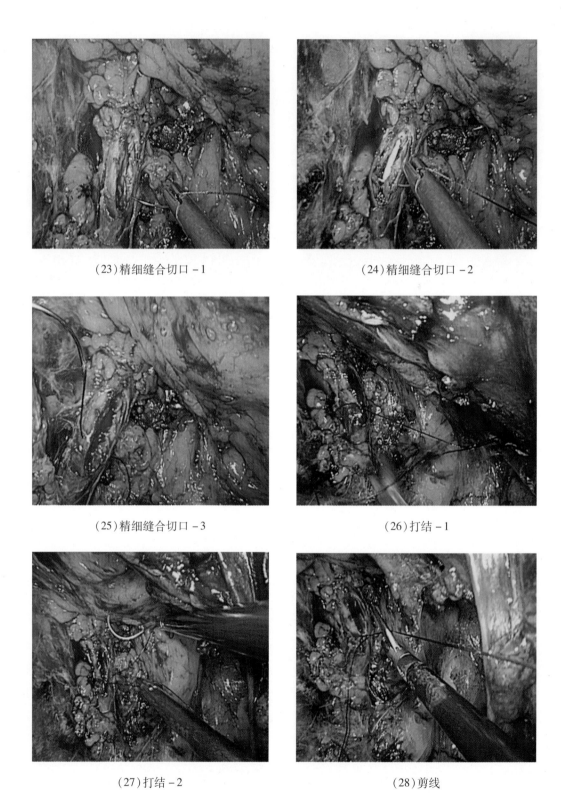

（23）精细缝合切口－1　　　　　　（24）精细缝合切口－2

（25）精细缝合切口－3　　　　　　（26）打结－1

（27）打结－2　　　　　　　　　　（28）剪线

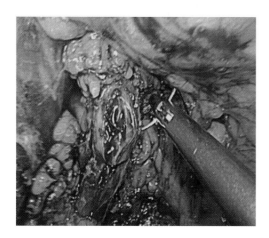

（29）缝第二针

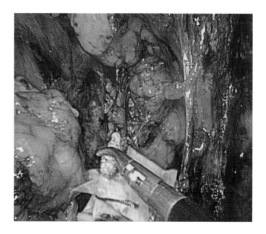

（30）结石置入标本袋

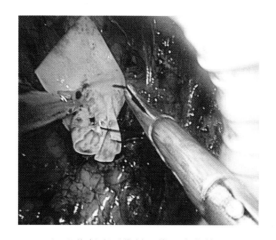

（31）收紧取石袋封口线，取出结石

图1-6-1 腹膜后入路单孔腹腔镜右侧输尿管切开取石术

【病例二简介】

女性，50岁，发现右侧肾结石10年。泌尿系B超：右侧输尿管结石并右肾中度积水；右肾结石。腹部CT：右侧输尿管中段结石并以上段右侧输尿管、右肾重度扩张、积水，右肾小结石。

术前诊断：右侧输尿管上段结石并右侧输尿管、右肾重度扩张、积水。

行腹膜后入路单孔腹腔镜右侧输尿管切开取石术。（图1-6-3）

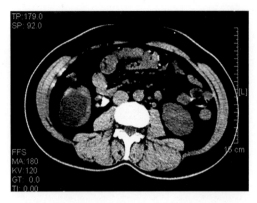

（1）CT 平扫横断面显示右侧输尿管上段结石

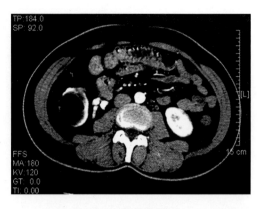

（2）CT 增强横断面

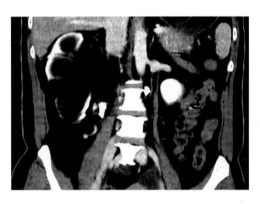

（3）CT 冠状面

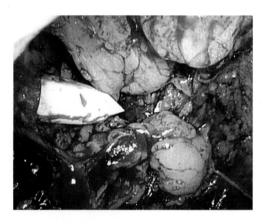

（4）于单孔通道旁加入 5 mm 曲卡

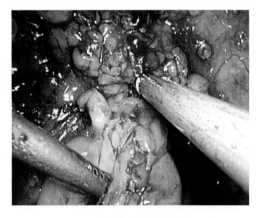

（5）分离腹膜外脂肪

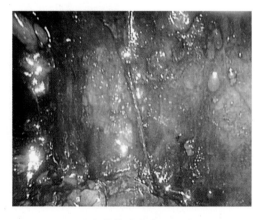

（6）腹膜外脂肪清理干净

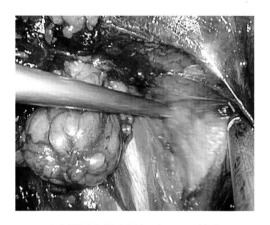

（7）沿腰大肌内侧切开 Gerota 筋膜

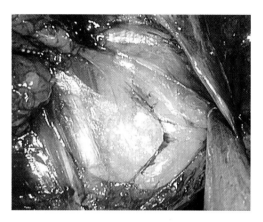

（8）于腰大肌内侧无血管平面寻找输尿管

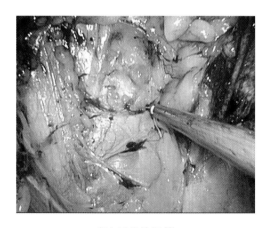

（9）寻找输尿管

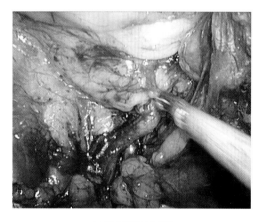

（10）找到输尿管

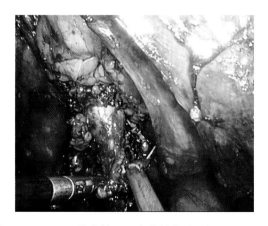

（11）分离结石上方炎性粘连组织

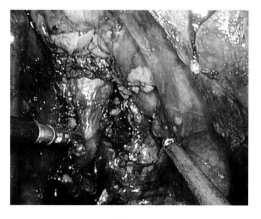

（12）显露结石所在部位

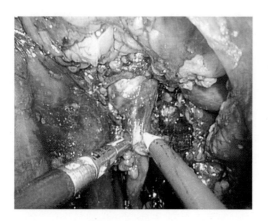

（13）用电刀切开结石上方输尿管段

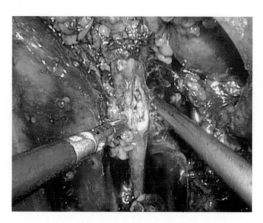

（14）切开至结石表面

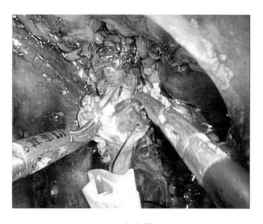

（15）取出结石

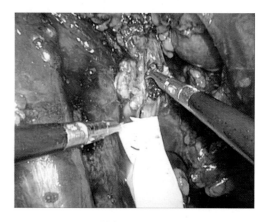

（16）以拾物袋妥善收纳结石

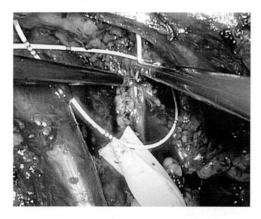

（17）将带芯的4.7F双"J"管置入输尿管远端

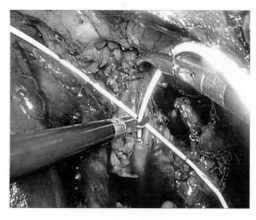

（18）双手分离钳协助置管

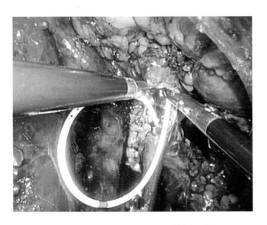

（19）将双"J"管置入近端输尿管

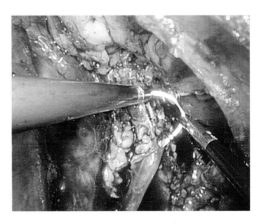

（20）双手分离钳协作置管

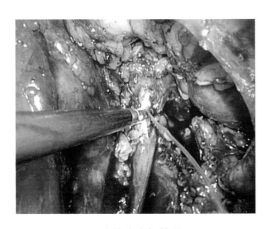

（21）拔出支架管芯

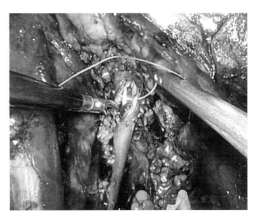

（22）以3-0微荞线精细缝合输尿管切口

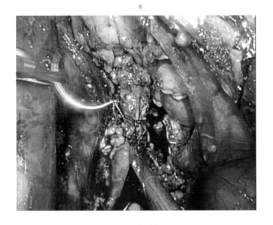

（23）打结

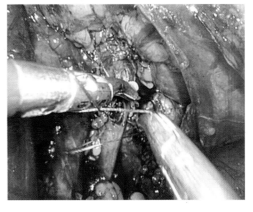

（24）双手器械协作

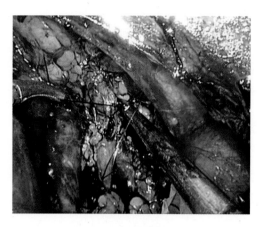

（25）打紧线结

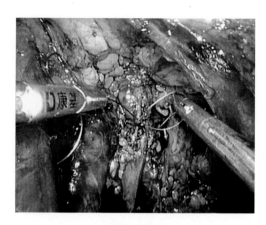

（26）间断缝合输尿管

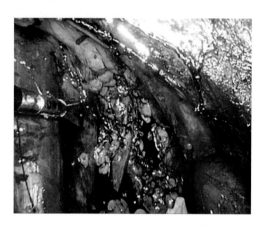

（27）输尿管创面缝合妥善

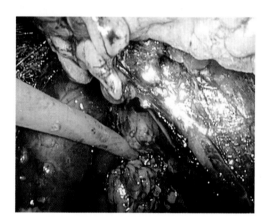

（28）腹膜后腔置入引流管

图 1 - 6 - 3　腹膜后入路单孔腹腔镜右侧输尿管切开取石术

◎ 第二节　腹膜后入路单孔腹腔镜左侧输尿管切开取石术

【病例简介】

男性，37 岁，体检发现左输尿管结石 2 月。泌尿系彩超：左输尿管上段结石并左肾积液。腹部平片：左输尿管上段结石。腹部 CT：左输尿管上段结石，大小约18 mm × 12 mm × 9 mm，左输尿管上段及左肾盂积水，左肾功能减退。

术前诊断：左输尿管上段结石并左肾积水。（图 1 - 6 - 2）

行腹膜后入路单孔腹腔镜左侧输尿管切开取石术。

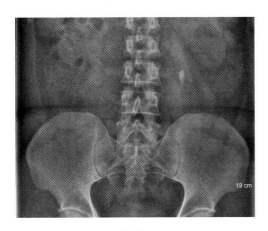

（1）术前 KUB

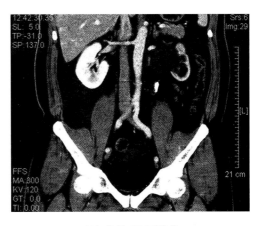

（2）术前 CT 冠状位

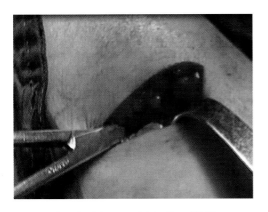

（3）取腰部小切口，直视下切开肌层 - 1

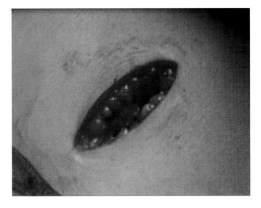

（4）取腰部小切口，直视下切开肌层 - 2

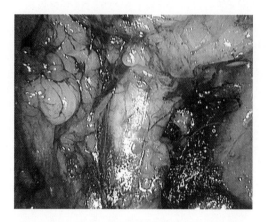

（5）显露结石部位输尿管

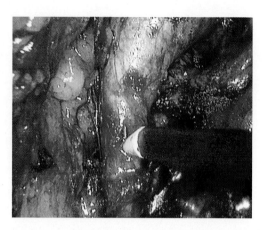

（6）电凝钩在结石上方切开输尿管

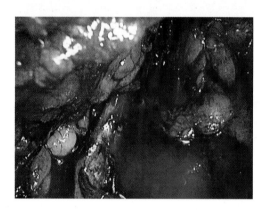

（7）取出结石－1

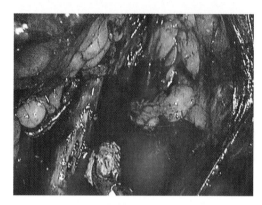

（8）取出结石－2

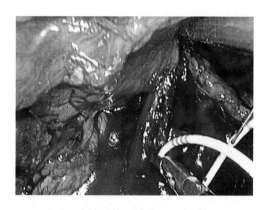

（9）向输尿管远端放置双"J"管

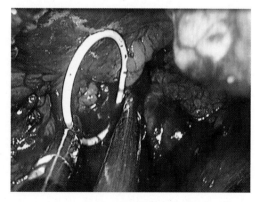

（10）向输尿管近端放置双"J"管

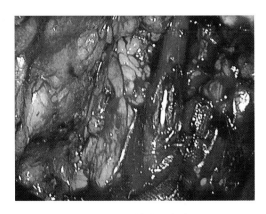

（11）双"J"管放置完毕

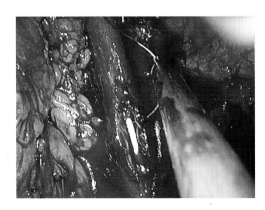

（12）间断缝合输尿管切口

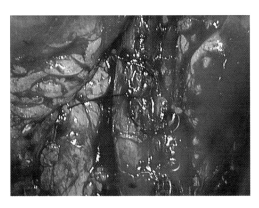

（13）输尿管切口缝合后形态 - 1

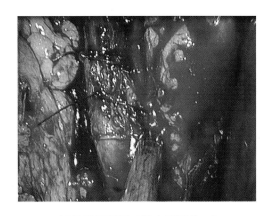

（14）输尿管切口缝合后形态 - 2

图 1 - 6 - 2　腹膜后入路单孔腹腔镜左侧输尿管切开取石术

第三节　经腹入路单孔腹腔镜左侧输尿管切开取石术

【病例简介】

女性，56 岁，左腰酸胀不适 2 年余。KUB：左输尿管上段结石，大小约为 16 mm × 12 mm × 10 mm。腹部 CT：左输尿管上段结石，并左肾、输尿管重度梗阻性积水。核素双肾动、静态显像：左肾功能中重度减退，右肾功能正常。

术前诊断：左输尿管上段结石并左肾积水、萎缩；左肾功能不全。

行经腹入路单孔腹腔镜左侧输尿管切开取石术。（图 1 - 6 - 4）

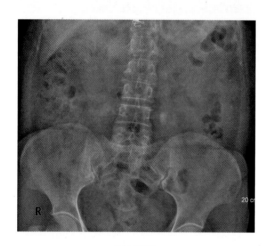

（1）KUB

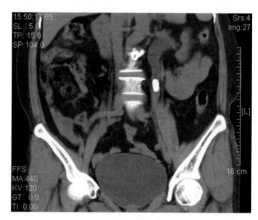

（2）CT 冠状面

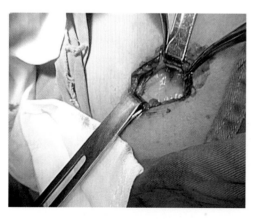

（3）取腹直肌旁小切口

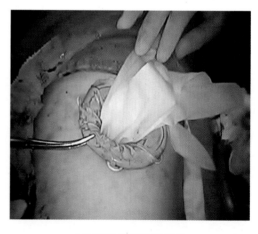

（4）手套自制单孔设备

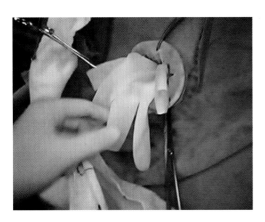

(5)间隔剪去手套末节

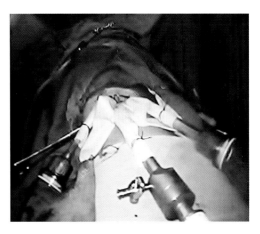

(6)连接曲卡，建立单孔腹腔镜操作通道

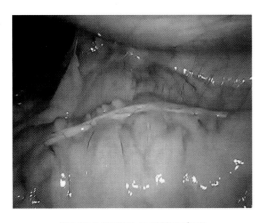

(7)进入腹腔并显露结肠旁沟

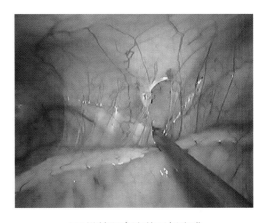

(8)沿结肠旁沟剪开侧腹膜

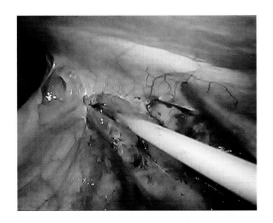

(9)进一步剪开结肠旁沟

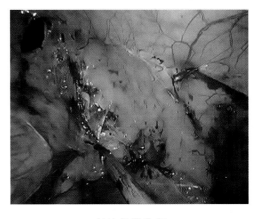

(10)继续分离

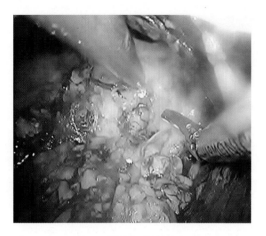

（11）清理腹膜外脂肪

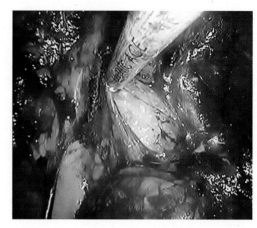

（12）打开肾周筋膜

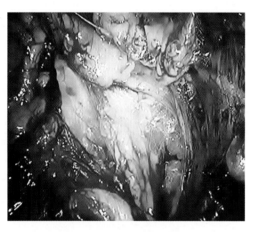

（13）清理肾周脂肪，初步显露肾表面

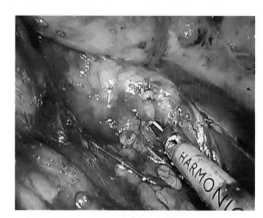

（14）找到输尿管

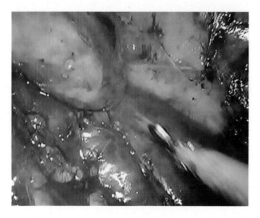

（15）充分显露肾下极

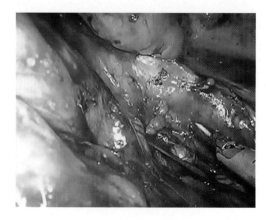

（16）游离输尿管

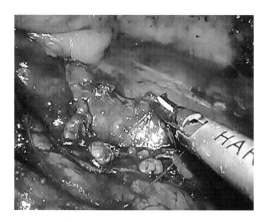

（17）游离输尿管，并找到结石

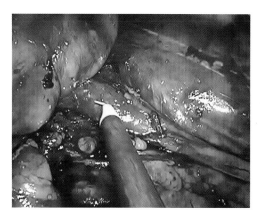

（18）电钩切开输尿管 - 1

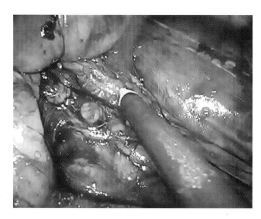

（19）电钩切开输尿管 - 2

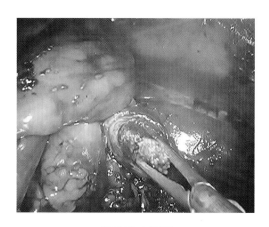

（20）取出结石

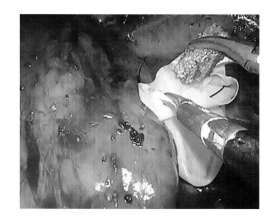

（21）结石标本装袋

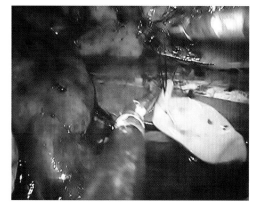

（22）收紧标本袋

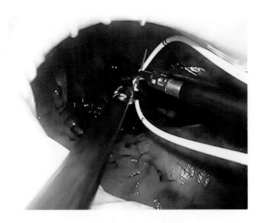

（23）向腹腔送入双"J"管

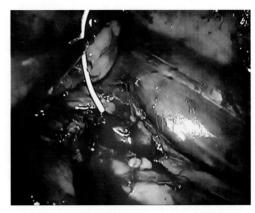

（24）顺行置管

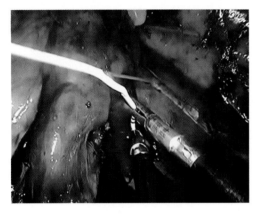

（25）双手接力协作置管

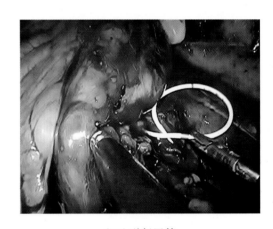

（26）逆行置管

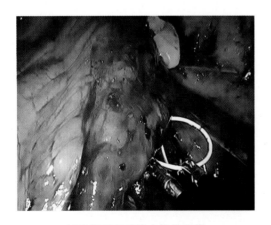

（27）继续双手接力协作置管

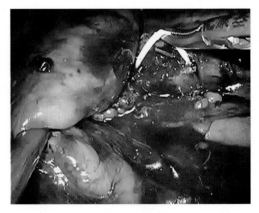

（28）置管完毕

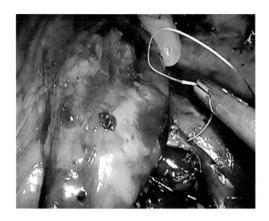

（29）精细缝合输尿管

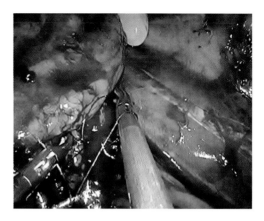

（30）打结

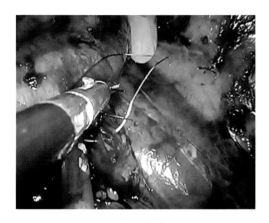

（31）继续缝合输尿管

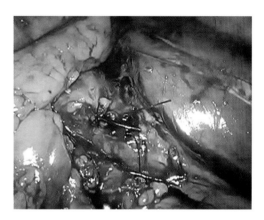

（32）缝合妥善

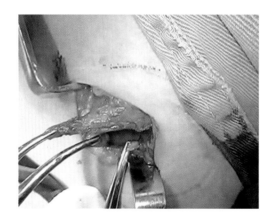

（33）妥善关闭切口

图 1 - 6 - 4　经腹入路单孔腹腔镜左侧输尿管切开取石术

第七章 单孔腹腔镜肾盂输尿管连接部成形术

第一节 腹膜后入路单孔腹腔镜离断性肾盂成形术

【病例简介】

男性，20岁，因"右侧腰腹部疼痛半个月"入院。辅助检查：泌尿系彩超：右肾积液，右输尿管上段扩张。双肾 CTU：右侧肾盂输尿管连接部狭窄，并右肾中重度积液、扩张。核素肾动静态显像：右肾功能轻度减退。肾小球滤过率（GFR）：左肾为54.8 mL/min，右肾为45.1 mL/min（正常值为60 mL/min）。

术前诊断：右侧肾盂输尿管连接部狭窄。

行腹膜后入路单孔腹腔镜离断性肾盂成形术。

术后病理报告：符合肾盂输尿管连接处狭窄改变。（图1-7-1）

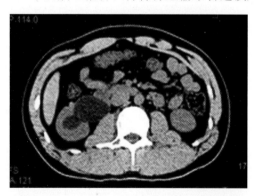

（1）CT平扫

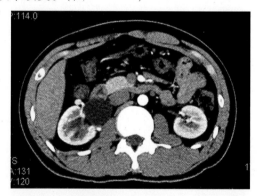

（2）CT增强动脉期

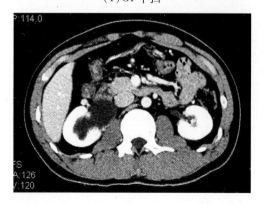

（3）CT增强静脉期

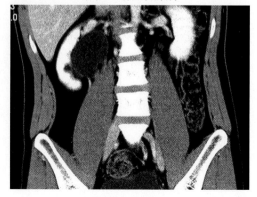

（4）CT冠状面

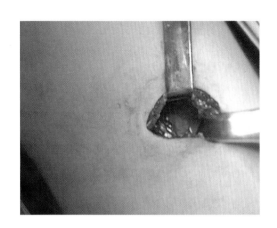

（5）体表切口

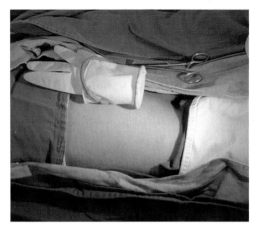

（6）以手套自制单孔操作通道 – 1

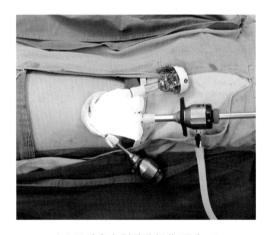

（7）以手套自制单孔操作通道 – 2

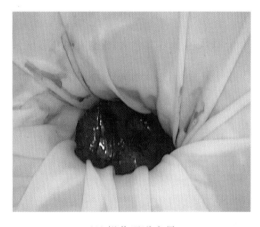

（8）操作通道内景

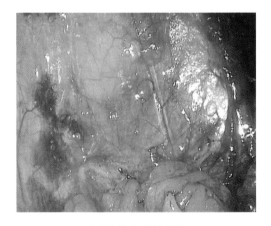

（9）清除腹膜外脂肪

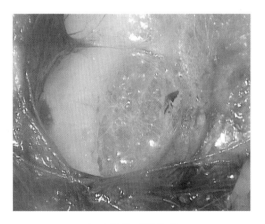

（10）腹膜后操作腔

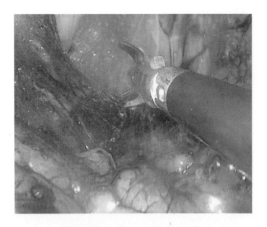

（11）剪开肾筋膜进入腹膜后操作腔

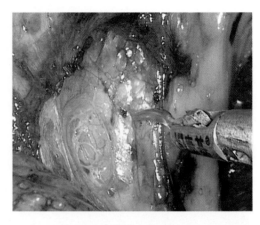

（12）清除扩大肾后间隙

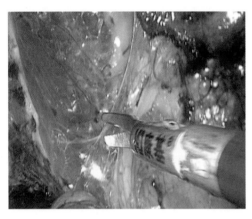

（13）沿腰大肌内侧进入肾后间隙

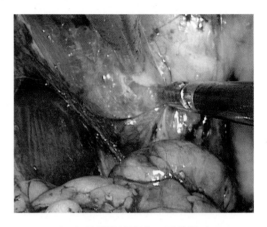

（14）双手器械配合，寻找肾盂

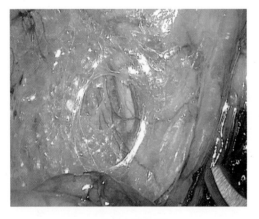

（15）找到输尿管

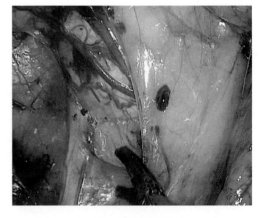

（16）找到输尿管与肾盂

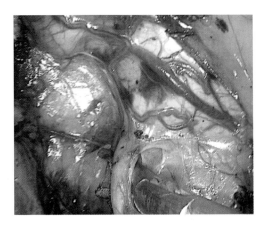

（17）充分游离、显露输尿管与肾盂

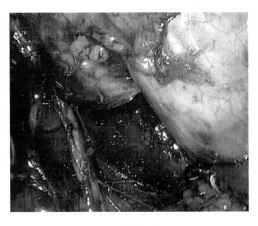

（18）游离肾下极

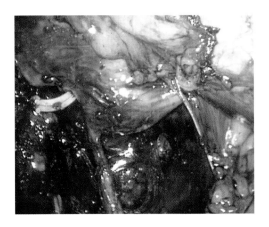

（19）UPJ 狭窄，未见蠕动波

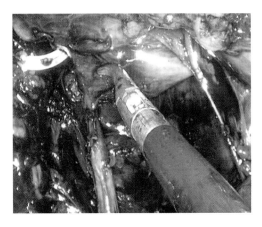

（20）预设计裁剪

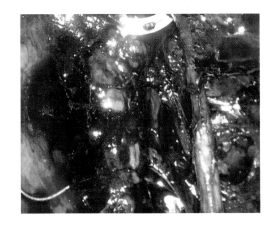

（21）预先置入 3 - 0 可吸收微荞线

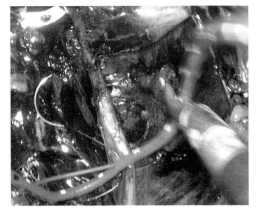

（22）预先置入双"J"管

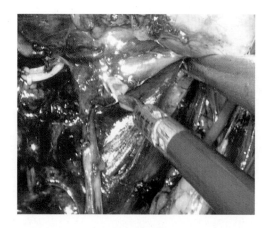

（23）剪出肾盂瓣 – 1

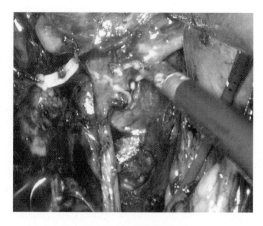

（24）剪出肾盂瓣 – 2

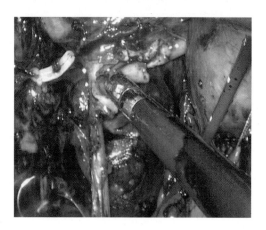

（25）剪除狭窄部位

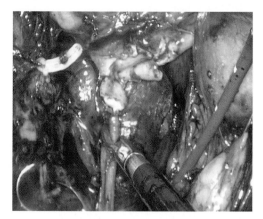

（26）斜行剪除输尿管 – 1

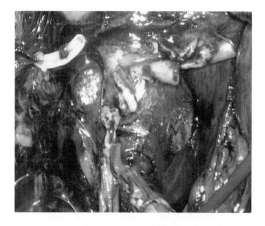

（27）斜行剪除输尿管 – 2

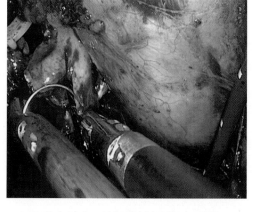

（28）吻合后壁—输尿管与肾盂切口下缘 – 1

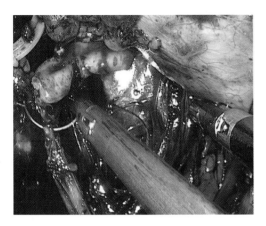

（29）吻合后壁—输尿管与肾盂切口下缘－2

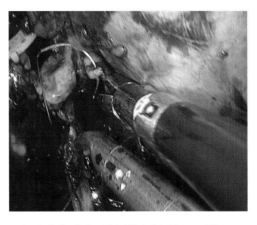

（30）吻合后壁—输尿管与肾盂切口下缘－3

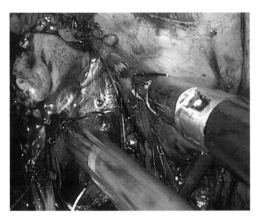

（31）吻合后壁—输尿管与肾盂切口下缘—
拉近靠拢，完成第一针缝合－1

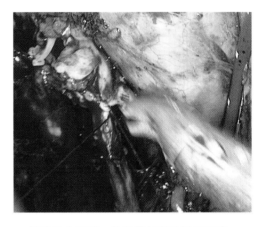

（32）吻合后壁—输尿管与肾盂切口下缘—
拉近靠拢，完成第一针缝合－2

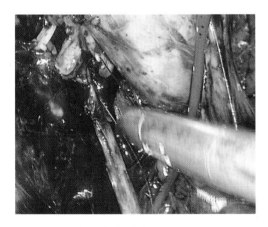

（33）吻合后壁—第二针

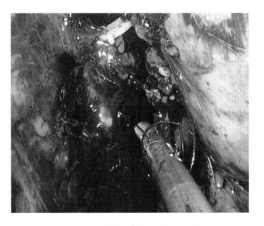

（34）吻合后壁—第二针—打结

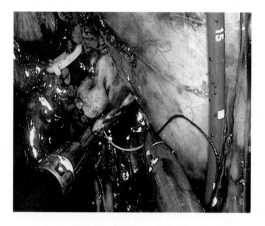

（35）吻合后壁—第三针

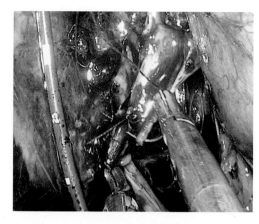

（36）吻合后壁—第四针

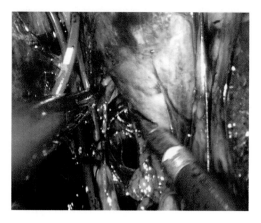

（37）插入双"J"管

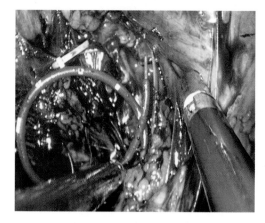

（38）向肾盂插入双"J"管

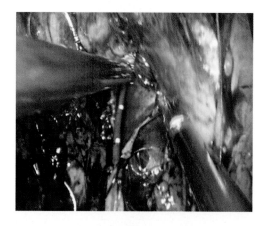

（39）向肾盂插入双"J"管

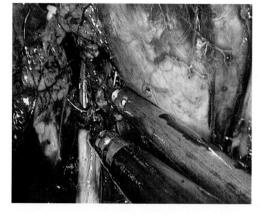

（40）吻合前壁－1

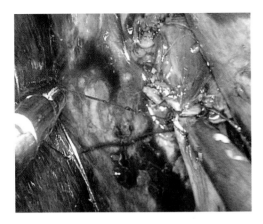

（41）吻合前壁 - 2

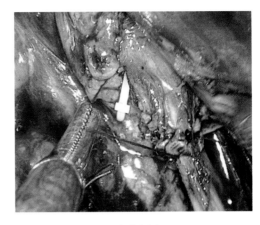

（42）吻合侧壁 - 1

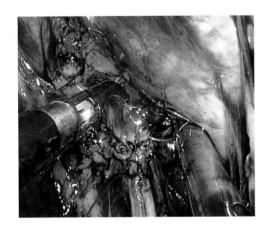

（43）吻合侧壁 - 2

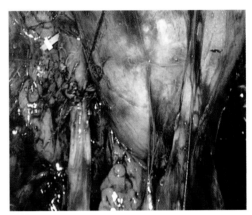

（44）吻合完毕

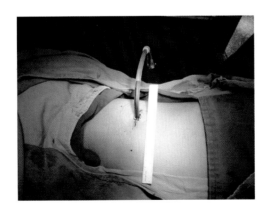

（45）伤口及引流管

图 1 - 7 - 1　腹膜后入路单孔腹腔镜离断性肾盂成形术

第二节　腹膜后入路单孔腹腔镜 UPJ 部异位血管离断 + 输尿管松解术

【病例简介】

男性，22 岁，反复右腰痛 2 月。泌尿系彩超：右肾中重度积水，以上盏为主。双肾 CTU：右肾积水，右肾肾盂输尿管连接部狭窄，右肾功能减退。核素肾动静态显像：右肾功能中度减退，左肾功能正常。

术前诊断：右侧肾盂输尿管连接部狭窄，右肾积水。

行腹膜后入路单孔腹腔镜 UPJ 部异位血管离断 + 输尿管松解术。（图 1 - 7 - 2）

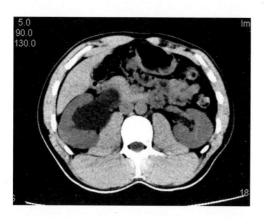

（1）CT 平扫

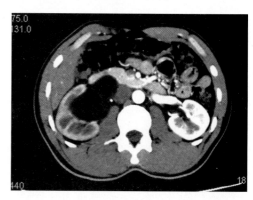

（2）CT 动脉期

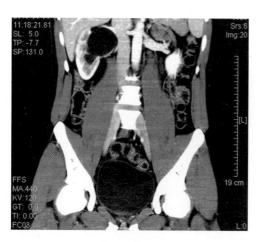

（3）CT 冠状面

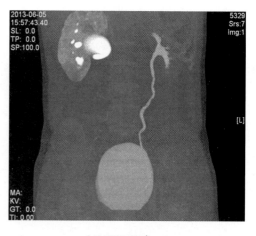

（4）CTU 重建 - 1

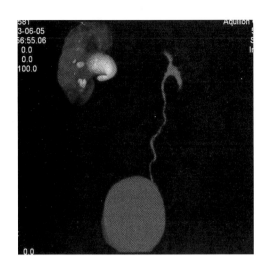

（5）CTU 重建 - 2

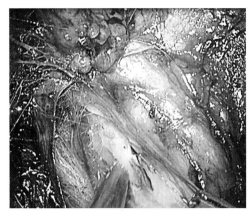

（6）打开 Gerota 筋膜

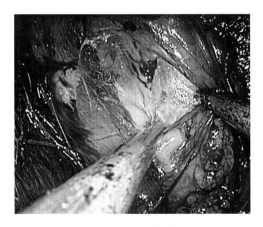

（7）打开肾脂肪囊

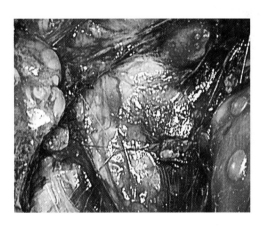

（8）寻找输尿管

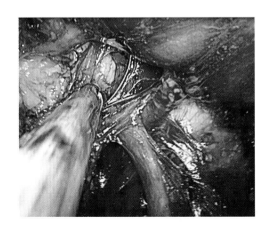

（9）显露肾盂

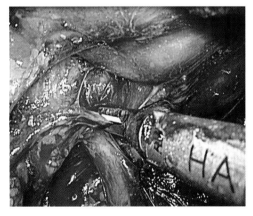

（10）用超声刀切开 UPJ 前方的脂肪

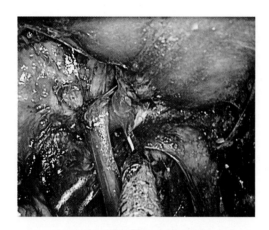

（11）发现异血管压迫肾盂出口

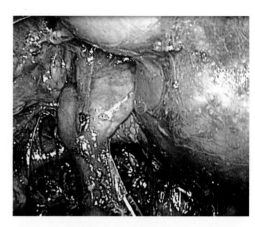

（12）异位血管紧靠肾盂后方

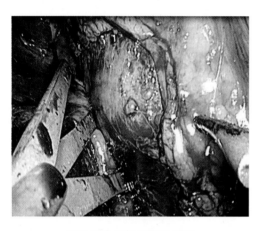

（13）用伞状拉钩协助显露

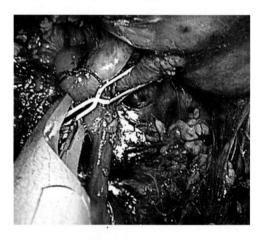

（14）用动脉夹试钳夹异位血管观察肾脏血运变化

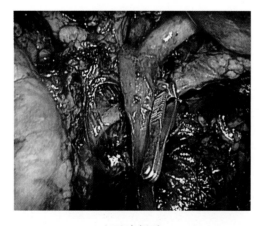

（15）夹闭后

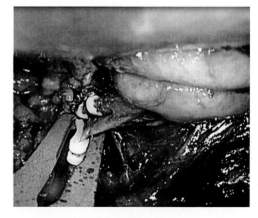

（16）用 Hem-o-lok 夹闭异位血管 –1

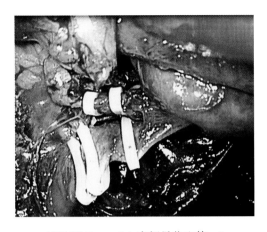

（17）用 Hem-o-lok 夹闭异位血管 -2

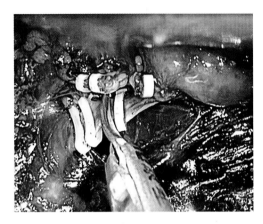

（18）剪断异位血管

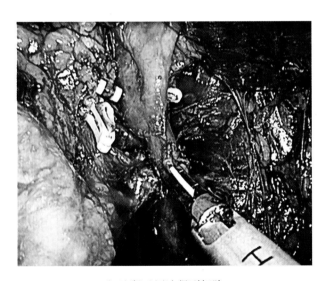

（19）肾盂压迫得到解除

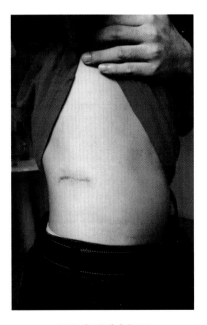

（20）术后手术切口

图 1 - 7 - 2　腹膜后入路单孔腹腔镜 UPJ 部异位血管离断 + 输尿管松解术

第八章　单孔腹腔镜肾蒂淋巴管结扎术

【病例简介】

女性，45 岁，反复排"牛奶样"血性尿半年。

术前诊断：乳糜尿。

行腹膜后入路单孔腹腔镜肾蒂淋巴管结扎术。（图 1 – 8 – 1）

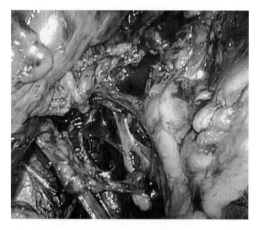

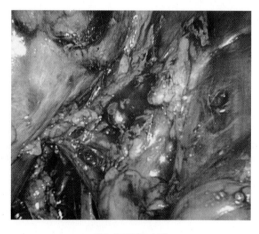

（1）常规建立单孔腹腔镜操作通道后，打开　　　　　　　　　　（2）找到肾动脉
　　　肾周筋膜，沿肾后间隙游离，显露肾门

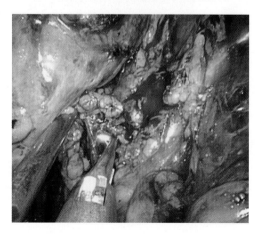

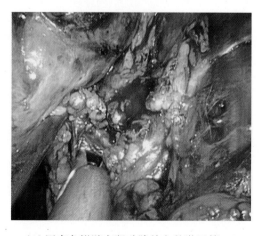

（3）用直角钳游离肾动脉前方的淋巴管 – 1　　　　　　（4）用直角钳游离肾动脉前方的淋巴管 – 2

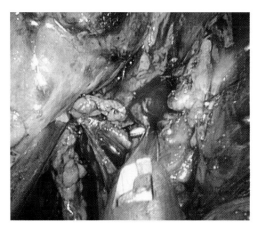

（5）用直角钳游离肾动脉前方的淋巴管 – 3

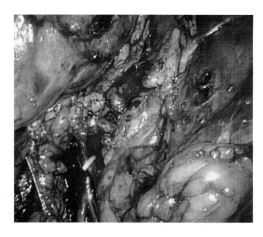

（6）用 Hem-o-lok 夹闭淋巴管并离断 – 1

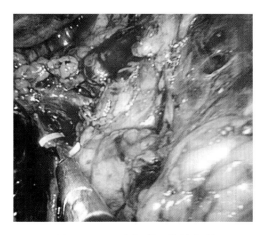

（7）用 Hem-o-lok 夹闭淋巴管并离断 – 2

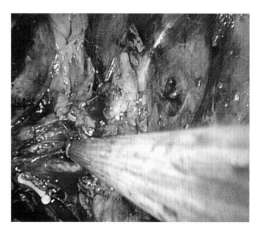

（8）用超声刀游离肾门周围组织细小淋巴管 – 1

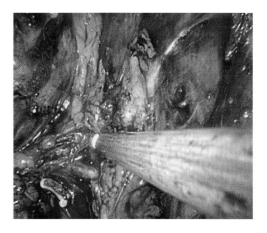

（9）用超声刀游离肾门周围组织细小淋巴管 – 2

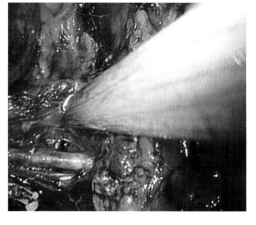

（10）用超声刀游离肾门周围组织
细小淋巴管 – 3

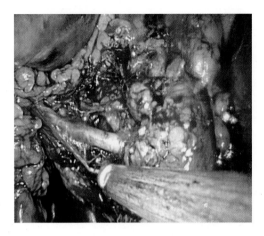

（11）用超声刀游离肾门周围组织
细小淋巴管－4

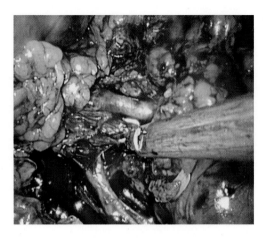

（12）用超声刀游离肾门周围组织
细小淋巴管－5

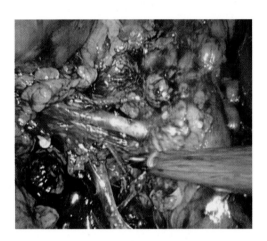

（13）用直角钳游离较大淋巴管－1

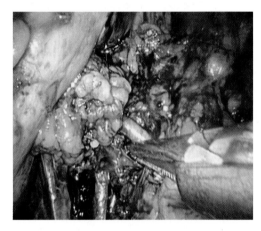

（14）用直角钳游离较大淋巴管－2

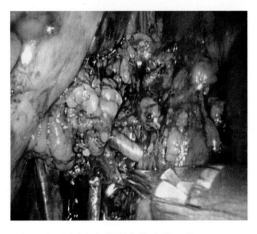

（15）用直角钳游离较大淋巴管－3

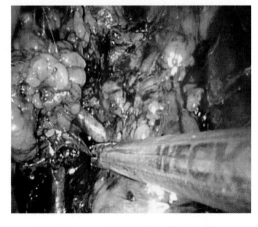

（16）用 Hem-o-lok 夹闭淋巴管并离断－1

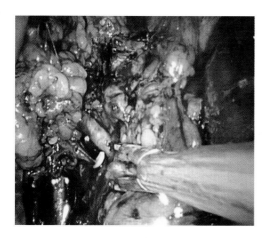

（17）用 Hem-o-lok 夹闭淋巴管并离断 – 2

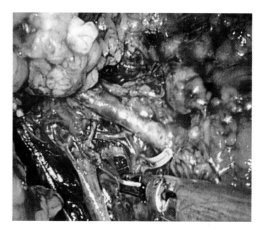

（18）用 Hem-o-lok 夹闭淋巴管并离断 – 3

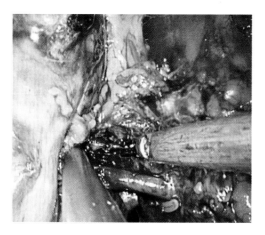

（19）继续游离肾门周围组织

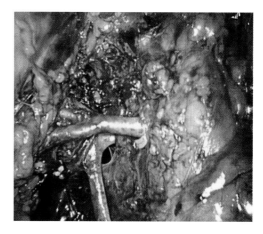

（20）找到肾静脉及生殖静脉，并可见周围
淋巴管游离干净

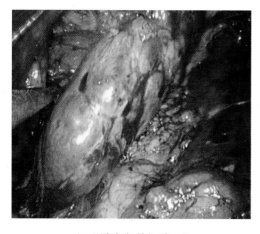

（21）游离肾前间隙 – 1

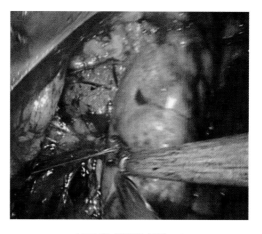

（22）游离肾前间隙 – 2

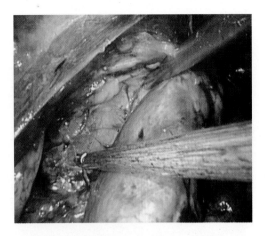

（23）游离肾前间隙 - 3

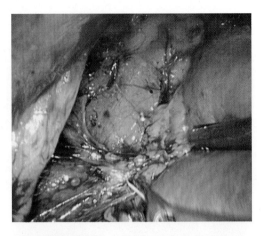

（24）继续游离肾门周围组织及细小淋巴管 - 1

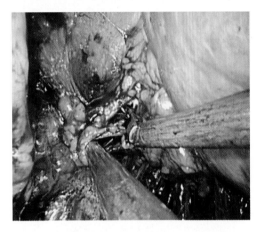

（25）继续游离肾门周围组织及细小淋巴管 - 2

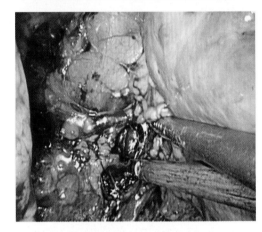

（26）用吸管协助显露，继续游离肾门
周围组织及细小淋巴管

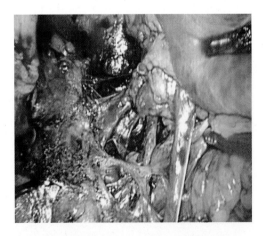

（27）肾门游离完毕，检查肾动静脉及输尿
管无损伤，淋巴管已切断妥善

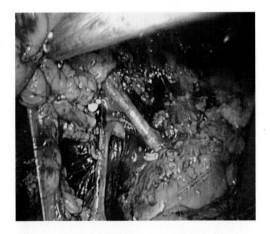

（28）将肾脏翻向腹侧，再次检查肾动静脉
及输尿管无损伤，淋巴管已处理妥善

图 1 - 8 - 1　腹膜后入路单孔腹腔镜肾蒂淋巴管结扎术

第九章　单孔腹腔镜肾盂切开取石术

◎ 腹膜后入路单孔腹腔镜左侧肾盂切开取石术

【病例一简介】

男性，45岁，反复左腰痛3月余，发现双肾结石并左肾积水1月。KUB：左盂管交界处结石。腹部CT：左侧肾盂输尿管交界处结石，大小约为22 mm×17 mm×20 mm，并左肾积水。

术前诊断：左侧肾盂输尿管交界处结石并左肾积水。

行腹膜后入路单孔腹腔镜左侧肾盂切开取石术。（图1-9-1）

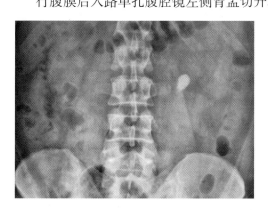

（1）术前KUB

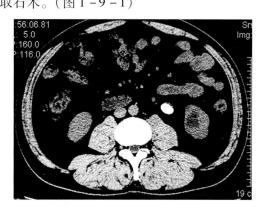

（2）术前CT平扫

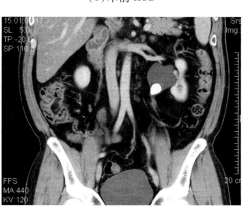

（3）术前CT冠状面

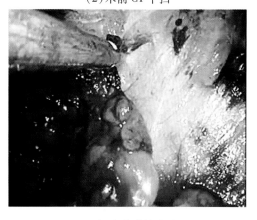

（4）切除腹膜外脂肪

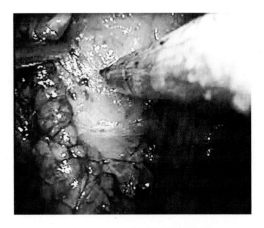

（5）切开 Gerota 筋膜及肾脂肪囊

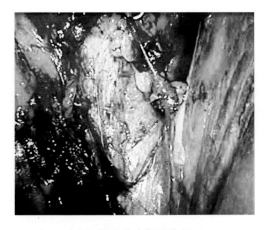

（6）于肾脏前内侧寻找肾盂

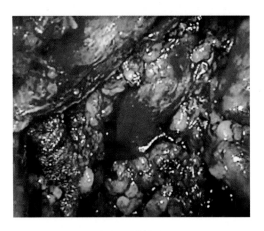

（7）显露肾盂

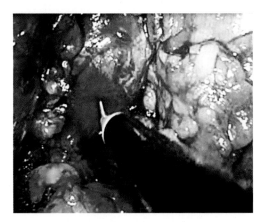

（8）用电钩在结石上方切开肾盂

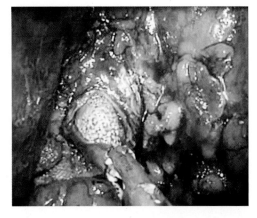

（9）取出结石

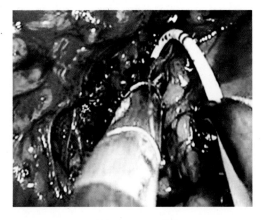

（10）顺行置入双"J"管 - 1

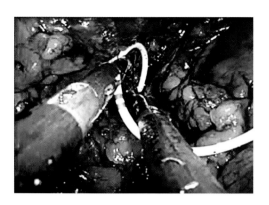

（11）顺行置入双"J"管 – 2

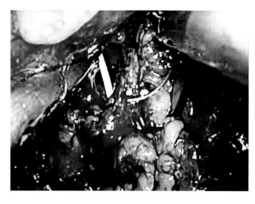

（12）缝合肾盂切口 – 1

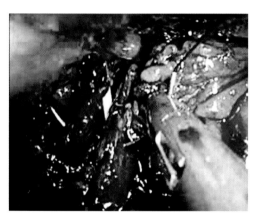

（13）缝合肾盂切口 – 2

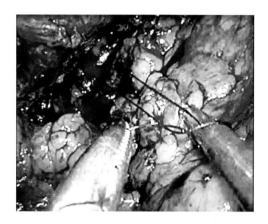

（14）打结

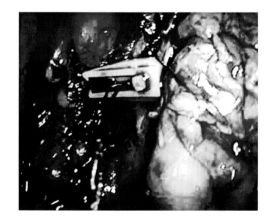

（15）以可降解的线夹固定线尾，减少学习
　　曲线期间的打结操作困难

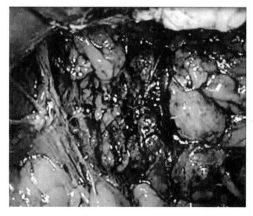

（16）缝合后肾盂无漏尿

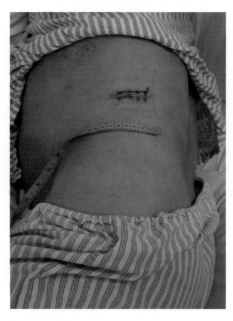

(17)术后切口

图1-9-1　腹膜后入路单孔腹腔镜左侧肾盂切开取石术

【病例二简介】

男性，51岁，左腰痛半年余。腹部CT：左肾盂管交界处结石，最大约为22 mm×15 mm×20 mm，左侧肾盂肾盏中度积水，右肾萎缩，双肾功能不全。

术前诊断：左肾盂结石。

行腹膜后入路单孔腹腔镜左侧肾盂切开取石术。（图1-9-2）

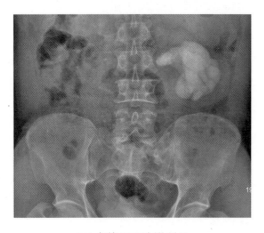

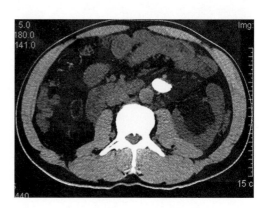

(1)术前IVU造影所见　　　　　　　(2)术前CT平扫横断面

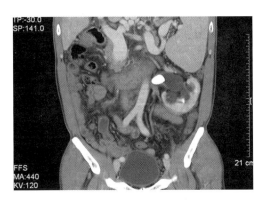

（3）术前 CT 冠状面

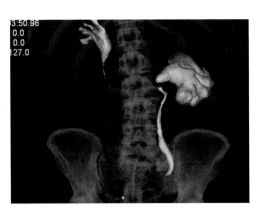

（4）CTU 重建

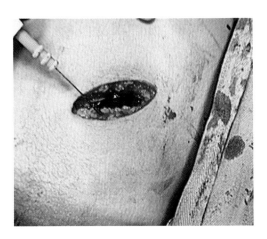

（5）取腰部小切口，逐层切开皮肤、皮下、肌层

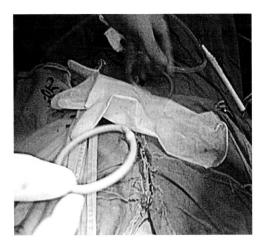

（6）手套自制单孔腹腔镜操作通道

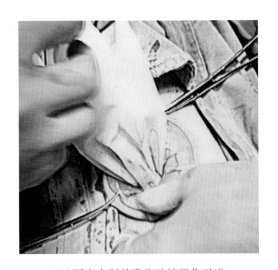

（7）固定自制单孔腹腔镜操作通道

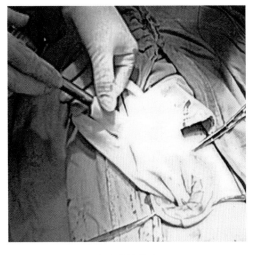

（8）连接曲卡

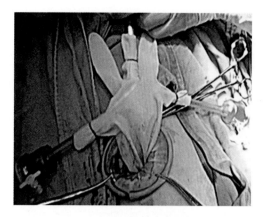

（9）建立气腹，扩张腹膜后腔

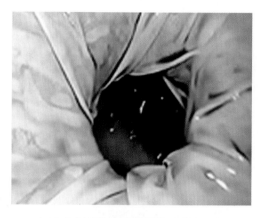

（10）自制单孔腹腔镜操作通道内面观

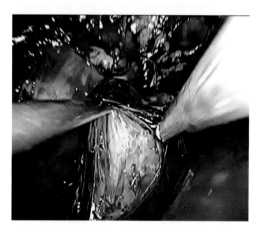

（11）进入腹膜后间隙，找到输尿管

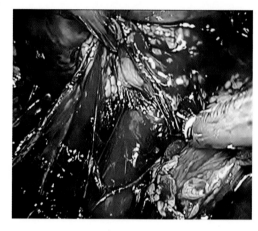

（12）找到输尿管，并向上游离至肾盂

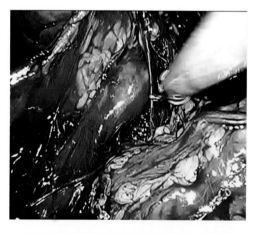

（13）找到肾盂输尿管连接部结石所在位置

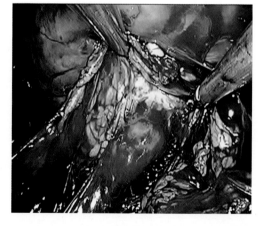

（14）分离肾盂脂肪

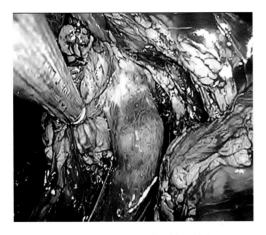

（15）充分显露肾盂输尿管连接部

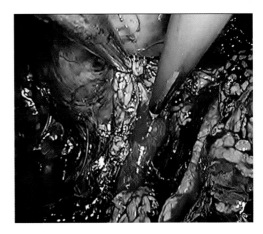

（16）用电钩于结石上方纵行切开肾盂

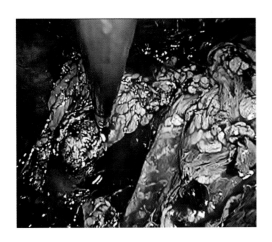

（17）取出结石 - 1

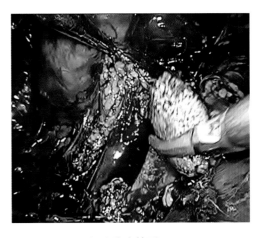

（18）取出结石 - 2

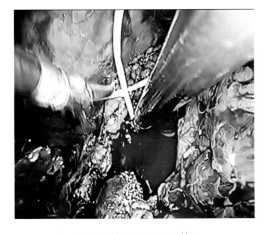

（19）顺行置入双"J"管

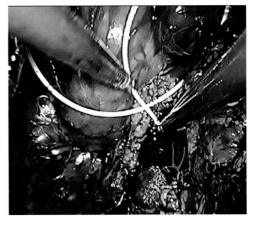

（20）两手器械协作，继续置入双"J"管

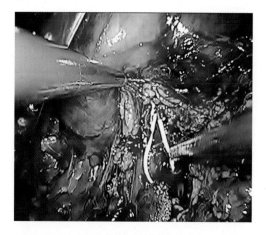

（21）向肾盂近端置管

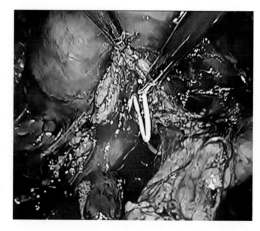

（22）继续向近端置管

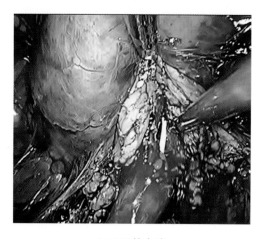

（23）置管完毕

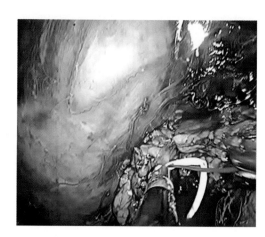

（24）拔出支撑管芯

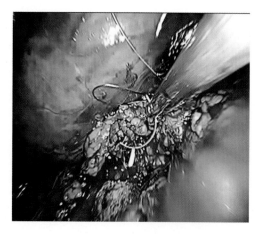

（25）以3-0微荞线间断缝合切口

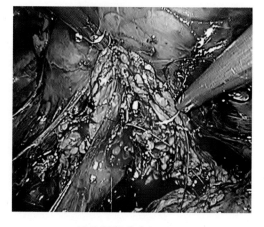

（26）间断缝合切口-1

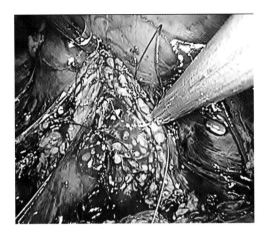

(27)间断缝合切口 – 2

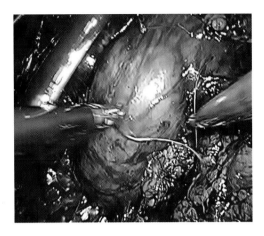

(28)缝线，打结

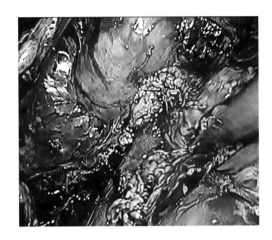

(29)缝合完毕

图 1 – 9 – 2　腹膜后入路单孔腹腔镜左侧肾盂切开取石术

第十章 单孔腹腔镜前列腺癌根治术

【病例简介】

男性，73岁，前列腺电切术后2年，发现前列腺特异性抗原（PSA）升高半年。PSA两项：总 PSA 15.0 ng/mL，游离 PSA：1.2 ng/mL。盆腔 MR：前列腺癌电切术后改变，前列腺左侧外周带病灶，16 mm×14 mm，考虑为前列腺癌。穿刺病理：送检前列腺"结节"、"左侧叶"及"右侧叶"穿刺组织数小条，均为中～低分化腺癌（Gleason 评分：4＋3＝7分）。

术前诊断：前列腺癌。

行经腹入路单孔腹腔镜前列腺癌根治术。（图 1－10－1）

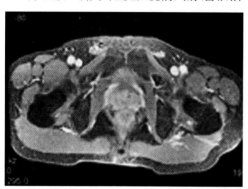

（1）T2 横断面

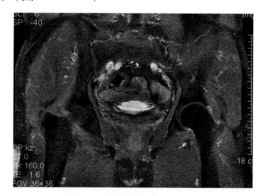

（2）T1 冠状位

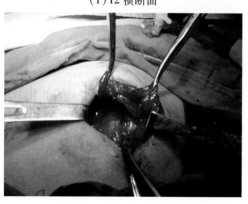

（3）取脐部小切口，逐层切开皮肤、
皮下组织、腹直肌鞘及腹膜

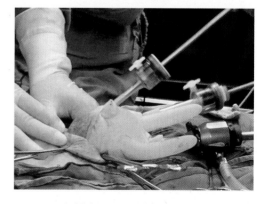

（4）自制单孔腹腔镜操作通道及外观

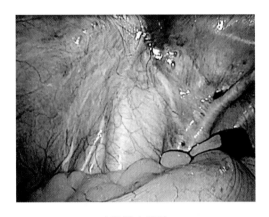

（5）进入腹腔

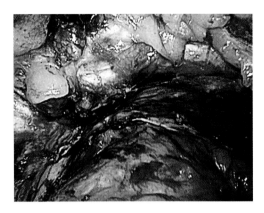

（6）游离耻骨后间隙

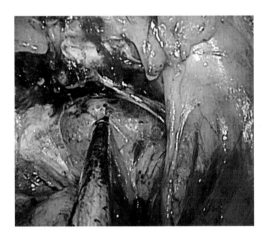

（7）继续向下游离耻骨后间隙

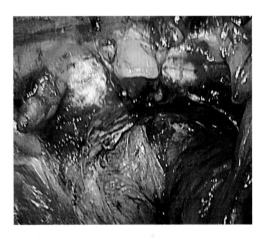

（8）向下游离左侧耻骨后间隙

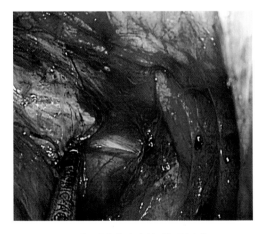

（9）向下游离右侧耻骨后间隙

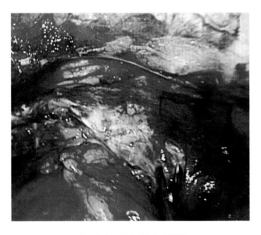

（10）打开右侧盆筋膜

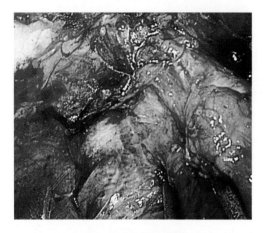

（11）显露左侧盆筋膜

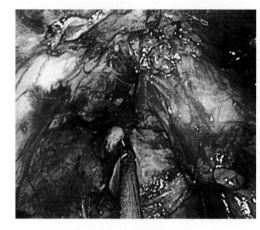

（12）打开左侧盆筋膜－1

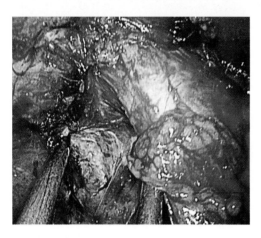

（13）打开左侧盆筋膜－2

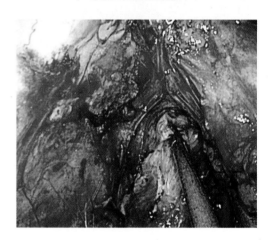

（14）打开左侧盆筋膜－3

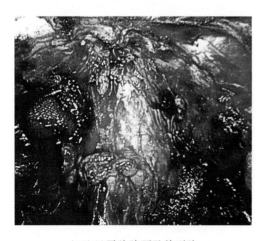

（15）显露膀胱颈及前列腺

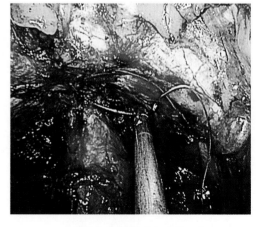

（16）缝合背深静脉复合体－1

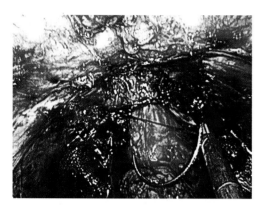

（17）缝合背深静脉复合体－2

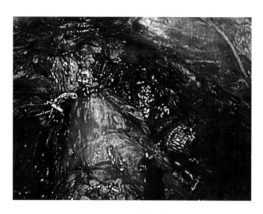

（18）缝合完毕

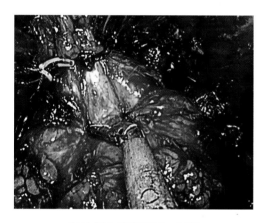

（19）探查膀胱颈部，判断
前列腺与膀胱交界处

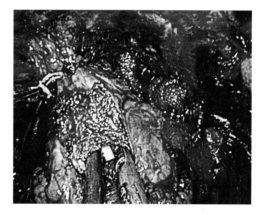

（20）沿前列腺与膀胱交界
处打开膀胱颈，显露尿管

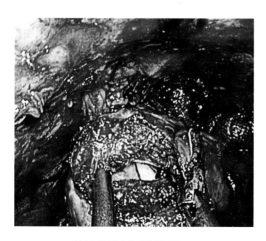

（21）继续切开膀胱颈－1

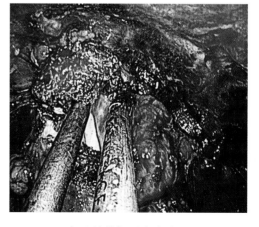

（22）继续切开膀胱颈－2

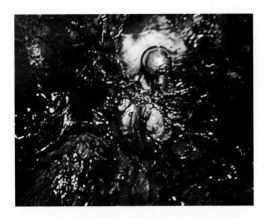

（23）运用尿道探子明确前列腺位置及界限

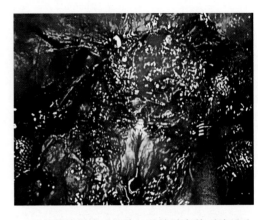

（24）判断前列腺后间隙，继续游离前列腺后壁

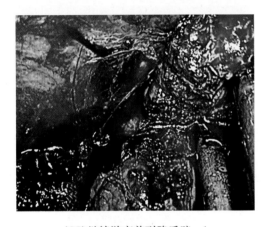

（25）继续游离前列腺后壁－1

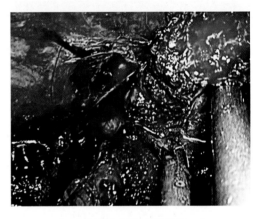

（26）继续游离前列腺后壁－2

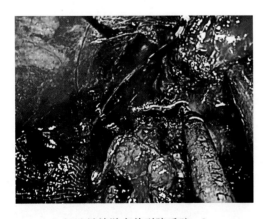

（27）继续游离前列腺后壁－3

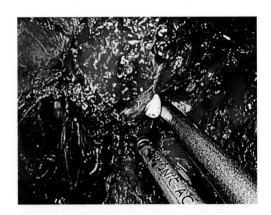

（28）前列腺后壁游离完毕

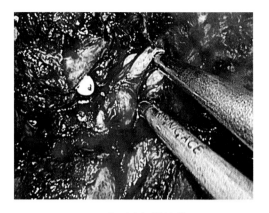

（29）找到右侧输精管

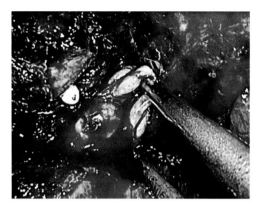

（30）游离右侧输精管并离断

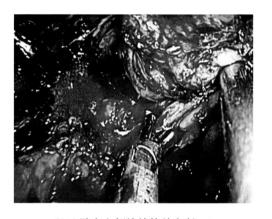

（31）游离左侧输精管并离断 – 1

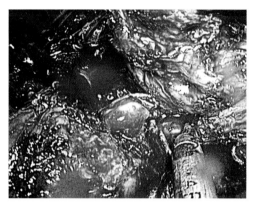

（32）游离左侧输精管并离断 – 2

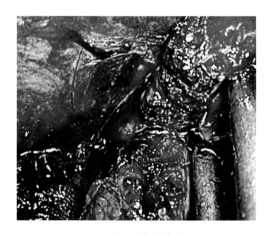

（33）打开狄氏筋膜

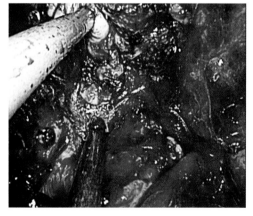

（34）进一步向下游离

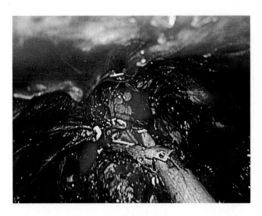

（35）切断尿道

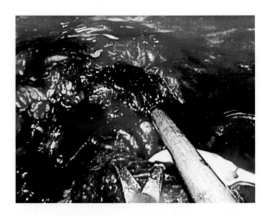

（36）以尿管牵引逆行切除前列腺 – 1

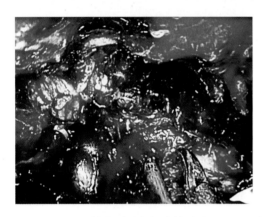

（37）以尿管牵引逆行切除前列腺 – 2

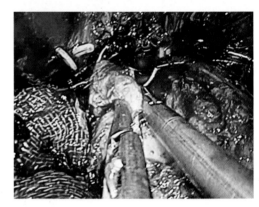

（38）切下前列腺后，行膀胱尿道吻合，首先缝合膀胱颈后壁与尿道 6 点钟位置

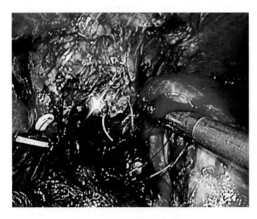

（39）膀胱右侧壁与尿道 3 点钟位置缝合

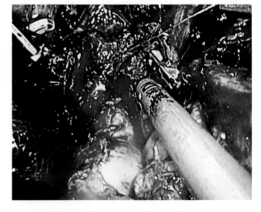

（40）膀胱左侧壁与尿道 9 点钟位置缝合 – 1

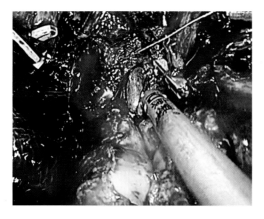

（41）膀胱左侧壁与尿道 9 点钟位置缝合 - 2

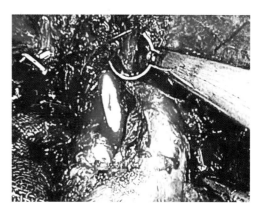

（42）置入尿管，帮助寻找进针位置

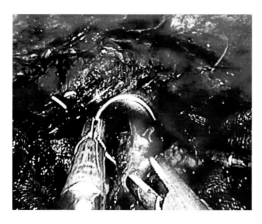

（43）左手持针，调整缝针方向

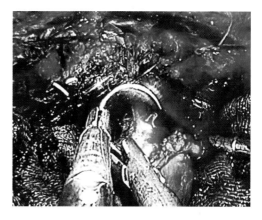

（44）左手协助调整右手的持针方向

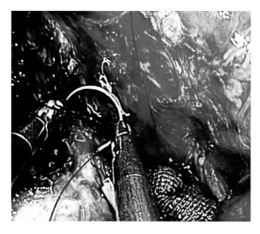

（45）缝合膀胱颈前壁，注意持针方向

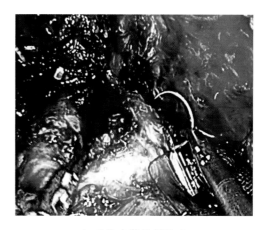

（46）缝合膀胱颈前壁

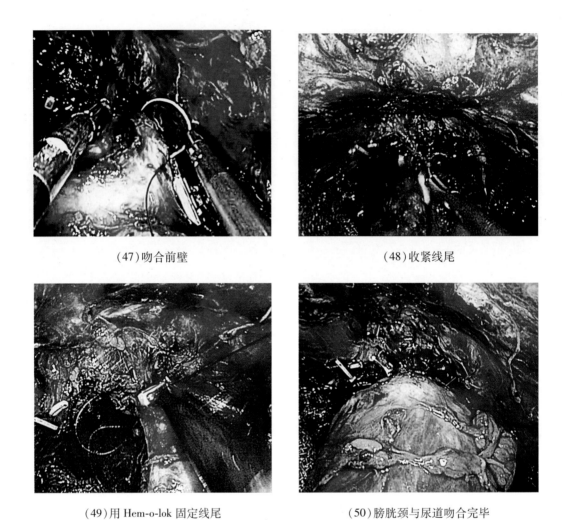

(47)吻合前壁

(48)收紧线尾

(49)用 Hem-o-lok 固定线尾

(50)膀胱颈与尿道吻合完毕

图 1-10-1　经腹入路单孔腹腔镜前列腺癌根治术

[附一]前列腺癌治疗进展

前列腺癌的治疗方法有多种，根据治疗的目的，可分为治愈性治疗和姑息性治疗两大类。姑息性治疗是指减缓肿瘤进展和缓解肿瘤相关症状。

（一）外科手术

外科手术是目前最常用的治愈性治疗方法，前列腺癌根治术可把前列腺根治性切除，分为腹腔镜术式和传统开放术式两种。

（二）放射性粒子种植治疗（近距离放射）

该法是将放射性粒子经过皮肤种植到前列腺中，通过近距离放射线对前列腺癌杀伤，也是前列腺癌的治愈性方法之一。

（三）体外适型放射治疗

该法是一种将外照射治疗应用于前列腺癌的新方法，可减少传统体外放射治疗的不良反应，提高治疗效果。

（四）冷冻治疗

该法是一种微创治疗手段。在超声引导下，将探针通过皮肤植入前列腺中，然后将液氮注入探针以冷冻杀死肿瘤细胞。目前，冷冻治疗常作为外照射治疗后无效的前列腺癌患者的二线治疗。

（五）高能聚焦超声治疗和组织内肿瘤射频消融

高能聚焦超声治疗是以 1～4 MHz 的低频、高能的超声波，通过聚焦的方式直接作用于前列腺癌病灶，使局部肿瘤组织发生凝固坏死。射频消融作为一种透热疗法，利用针状电极对肿瘤用射频进行消融，可产生 60～100 ℃高温，使肿瘤凝固坏死。

（六）内分泌治疗

该法是一种姑息性治疗手段，包括口服抗雄药物、注射 LHRH 激动剂等。双侧睾丸切除，可暂时控制前列腺癌的进展，延缓癌细胞的生长。

1. 前列腺癌激素治疗的分类

根据不同的治疗目的，可分为 3 类。

（1）对晚期、转移的前列腺癌，通过激素治疗减轻症状、改善生活质量，称为缓解治疗。

（2）对前列腺癌根治术或放疗后的患者，为了治疗残留肿瘤以及预防复发进行激素治疗，称为辅助治疗

（3）对一些较早期的前列腺癌患者，可以通过激素治疗缩小肿瘤体积、降低肿瘤分期，使其适合进行治愈性的治疗，即前列腺癌根治术或者放疗，称为新辅助治疗。

就治疗方式而言，前列腺癌的激素治疗也可分为 3 类，即去势治疗、抗雄激素治疗以及两者的联合，即全雄阻断治疗。

2. 各种激素治疗及其效果比较

（1）去势治疗。可分为手术去势和药物去势，前者即睾丸切除术，后者包括雌激素和黄体生成素释放激素类似物（LHRH-a）等两类药物的应用。去势治疗的根本目的在于使血清中睾酮浓度达到去势水平，即基线值的 5%～10% 以下。其副作用包括性欲降低、勃起功能障碍等；远期的副作用还包括精力下降、骨质疏松、肌肉萎缩、贫血等。而前物去势具有美观、心理创伤小等优点。

与手术去势相比，药物去势最大的优点在于其可逆性，其临床意义有 3 点：①间断雄激素剥夺治疗可以延缓前列腺癌非激素依赖性的产生。②间歇用药可以减少去势治疗的副作用，改善生活质量。③药物去势可用于前列腺癌手术及放疗前的新辅助治疗。

己烯雌酚（DES）主要通过抑制垂体分泌 LH 达到去势效果，以 3 mg/d 的剂量应用 DES 后 21～60 天，睾酮可以达到去势水平，主要副作用为心血管并发症。

LHRH-a 类药物结构与 LHRH 相似，能够与垂体上的 LHRH 受体结合并发生持续作用，在用药早期（1 周），LHRH-a 与垂体细胞结合后，首先导致黄体生成素分泌增加，后者刺激睾丸产生睾酮，这将导致病灶一过性的加速反应（flare phenomenon），这种加速反应可通过服用抗雄激素药物预防。但在 LHRH-a 的持续使用下，将导致 LHRH 受体耗竭，从而在用药 2～3 周时完全抑制睾丸释放睾酮。临床研究表明，在睾酮抑制、存活率以及治疗相关不良事件方面，LHRH-a 与睾丸切除术并无差异，提示 LHRH-a 可以代替睾丸切除术。

（2）抗雄激素。根据化学结构的不同，可以分为甾类与非甾类两种，其作用机制为与前列腺癌细胞内的雄激素受体结合，影响睾酮及双氢睾酮对受体的激活作用。

甾类抗雄激素除了有阻断雄激素受体的作用外，还有抑制垂体 LH 分泌的药物去势作用。醋酸环丙孕酮尚可抑制肾上腺雄激素的分泌，具有心血管副作用，但低于 DES。据报道，两种药物心血管副作用发生率分别为 10% 和 34%。

常用的非甾类抗雄激素有：氟他胺（flutamide）、比卡鲁特（bicalutamide）及尼鲁米特（nilutamide），这类药物作用机制为与雄激素受体结合，因此又称为纯抗雄激素。激素能够与垂体雄激素受体结合，从而干扰了睾酮的负反馈调节作用，最终导致部分用药患者血清睾酮浓度的升高。由于纯抗雄激素不降低血清睾酮，因此具有对性功能无明显影响的优点。

氟他胺服用方法为 250 mg tid，由于其需要在肝脏内转化为活性药物形式羟基氟他胺，因此具有肝脏毒性。

比卡鲁特（国内商品名为康士得）药物半衰期长，可以 50 mg 每日 1 次服用，用药依从性较好，而且不需肝脏代谢即可被机体利用，因此无明显肝脏毒性，主要副作用包括男性乳房发育、面色潮红等。

（3）联合雄激素阻断。理论上，抗雄激素可以对雄激素受体起到"封闭"作用，完全阻断任何来源的雄激素（包括肾上腺分泌的弱雄激素）对前列腺癌细胞产生作用，但事实并非如此。由于前列腺癌内往往具有不同激素敏感度的细胞亚群，因此即使在抗雄激素存在的情况下，部分细胞与雄激素仍以更高的亲和性结合，并继续生长。联合应用去势治疗与抗雄激素药物，在睾酮达到去势水平的情况下，可进一步抑制肾上腺来源的雄激素，减少对前列腺癌生长的刺激作用。

（七）化疗

化疗用于治疗转移性前列腺癌，以期延缓肿瘤生长，延长患者的生命。常用化疗药有多西他赛等。

（八）核素治疗

核素治疗是一种用于治疗前列腺骨转移骨痛患者的姑息性治疗手段。

静脉注射二磷酸盐类药物也可用于治疗骨转移导致的骨痛。

其他治疗手段还有如生物靶向治疗正在临床试验中。

［附二］前列腺癌骨转移治疗的新进展

65%～75%的高分级前列腺癌伴有骨转移（metastatic bone disease，MBD），5年存活率仅为25%，中位生存期近40个月，去势治疗（ADT）前列腺癌18～20个月后，可进展为去势抵抗性前列腺癌（CRPC）。近30%的CRPC患者伴MBD，有顽固性骨痛、病理性骨折、脊髓压缩和生存率下降的风险。

前列腺癌ADT治疗易引起骨丢失（ADTIBL）。ADT治疗是激素敏感性前列腺癌的一线治疗方案，其副反应包括热潮红、贫血、肌无力、性欲降低和骨丢失。骨丢失在患者接受ADT治疗最初6个月内可逐渐出现并呈现明显。

骨密度（BMD）是骨折的最强的预测因素，所有患者接受ADT治疗前需要监测BMD。其他骨折风险因素有：使用GnRH/LHRH类似物、年龄＞65岁、脆性骨折史、全身糖皮质激素治疗≥3个月、酗酒（＞18 g/天）、原发或继发的性腺功能减退、低BMI指数（＜20 kg/m^2）、吸烟史等。

MBD的机制：在健康骨中，通过调节、降解骨的破骨细胞和形成骨的成骨细胞活性，来构建新骨基质形成和老骨基质重吸收的平衡体系。破骨细胞构建吸收坑，形成多个富于f-机动蛋白的细胞-基质黏附结构（足体），在骨表面构建了基底外侧密封区。借助Rho家族的GTP酶和SRC家族的激酶信号来调控骨的降解，一旦吸收坑形成，半胱氨酸蛋白酶、组织蛋白酶K等可加速底层骨的降解；骨溶解后的产物主要为胶原蛋白碎片，内化后运送到破骨细胞的酸性溶酶体小室。

成骨细胞对骨质进行加工、修饰，并通过胞吐作用分泌Ⅰ型骨胶原进行成骨。分泌的骨胶原和赖氨酰氧化酶共价交联，形成多胶原纤维螺旋，重建骨质。成骨细胞可释放骨碱性磷酸酶（AIPL），促进Ⅰ型骨胶原基质进行骨的矿化，成骨细胞所产生的核因子——KB受体活化素配体（RANKL）及其受体相互作用后形成前破骨细胞，可直接调节骨的重吸收，成骨细胞通过分泌RANKL和骨保护素（OPG）负调节破骨细胞的生成和骨的重吸收。

MBD时，肿瘤、成骨和破骨细胞相互作用，破坏了骨重吸收和形成的正常平衡。多数继发性骨肿瘤（包括CRPC的MBD）均伴溶骨性改变，骨硬化症，又称骨形成病变。骨硬化病变时，多层次、杂乱无序的Ⅰ型胶原纤维致骨沉积，降低了骨的机械强度，溶骨和骨硬化症可同时发生。

目前，阻断溶骨效应和以成骨调控因子为治疗靶点被认为是治疗 MBD 的突破口。组织蛋白酶 K 介导骨溶解时，释放骨降解标志物、氨基端 I 型胶原蛋白肽进入血清，预示发生 MBD 的 CRPC 患者疾病进展和总体存活率要优于血清中检测出骨形成标志物的情况。进一步的研究表明，骨病变表型和骨转化标志物可有助于解释进展发病机制，并可帮助提供新的治疗策略。

CRP 伴 MBD 的治疗方案——二磷酸盐法：使用二磷酸盐治疗后，整体存活率、无病生存率及血清 PSA 水平均无明显变化。研究发现，氯磷酸二钠治疗后提高了 CRPC 伴 MBD 患者的总体生存率，预测 5 年生存率达到 30%，对比安慰剂组为 21%。

第二代含氮的二磷酸盐制剂，附加了抑制甲戊二羟酸途径的效应酶，阻止成骨细胞凋亡，促进成骨细胞分化，还可促进黏附于骨基质的肿瘤细胞凋亡，并抑制生长因子。

每 3~4 周静脉注射 4 mg 唑来磷酸（择泰）联合标准治疗可预防骨质流失和骨质疏松。其他治疗法包括抑制 RANKL-RANK、抑制组织蛋白酶 K、SRC 激酶阻滞、抑制 TGF-β 信号轴抑制内皮素 A 受体抑制。其他信号靶点如 Wnt 信号、uPA-uPAR 系统、胞吞受体信号通路等正在研究开发中。

参 考 文 献

[1]高旭，孙颖浩. 前列腺癌及其激素治疗[J]. 中国男科学杂志，2003，17(1)：5 - 9.

[2]Heidenreieh A，Belhnunt J，Bolla M，el a1. EAU guidelines on prostate cancer. Part 1：screening，diagnosis，and treatment of clinically localized disease[J]. Actas Urol Esp，2011，35(9)：511 - 514.

[3]陈梓甫. 前列腺癌去雄激素治疗后的代谢并发症[J]. 现代泌尿生殖肿瘤杂志，2012，4(5)：317 - 319.

[4]徐凌凡，梁朝朝. 去势抵抗型前列腺癌治疗新进展[J]. 安徽医科大学学报. 2014，49(2)：276 - 279.

[5]Lam J S，Leppert J T，Vemulapalli S N. Secondary hormonal therapy for advanced prostate cancer[J]. J Urol，2006，175(1)：27 - 34.

[6]Morote，et al. Androgen deprivation therapy for prostate cancer [J]. Urology，2007 (69)：500 - 504.

[7]Tannock I F，de Wit R，Berry W R. Docetaxel plus prednisone or mitoxantrone plus prednisone for advanced prostate cancer[J]. N Engl J Med，2004，351(15)：1502 - 1512.

[8]Shahinian V B，et al. Risk of fracture after androgen deprivation for prostate cancer[J]. N Engl J Med，2005(352)：154 - 164.

[9]杨峻峰，王剑松. 前列腺癌骨转移治疗的新进展[J]. 现代泌尿生殖肿瘤杂志，2012，4(2)：121 - 124.

第十一章　单孔腹腔镜右侧睾丸下降固定术

【病例简介】

男性，15 岁，发现右侧阴囊空虚 10 余年。泌尿系彩超：右侧阴囊内睾丸缺如。右侧腹股沟部隐睾。盆腔 CT：右侧阴囊睾丸缺如，盆腔右侧髂外血管旁类圆形病灶，大小约为 19 mm×18 mm×28 mm，考虑为右侧隐睾。

术前诊断：右侧隐睾。

行经腹入路单孔腹腔镜右侧睾丸下降固定术。（图 1-11-1）

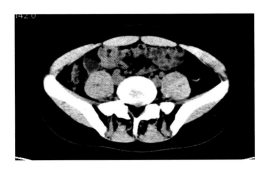

（1）术前 CT 平扫

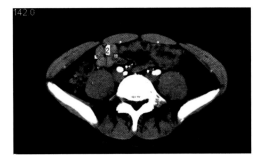

（2）CT 动脉

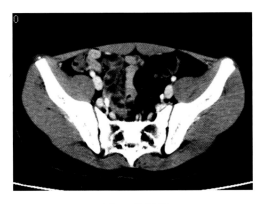

（3）CT 静脉期

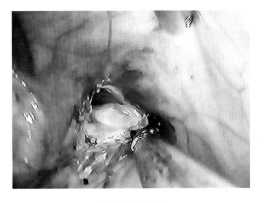

（4）找到隐睾

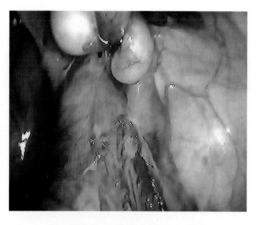

（5）将隐睾从腹股沟管拉入腹腔

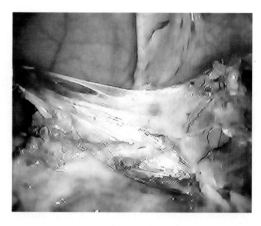

（6）松解精索 – 1

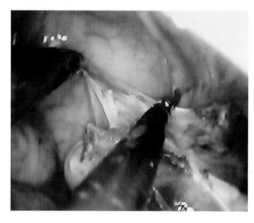

（7）松解精索 – 2

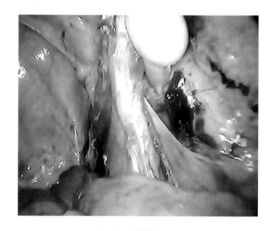

（8）松解精索 – 3

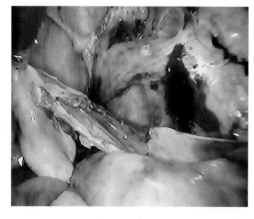

（9）松解精索 – 4

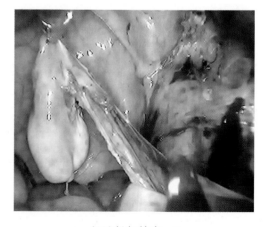

（10）松解精索 – 5

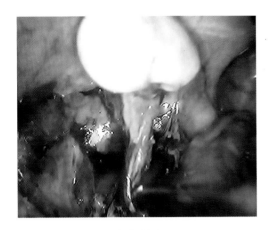

（11）松解精索－6

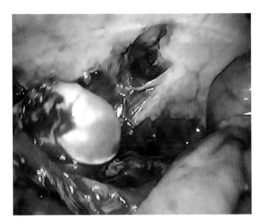

（12）松解精索－7

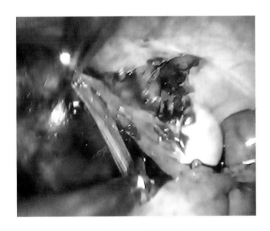

（13）松解精索－8

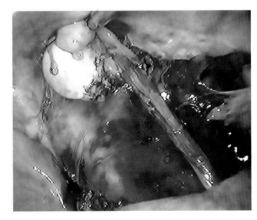

（14）精索完全游离完毕

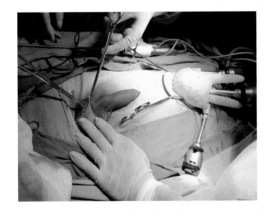

（15）取右侧阴囊小切口

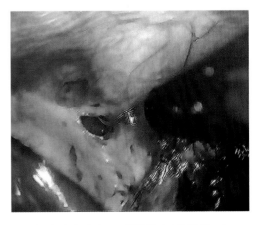

（16）建立内环口至阴囊切口的通道－1

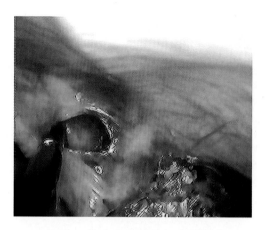

（17）建立内环口至阴囊切口的通道－2

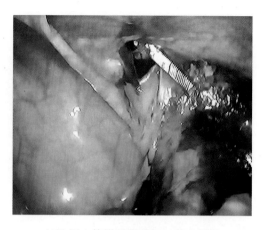

（18）用血管钳经阴囊切口伸入腹腔

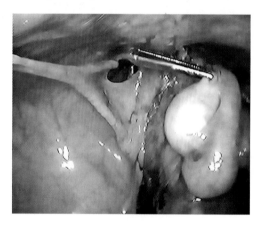

（19）提起睾丸

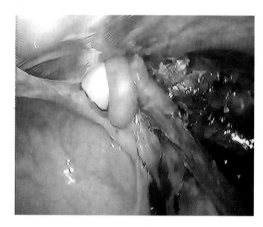

（20）将睾丸经通道降至阴囊

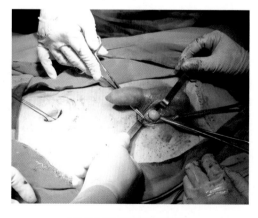

（21）隐睾固定于阴囊窝内

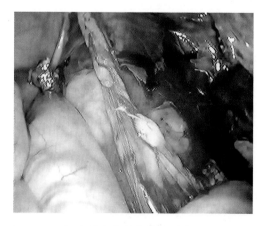

（22）观察腹腔内精索无张力

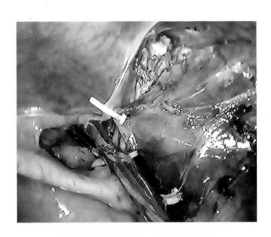

（23）关闭内环口，防止疝形成

图 1 – 11 – 1　经腹入路单孔腹腔镜右侧睾丸下降固定术

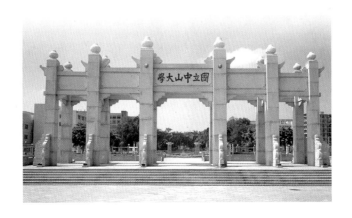

第十二章　单孔腹腔镜双侧精索静脉结扎术

【病例简介】

男性，23 岁，反复阴囊胀痛 3 个月。查体：双侧阴囊上方可扪及扩张的静脉。阴囊彩超：双侧精索静脉曲张。

术前诊断：双侧精索静脉曲张。

行经脐入路单孔腹腔镜双侧精索静脉结扎术。（图 1 – 12 – 1）

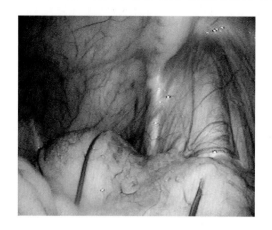

（1）进入腹腔

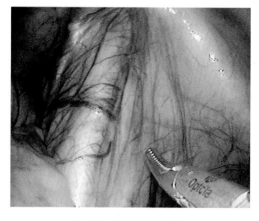

（2）找到右侧精索静脉

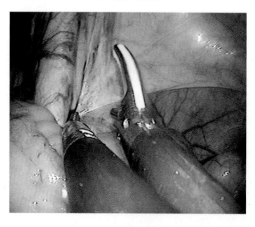

（3）切开腹膜

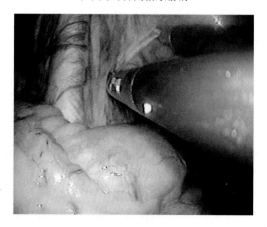

（4）继续切开腹膜

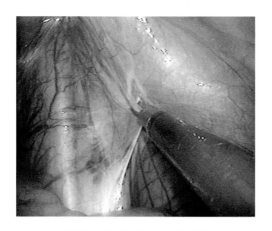

（5）沿血管走向纵向分离腹膜

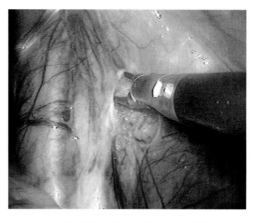

（6）继续沿血管走向纵向分离腹膜

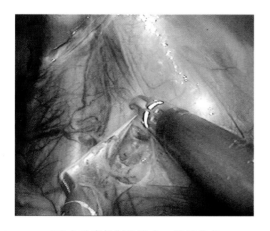

（7）主动牵拉制造张力，继续分离

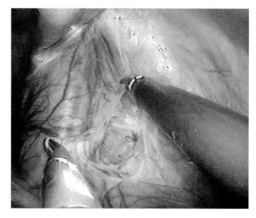

（8）继续分离

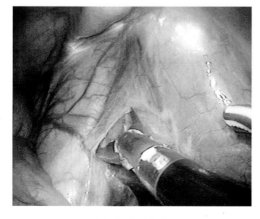

（9）向远端分离

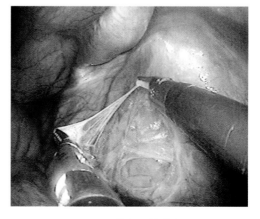

（10）继续向远端分离

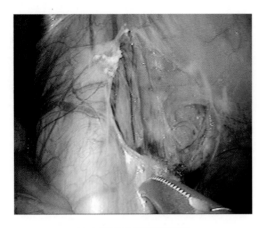

（11）显露右侧精索静脉

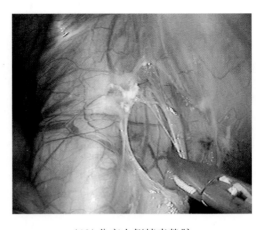

（12）分离右侧精索静脉

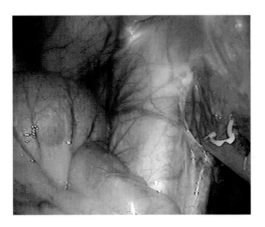

（13）用 Hem-o-lok 夹闭精索静脉 – 1

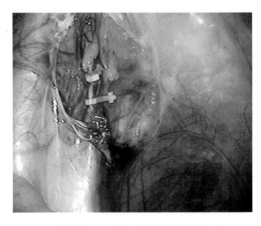

（14）用 Hem-o-lok 夹闭精索静脉 – 2

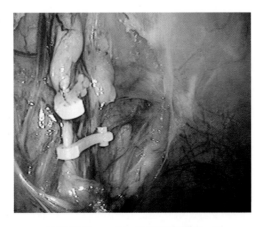

（15）用 Hem-o-lok 夹闭精索静脉 – 3

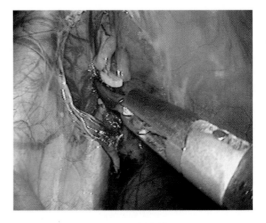

（16）剪断血管

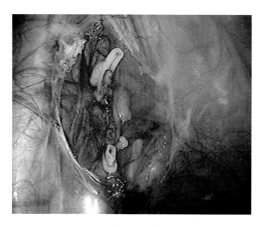

（17）剪断血管后

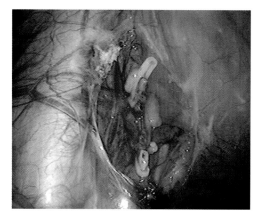

（18）血管断端

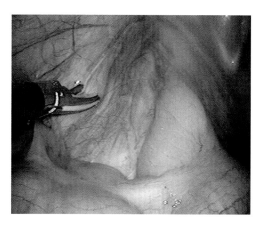

（19）开始游离左侧精索静脉表面

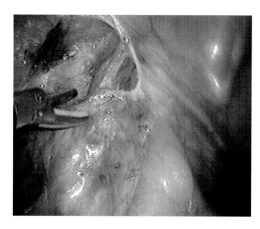

（20）游离左侧精索静脉

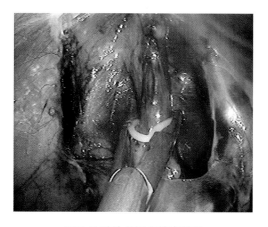

（21）显露并夹闭左精索静脉

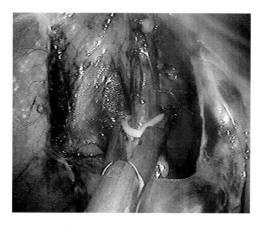

（22）夹闭左侧精索静脉 - 1

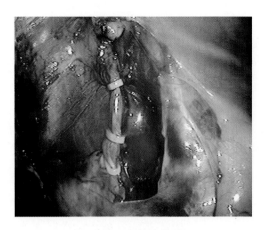

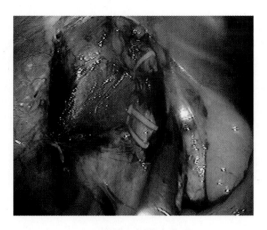

（23）夹闭左侧精索静脉－2　　　　　　　　（24）剪断左侧精索静脉

图 1 – 12 – 1　经脐入路单孔腹腔镜双侧精索静脉结扎术

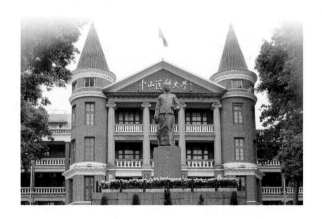

第二部分
非单孔腹腔镜手术及其他手术

第一章　肾上腺手术

◉ 第一节　开放性经腹入路右侧肾上腺错构瘤切除术

【病例简介】

男性，64 岁，体检发现右肾上腺肿物 2 周。腹部 B 超、CT：右侧肾上腺肿块，大小约为 94 mm ×68 mm ×70 mm，血皮质醇、醛固酮、尿 VMA 正常。

术前诊断：右侧肾上腺肿物。

行开放性经腹入路右侧肾上腺错构瘤切除术。（图 2 - 1 - 1）

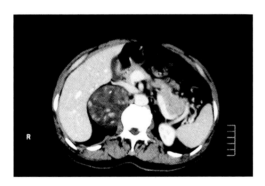

（1）大检查

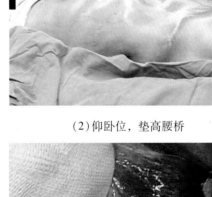

（2）仰卧位，垫高腰桥

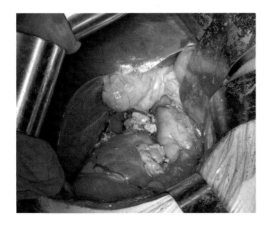

（3）右侧斜行切开，进入腹腔

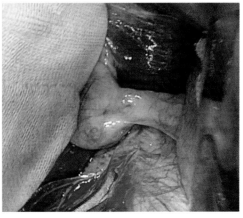

（4）切开后腹膜

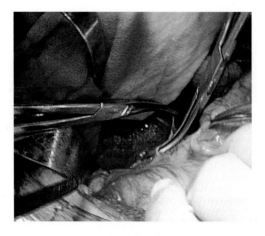

（5）分离十二指肠

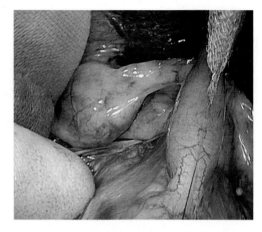

（6）显露正常肾上腺组织

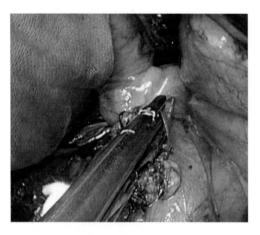

（7）分离肾上腺肿物

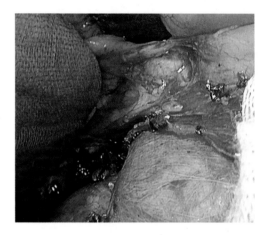

（8）继续分离肾上腺

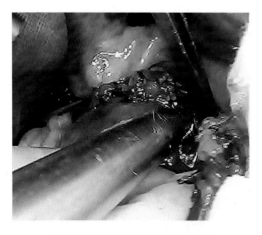

（9）向上分离至肾上腺肿物的粘连

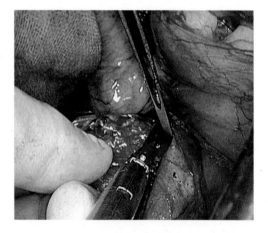

（10）注意勿伤下腔静脉

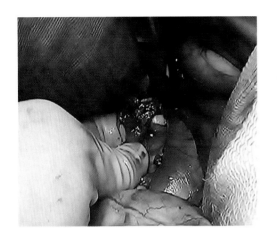

（11）分离找到肾上腺上静脉

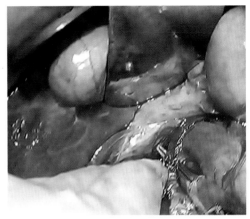

（12）显露肾上腺中央静脉

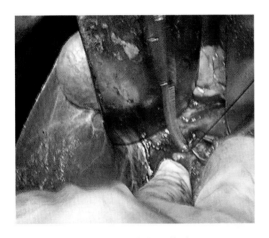

（13）结扎肾上腺中央静脉－1

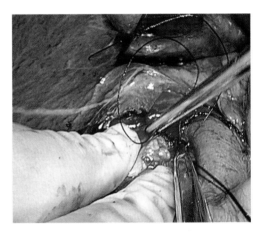

（14）结扎肾上腺中央静脉－2

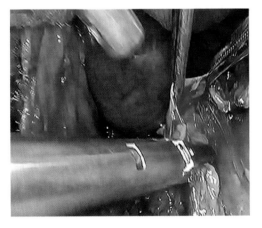

（15）继续沿肾上腺内侧向下分离，
　　　注意勿伤及下腔静脉

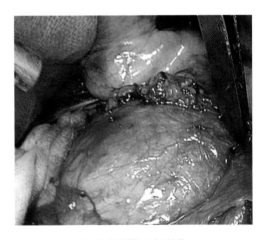

（16）显露肾上极肿物

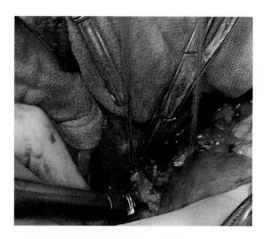

（17）沿外侧向上分离

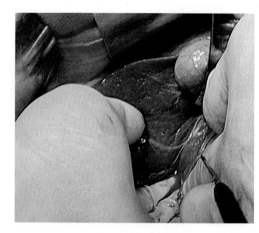

（18）发现肿瘤与肝脏有粘连

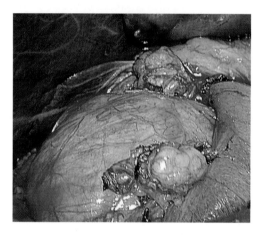

（19）显露整个肿物

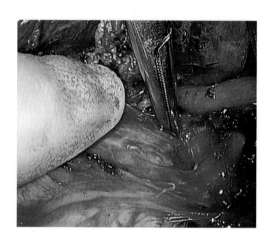

（20）分离肿物内侧

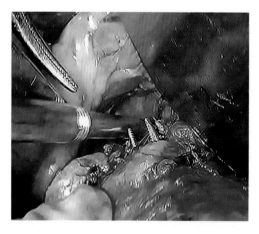

（21）显露肿瘤周边

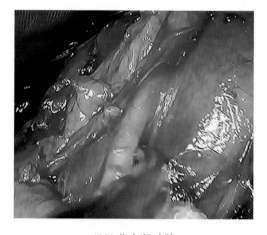

（22）分离肾动脉

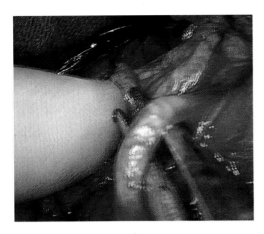

（23）分离保护肾动脉

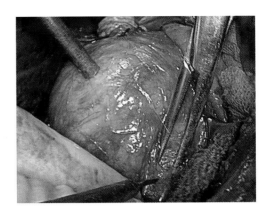

（24）继续向前内侧分离

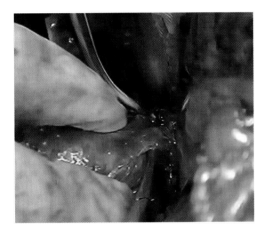

（25）分离瘤体内侧深面

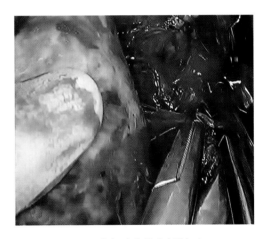

（26）游离肿瘤前内侧深面

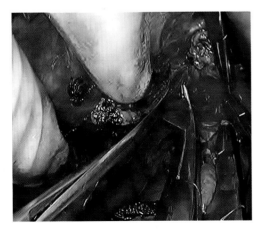

（27）完全切除肿瘤

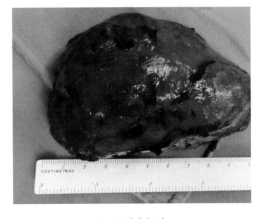

（28）手术标本

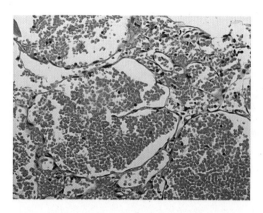

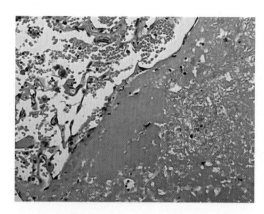

（29）术后病理报告为血管平滑肌脂肪瘤 – 1 　　　　　（30）术后病理报告为血管平滑肌脂肪瘤 – 2

图 2 – 1 – 1　开放性经腹入路右侧肾上腺错构瘤切除术

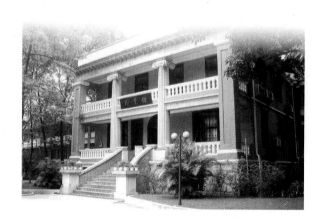

第二节　开放性经腹入路左侧肾上腺皮质腺瘤切除术

【病例简介】

女性，27 岁，左腰部隐痛 1 月余。血钾、血尿皮质醇水平正常，血醛固酮、尿 VMA 正常。腹部 MR：左侧腹膜后巨大肿块，大小约为 86 mm×69 mm×55 mm。

术前诊断：左侧腹膜后肿物。

行开放性经腹入路左侧肾上腺皮质腺瘤切除术。（图 2 - 1 - 2）

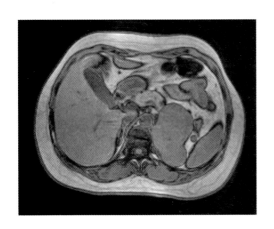

（1）MR 片 - 1

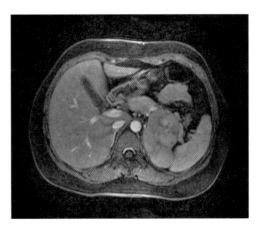

（2）MR 片 - 2

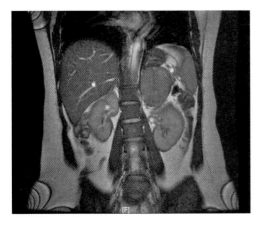

（3）MR 冠状面 - 1

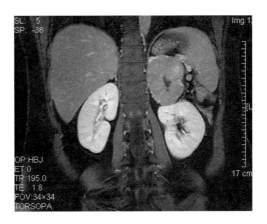

（4）MR 冠状面 - 2

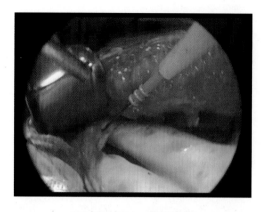

（5）切开切口，剪开腹膜

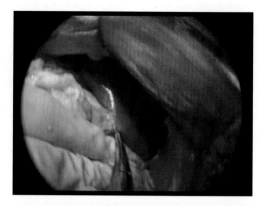

（6）分离脾与结肠的粘连组织

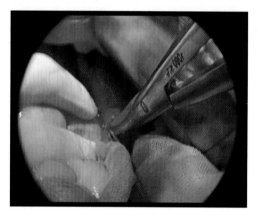

（7）剪开脾结肠韧带－1

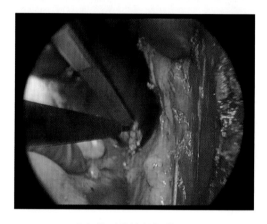

（8）剪开脾结肠韧带－2

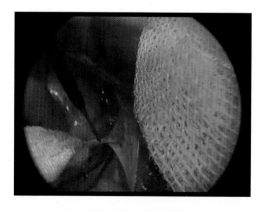

（9）分离结肠与侧腹膜粘连

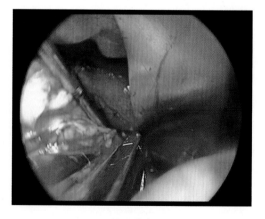

（10）剪开脾肾韧带

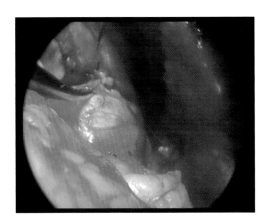

（11）沿脾脏下方、肾脏上方找到肾上
腺肿物，逐步显露肿瘤 - 1

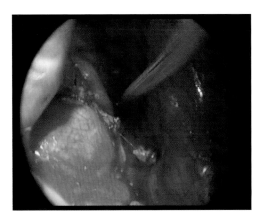

（12）沿脾脏下方、肾脏上方找到肾上
腺肿物，逐步显露肿瘤 - 2

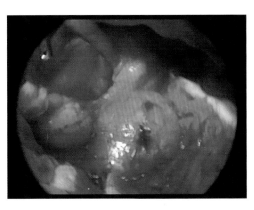

（13）分离与胰腺之间的粘连 - 1

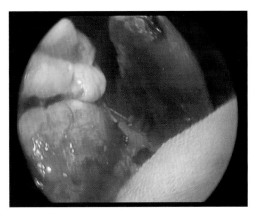

（14）分离与胰腺之间的粘连 - 2

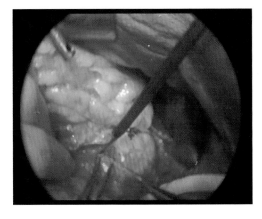

（15）分离与胰腺之间的粘连 - 3

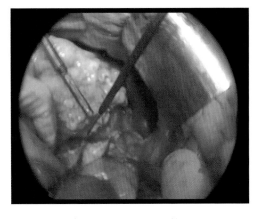

（16）分离与胰腺之间的粘连 - 4

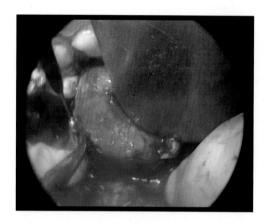

（17）分离肿瘤前内侧组织

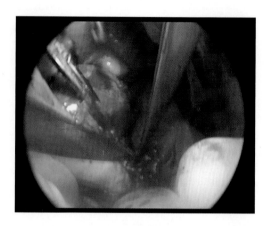

（18）分离肿瘤

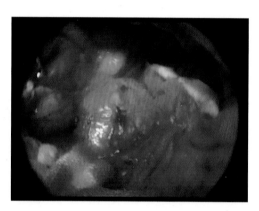

（19）胰腺尾部与瘤体粘连

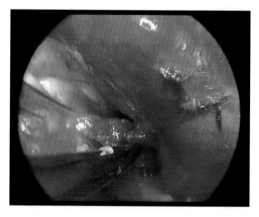

（20）因脾脏遮盖肿物、显露困难，
决定结扎脾蒂，切脾

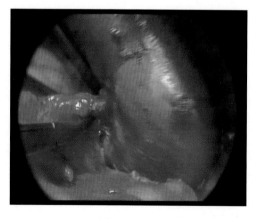

（21）结扎脾蒂，切脾

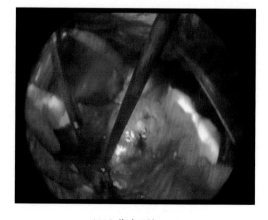

（22）分离下极－1

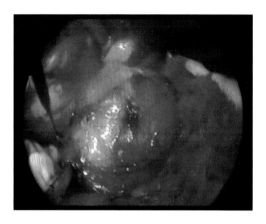

（23）分离下极-2

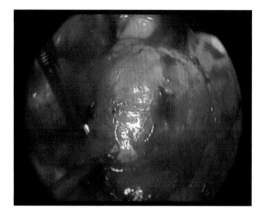

（24）分离下极-3

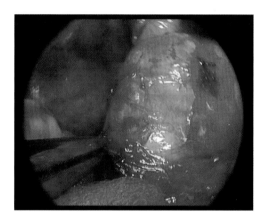

（25）分离下极-4

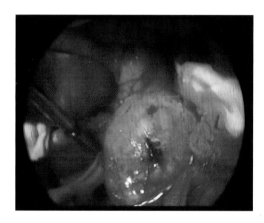

（26）用PK刀凝固后切断血管

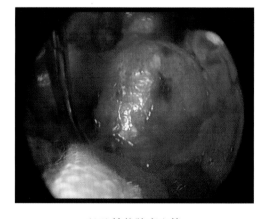

（27）结扎肿瘤血管

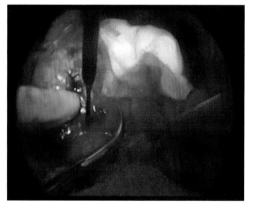

（28）继续分离下极

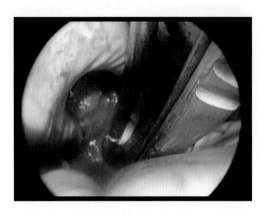

(29)手提起瘤体分离下极

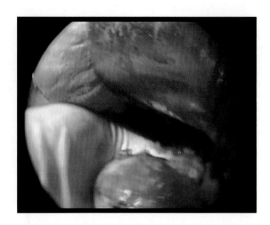

(30)分离上极

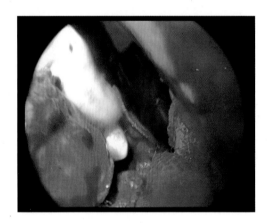

(31)继续分离肿瘤

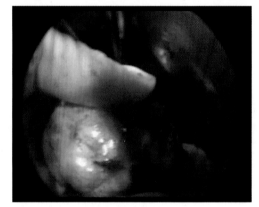

(32)完整切除肿瘤(术后病理报告
为肾上腺皮质腺瘤)

图2-1-2　开放性经腹入路左侧肾上腺皮质腺瘤切除术

第三节　腹膜后入路腹腔镜左侧肾上腺嗜铬细胞瘤切除术

【病例一简介】

男性，35 岁，头晕、头痛、心悸 2 月余，症状发作时血压最高达 200/100 mmHg 左右。查尿 VMA 水平明显升高，血皮质醇及醛固酮水平正常。腹部 CT：左侧肾上腺区占位，45 mm×40 mm×40 mm。

术前诊断：左肾上腺占位：嗜铬细胞瘤？

行腹膜后入路腹腔镜左侧肾上腺嗜铬细胞瘤切除术。（图 2 - 1 - 3）

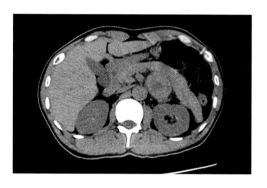

（1）CT 横断面平扫

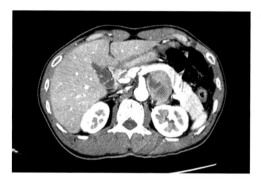

（2）CT 横断面动脉期

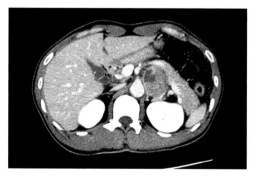

（3）CT 横断面静脉期

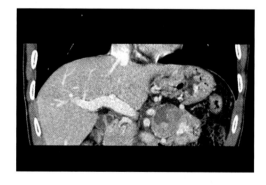

（4）CT 冠状面 - 1

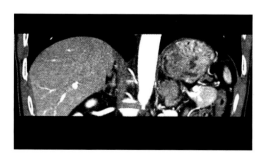

（5）CT 冠状面 - 2

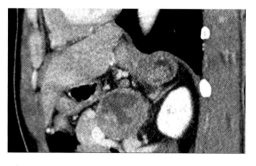

（6）CT 矢状面 - 1

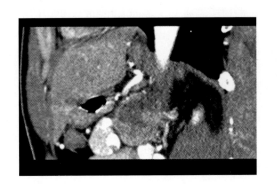

（7）CT 矢状面－2

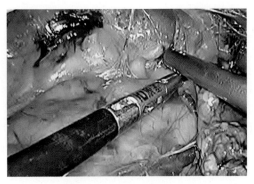

（8）钝性与锐性分离相结合，分离
肾上极后间隙－1

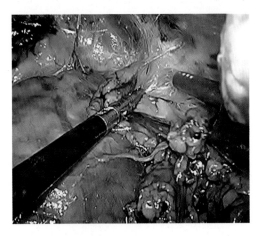

（9）钝性与锐性分离相结合，分离
肾上极后间隙－2

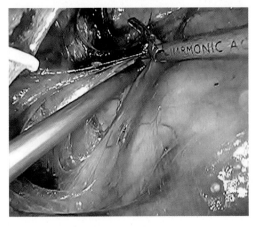

（10）钝性与锐性分离相结合，分离
肾上极后间隙－3

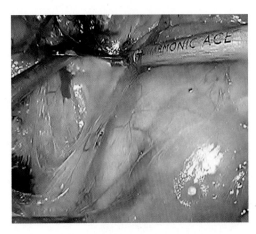

（11）钝性与锐性分离相结合，分离
肾上极后间隙－4

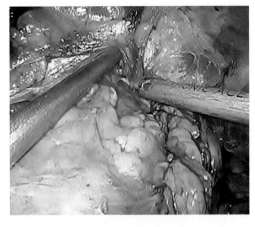

（12）向上切开肾上极

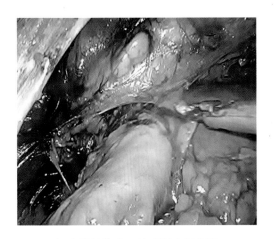

（13）锐性分离，清理肾上极脂肪

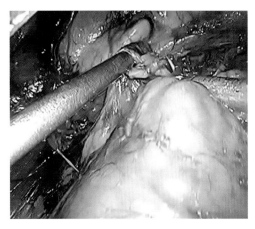

（14）继续清理肾上极脂肪 - 1

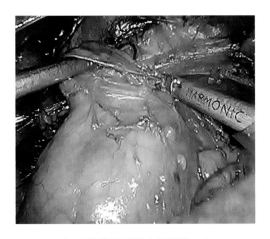

（15）继续清理肾上极脂肪 - 2

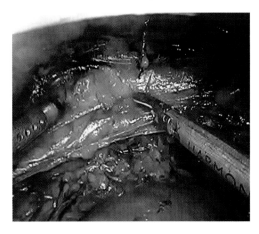

（16）显露肾上极 - 1

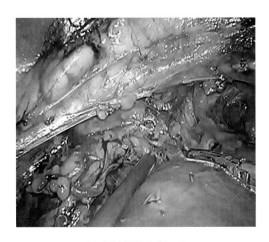

（17）显露肾上极 - 2

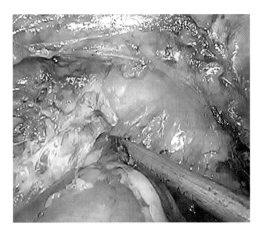

（18）显露肾上极 - 3

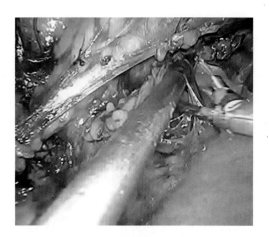

（19）在吸管协助暴露下，锐性游离
肾上腺周围组织－1

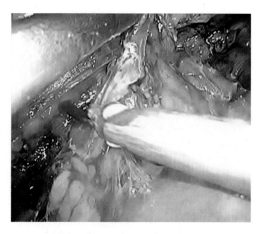

（20）在吸管协助暴露下，锐性游离
肾上腺周围组织－2

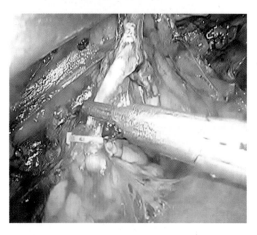

（21）用 Hem-o-lok 离断肾上腺周围血管－1

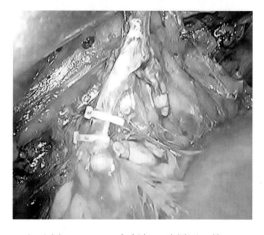

（22）用 Hem-o-lok 离断肾上腺周围血管－2

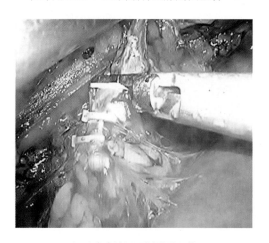

（23）离断肾上腺周围血管

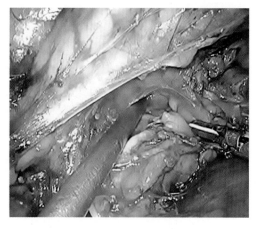

（24）用吸管将肾上腺肿物拨向后方，
分离肾上腺肿物前间隙－1

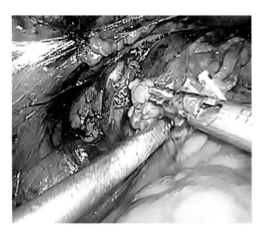

（25）用吸管将肾上腺肿物拨向后方，
　分离肾上腺肿物前间隙－2

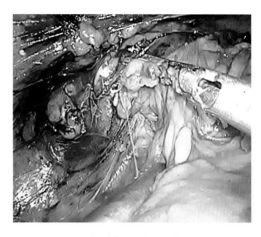

（26）用吸管将肾上腺肿物拨向后方，
　分离肾上腺肿物前间隙－3

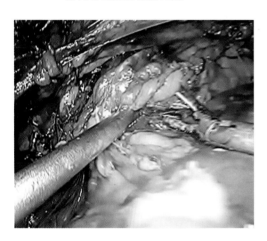

（27）用吸管将肾上腺肿物拨向前方，
　分离肾上腺肿物后间隙－1

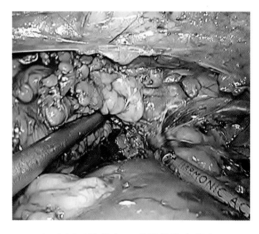

（28）用吸管将肾上腺肿物拨向前方，
　分离肾上腺肿物后间隙－2

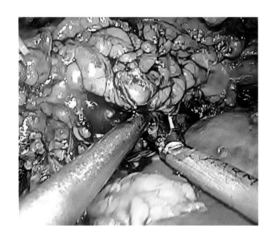

（29）用吸管将肾上腺肿物拨向上方，
　分离肾上腺肿物下极

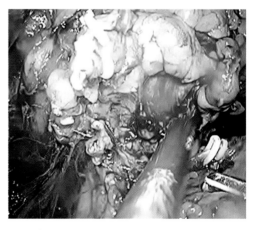

（30）用 Hem-o-lok 离断肾上腺肿物
　周围血管－1

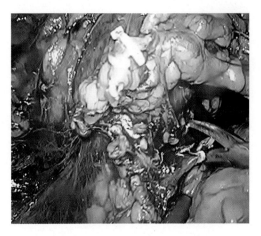

（31）用 Hem-o-lok 离断肾上腺肿物
周围血管 - 2

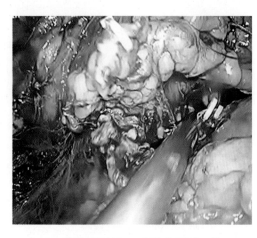

（32）继续离断肾上腺肿物周围血管

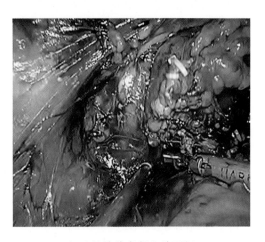

（33）继续分离肾上腺下极

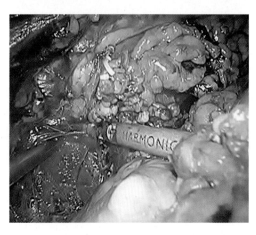

（34）用超声刀分离肾上腺中央静脉 - 1

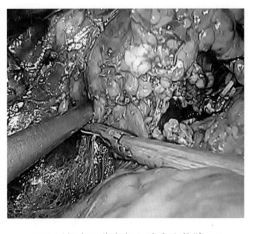

（35）用超声刀分离肾上腺中央静脉 - 2

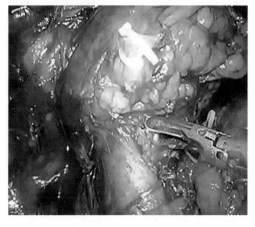

（36）显露肾上腺中央静脉

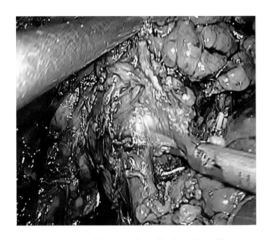

（37）显露肾上腺中央静脉，发现其
与肾静脉紧密相连

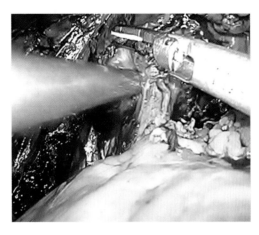

（38）用吸管钝性分离，显露肾上腺
中央静脉 - 1

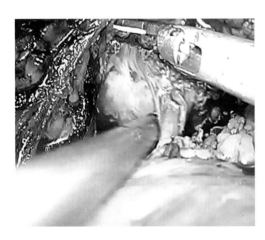

（39）用吸管钝性分离，显露肾上腺
中央静脉 - 2

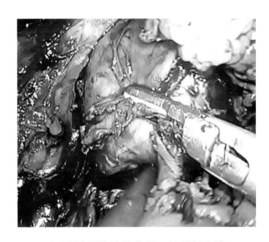

（40）用吸管钝性分离，显露肾上腺
中央静脉 - 3

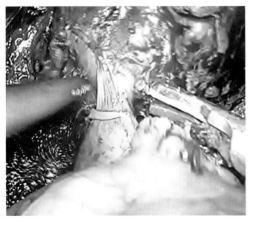

（41）显露肾上腺中央静脉与肾静脉

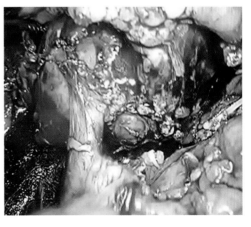

（42）充分游离肾上腺中央静脉

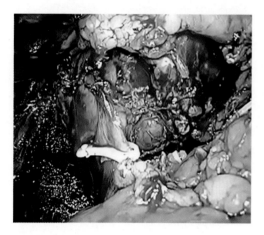

（43）用 Hem-o-lok 离断肾上腺中央静脉－1

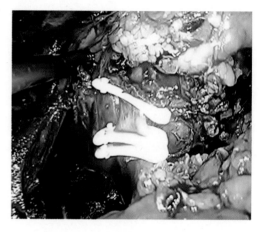

（44）用 Hem-o-lok 离断肾上腺中央静脉－2

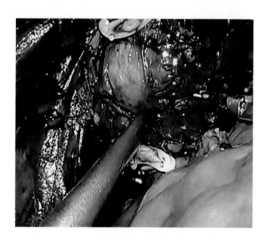

（45）用 Hem-o-lok 离断肾上腺中央静脉－3

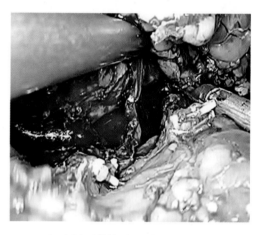

（46）用吸管协助显露，切除肿物

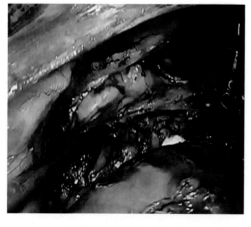

（47）分离肿物前内侧－1

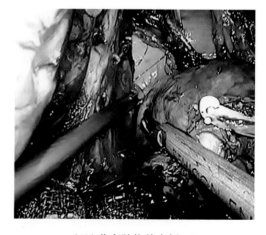

（48）分离肿物前内侧－2

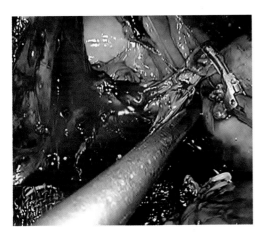

(49)用吸头反方向协助，完整
切除肾上腺肿物

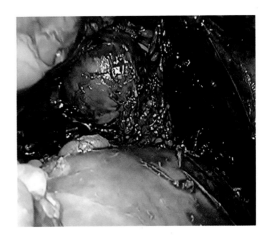

(50)完整切除肿物(术后病理报告
为嗜铬细胞瘤)

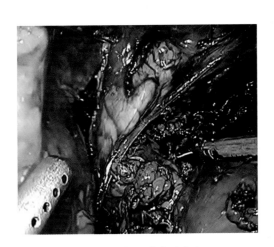

(51)检查肾上腺窝无出血

图 2 - 1 - 3　腹膜后入路腹腔镜左侧肾上腺嗜铬细胞瘤切除术

【病例二简介】

男性，50岁，体检发现肾上腺占位1月余。血压150～170/80～110 mmHg，血皮质醇、醛固酮水平正常，尿VMA水平明显升高。腹部CT：左侧肾上腺区肿瘤。

术前诊断：左侧肾上腺肿物，考虑嗜铬细胞瘤。

行腹膜后入路腹腔镜左侧肾上腺嗜铬细胞瘤切除术。（图2-1-4）

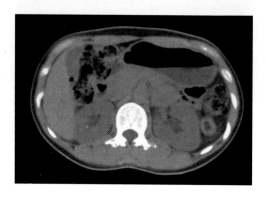

（1）CT平扫

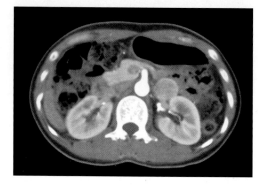

（2）CT增强动脉期

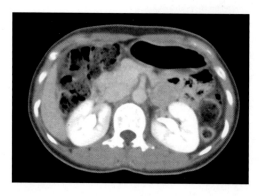

（3）CT增强静脉期

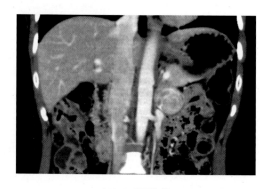

（4）CT冠状位

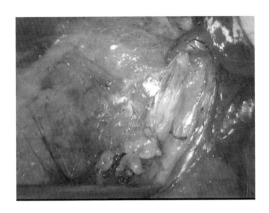

（5）清除腹膜外脂肪－1

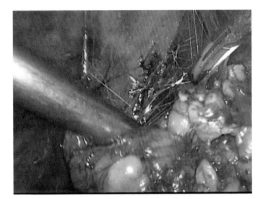

（6）清除腹膜外脂肪－2

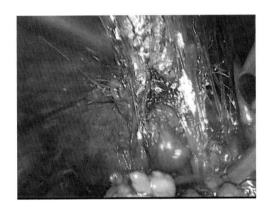

（7）清除腹膜外脂肪－3

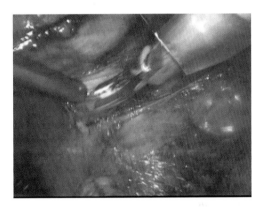

（8）打开 Gerota 筋膜

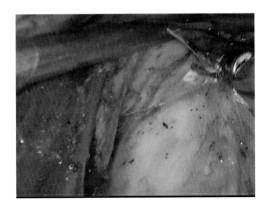

（9）清理肾上极肾周脂肪－1

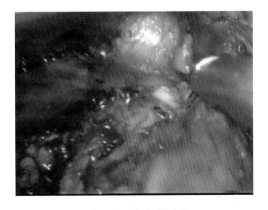

（10）清理肾上极肾周脂肪－2

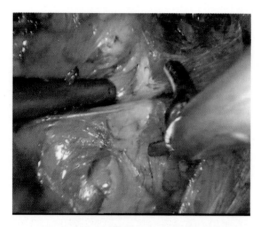

（11）左手吸管向前拨开肾上极协助显露，
超声刀分离肾上极后间隙

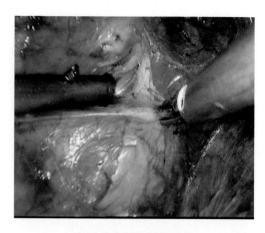

（12）分离肾上极后间隙

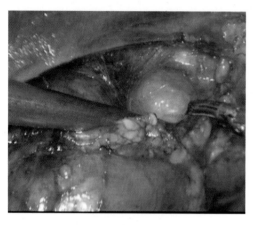

（13）左手吸管向下压肾上极制造张力，
超声刀游离肾上极

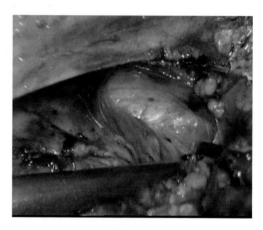

（14）超声刀游离肾上极

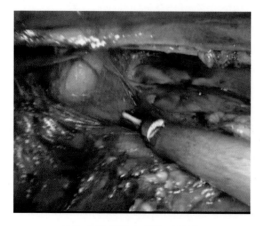

（15）左手吸管向前拨开腹膜，
分离肾上极前间隙-1

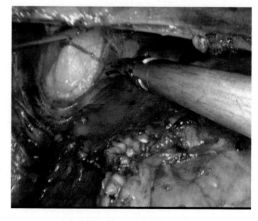

（16）左手吸管向前拨开腹膜，
分离肾上极前间隙-2

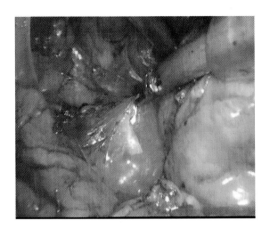

（17）吸管向后拨开肾上极，
继续游离肾上极前间隙－1

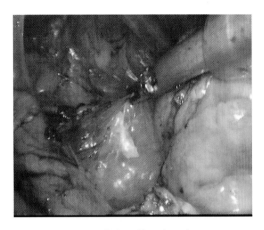

（18）吸管向后拨开肾上极，
继续游离肾上极前间隙－2

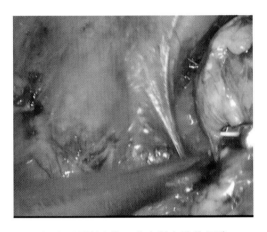

（19）显露肾上腺，分离肾上腺前间隙

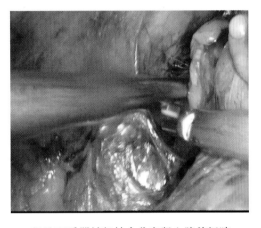

（20）双手器械相结合分离肾上腺前间隙

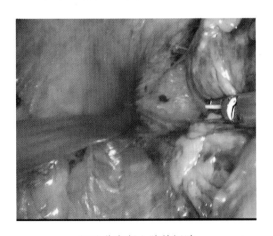

（21）分离肾上腺前间隙

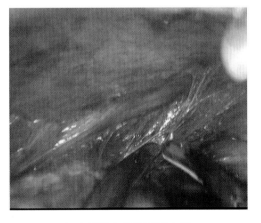

（22）吸管向前拨开肾上腺，
分离肾上腺后间隙－1

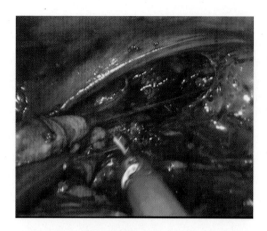

（23）吸管向前拨开肾上腺，分离
肾上腺后间隙 - 2

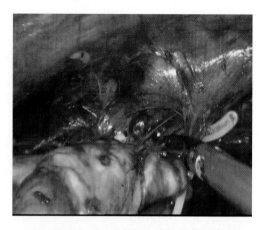

（24）用 Hem-o-lok 离断肾上腺周围血管 - 1

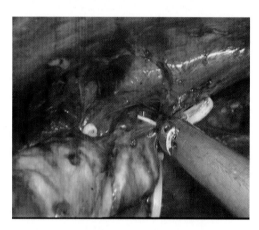

（25）用 Hem-o-lok 离断肾上腺
周围血管 - 2

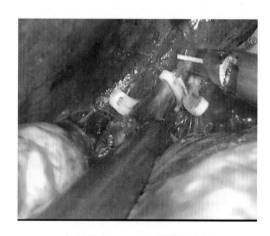

（26）用 Hem-o-lok 离断肾上腺
周围血管 - 3

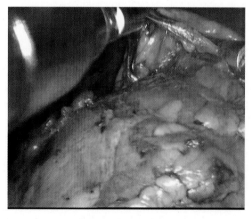

（27）左手提前肾上腺组织，超声
刀分离肾上腺下极 - 1

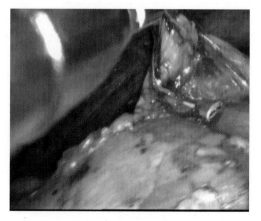

（28）左手提前肾上腺组织，超声
刀分离肾上腺下极 - 2

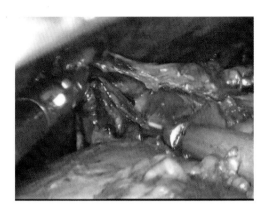

（29）左手提前肾上腺组织，超声
刀分离肾上腺下极 - 3

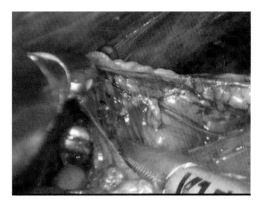

（30）用大直角钝性分离肾上腺周围血管

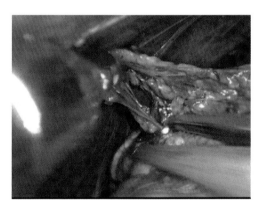

（31）用钛夹离断肾上腺周围血管 - 1

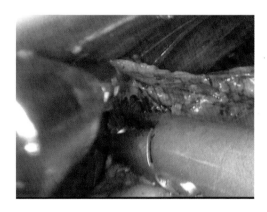

（32）用钛夹离断肾上腺周围血管 - 2

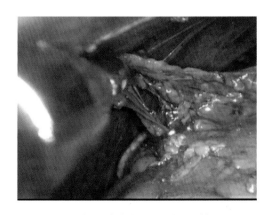

（33）用钛夹离断肾上腺周围血管 - 3

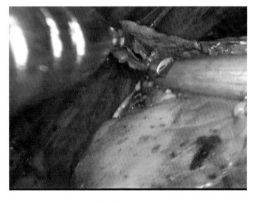

（34）用钛夹离断肾上腺周围血管 - 4

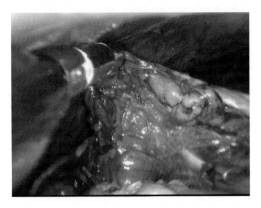

(35)继续分离肾上腺下极

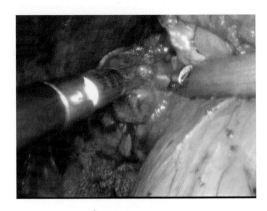

(36)显露肾上腺肿物，并继续游离－1

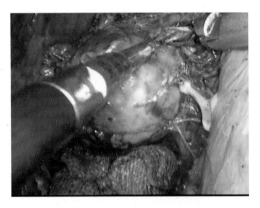

(37)显露肾上腺肿物，并继续游离－2

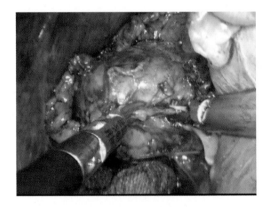

(38)显露肾上腺肿物，并继续游离－3

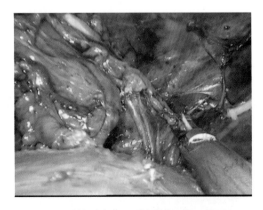

(39)继续游离肾上腺周围血管，并运
用钛夹离断－1

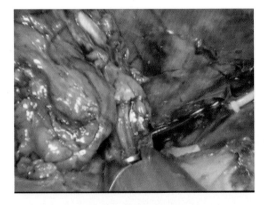

(40)继续游离肾上腺周围血管，并运
用钛夹离断－2

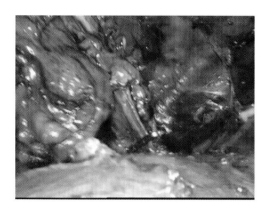

（41）继续游离肾上腺周围血管，并运
用钛夹离断 - 3

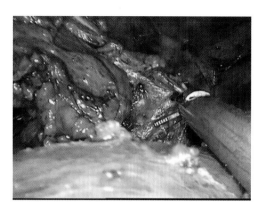

（42）继续游离肾上腺周围血管，并运
用钛夹离断 - 4

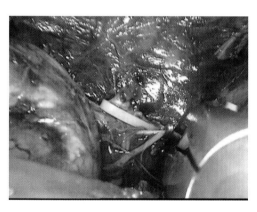

（43）继续离断肾上腺周围血管 - 1

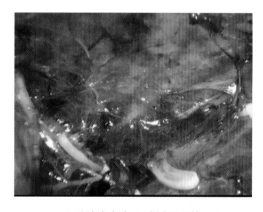

（44）继续离断肾上腺周围血管 - 2

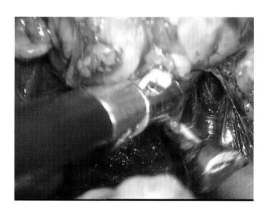

（45）左手钳向上托起肾上腺，超声刀
继续分离肾上腺下极

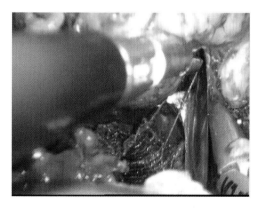

（46）显露肾上腺中央静脉，并用大直
角钝性分离

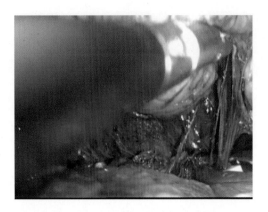

（47）用 Hem-o-lok 离断肾上腺中央静脉 - 1

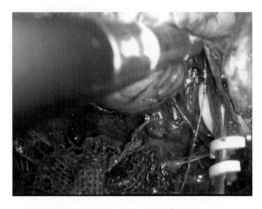

（48）用 Hem-o-lok 离断肾上腺中央静脉 - 2

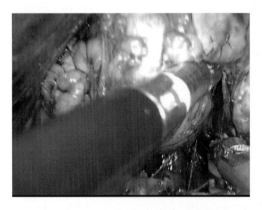

（49）用 Hem-o-lok 离断肾上腺中央静脉 - 3

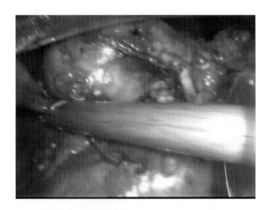

（50）完整游离肾上腺及肿物（术后病理
报告为嗜铬细胞瘤）

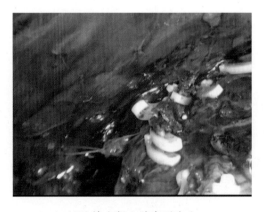

（51）检查肾上腺窝无出血

图 2 - 1 - 4　腹膜后入路腹腔镜左侧肾上腺嗜铬细胞瘤切除术

第二章　肾脏手术

◎ 第一节　开放性腹膜后入路右侧肾癌根治性切除术

【病例简介】

男性，35 岁，体检发现右侧肾占位性病变 20 天。腹部 CT：右肾上中部占位性病变，团块状软组织影突出于肾包膜，大小约为 90 mm×88 mm×80 mm。内部密度欠均匀，增强后明显不均匀强化，病灶内可见片状、无强化的液化坏死区，静脉期及延迟期强化减退，考虑肾癌。

术前诊断：右肾占位病变：肾癌？

行开放性腹膜后入路右侧肾癌根治性切除术。（图 2 - 2 - 1）

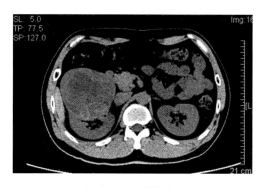

（1）CT 平扫横断面

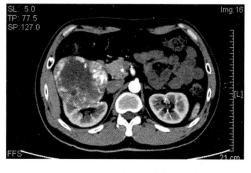

（2）CT 增强动脉期

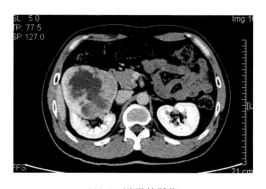

（3）CT 增强静脉期

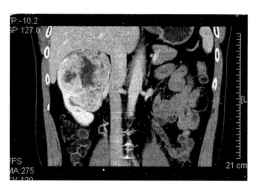

（4）CT 冠状面

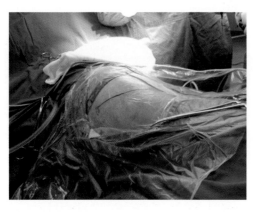

（5）健侧卧位，取腰部肋下斜行切口

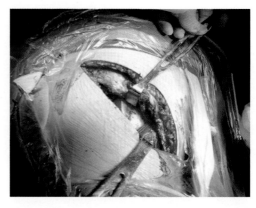

（6）逐层切开皮肤、皮下、肌层，显露腹膜后间隙

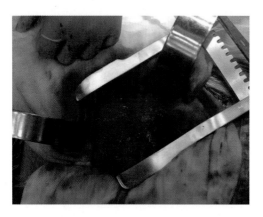

（7）夹纱保护切口，以小自动拉钩撑
开切口，充分显露腹膜后间隙

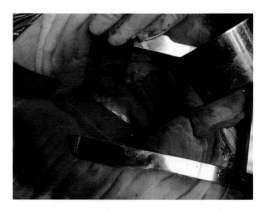

（8）清理腹膜后脂肪，显露腰大肌

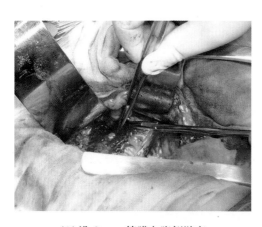

（9）沿 Gerota 筋膜向腹侧游离

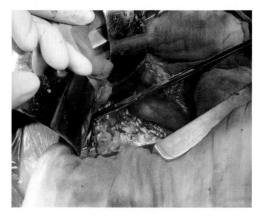

（10）沿 Gerota 筋膜向腹侧游离，找到肾蒂

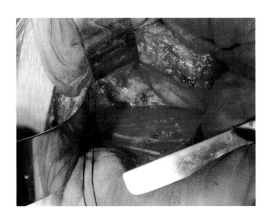

（11）充分游离肾动脉并用丝线悬吊

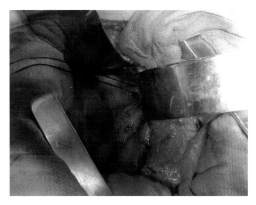

（12）可见肾动脉充分游离

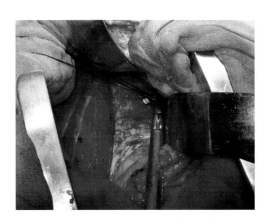

（13）用 Hem-o-lok 夹闭肾动脉并离断 – 1

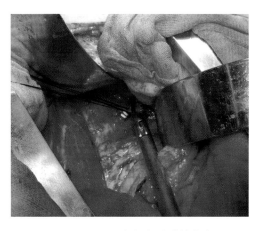

（14）用 Hem-o-lok 夹闭肾动脉并离断 – 2

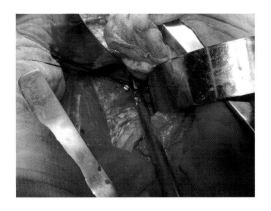

（15）用 Hem-o-lok 夹闭肾动脉并离断 – 3

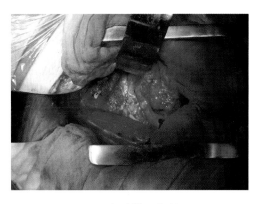

（16）肾动脉已离断

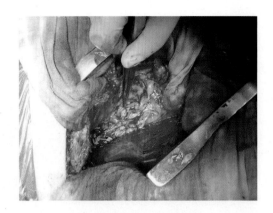

(17)继续向腹侧游离

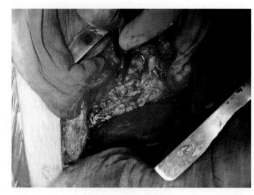

(18)找到肾静脉

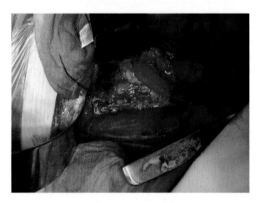

(19)游离肾静脉并用丝线悬吊

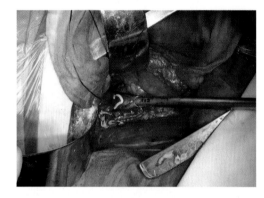

(20)用 Hem-o-lok 夹闭肾静脉并离断

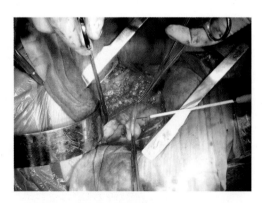

(21)沿肾脂肪囊外缘分离

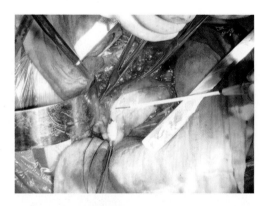

(22)继续向上分离 - 1

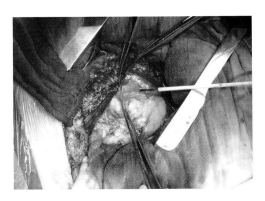

（23）继续向上分离 - 2

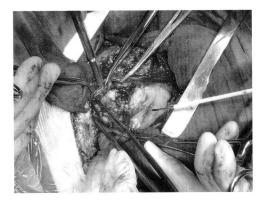

（24）分离肾脂肪囊上极

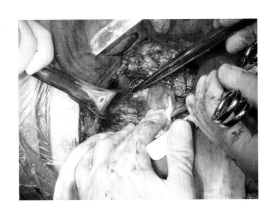

（25）继续游离肾脂肪囊上极

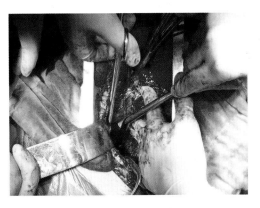

（26）游离肾脂肪囊背侧 - 1

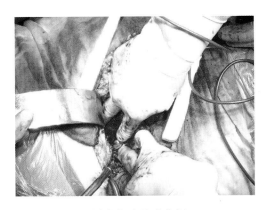

（27）游离肾脂肪囊背侧 - 2

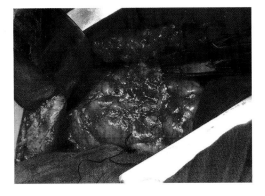

（28）沿肾上极向腹侧分离

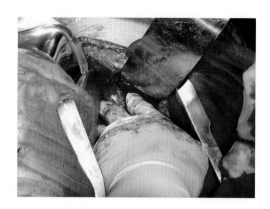

（29）分离肾上极

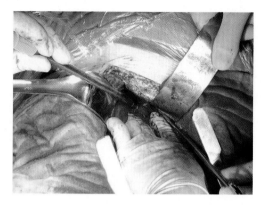

（30）分段结扎并离断血管

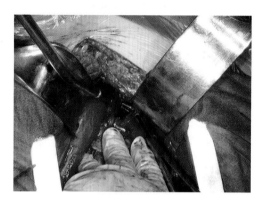

（31）继续离断肿瘤供应血管

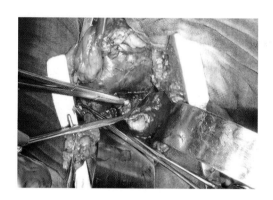

（32）切断肾门血管

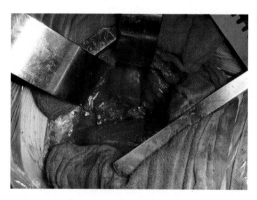

（33）肿瘤切除后，检查肾蒂血管结扎妥善

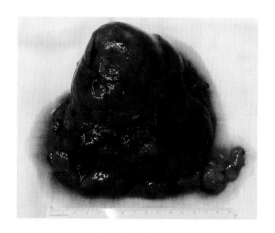

（34）手术标本－1

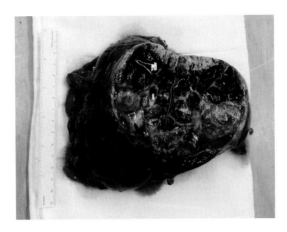

(35)手术标本 - 2

图 2 - 2 - 1　开放性腹膜后入路右侧肾癌根治性切除术

[附]肾癌的靶向治疗进展

肾癌是泌尿系统最常见的三大恶性肿瘤之一，近年来发病率呈上升趋势。手术虽然可治愈大多数早期肾癌，但转移性肾癌和术后复发的晚期肾癌缺乏有效的治疗手段，其5年存活率仅为10%左右。

肾癌对放、化疗抵抗，生物治疗效果一般。白介素 - 2 大剂量静脉给药曾被认为是晚期肾癌的一线治疗，却因常伴发严重不良反应而限制了其应用。干扰素（interferon，INF-α）已被临床广泛应用，现多用于靶向治疗随机临床试验的对照组用药或与其他治疗手段联合用药。

近年来，靶向治疗发展迅速。美国 FDA 已经批准索拉非尼（sorafenib）、舒尼替尼（sunitinib）、贝伐单抗（bevacizumab/avastin）联合干扰素、替西罗莫司（temsirolimus）、依维莫司（everolimus）、帕唑帕尼（pazopanib）等 6 种靶向治疗方案用于晚期肾癌的治疗。临床研究表明，靶向治疗可延长晚期肾癌无进展生存期，部分患者可出现临床缓解率，但存在一定的毒副反应，需注意随访观察。

索拉非尼是第一个批准上市用于治疗晚期肾癌的靶向药物，结合靶点包括 VEG-FR2、VEGFR3、PDGFR、FLT3 和 cKit，能抑制 RAF/MEK/ERK 信号通路中的 RAF-1，可同时抑制肿瘤血管新生及肿瘤细胞增殖。Stadler 等报道了索拉非尼治疗晚期肾癌2 504例的扩展研究结果，包括既往未系统治疗过、非透明细胞癌、脑转移、老年患者，最终 1 891 例可评估，完全缓解 1 例，部分缓解 67 例（4%），稳定至少 8 周 1 511 例（80%），中位无进展生存期（PFS）为 9.0 个月，中位总生存期（OS）为 12.2 个月，最常见的≥3 级的毒副作用有手足综合征（18%）、皮疹（14%）、高血压（12%）、疲乏（11%），认为索非尼治疗非透明细胞癌与透明细胞癌疗效接近。

舒尼替尼可抑制多个 PTK 受体，包括 VEGFR-1、VEGFR-2、VEGFR-3、PDGFR-a、PDGFR-beta、cKit、FLT3 和 CSF-1R。口服 50 mg/d，连服 4 周，停 2 周，6 周为一疗程。Motzer 等报道应用舒尼替尼(193 例)及应用干扰素(162 例)治疗的 OS 分别是 21.8 个月 vs 14.1 个月，两组差异有统计学意义。NCT 00130891 扩展研究，包括 52 个国家 4 564 例患者，其中 321 例(7%)脑转移，588 例(13%)非透明细胞癌，582 例(13%) ECOG 状况计分≥2，其中 1 418 例(32%)≥65 岁，3 464 例可评估，客观缓解率 17% (603/3 464)，脑转移缓解率 12%(26/213)，ECOG 状态计分≥2，缓解率 9%(29/319)，非透明细胞癌缓解率 11%(48/437)，≥65 岁患者 17%(176/1 056)，中位 PFS 10.9 个月，OS 18.4 个月，证实舒尼替尼对老年人、非透明细胞癌及脑转移患者治疗效果可。最常见的 3～4 级毒副作用是疲乏(8%)、血小板减少(8%)。

依维莫司为特异性 mTOR 激酶抑制剂，口服 2.5 mg/d。客观缓解率 32%，51% 患者疾病稳定超过 3 个月。Motzer 等报道依维莫司组与安慰剂组中位 PFS 为 5.5 个月 vs 1.9 个月，差异有统计学意义，中位 OS 14.8 个月 vs 14.4 个月，差异无统计学意义，分层分析发现安慰剂组中 80% 患者进展改用依维莫司，中位 OS 是单独服用安慰剂组的 1.9 倍。不良反应包括胃炎、皮疹、疲乏等。

参 考 文 献

[1]郑伏甫，李晓飞. 靶向药物治疗晚期肾癌进展[J]. 现代泌尿生殖肿瘤杂志, 2013, 10(5): 311 - 314.

[2]Stadler W M, Figlin R A, McDermott D F, et al. Safety and efficacy results of the advanced renal cell carcinoma sorafenib expanded access program in North America [J]. Cancer, 2010, 116 (5): 1272 - 1280.

[3]Motzer R J, Hutson T E, Tomczak P, et al. Overall survival and updated results for sunitinib compared with interferon alfa in patients with metastatic renal cell carcinoma[J]. J Clin Oncol, 2009, 27(22): 3584 - 3590.

[4]Gore M E, Szczylik C, Porta C, et al. Safety and efficacy of sunitinib for metastatic renal cell carcinoma: an expanded access trial [J]. Lancet Oncol, 2009, 10(8): 757 - 763.

[5]Jac J, Giessinger S, Khan M, et al. A phase Ⅱ trial of RADool in patients (Pts) with metastatic renal cell carcinoma(mRCC) [J]. J Clin Oncol (Meeting Abstracts 5107), 2007, 25(18S).

[6]Motzer R J, Escudier B, Oudard S, et al. Phase 3 trial of everolimus for metastatic renal cell carcinoma: final results and analysis of prognostic factors[J]. Cancer, 2010, 116(18): 4256 -4265.

[7]Tsukamoto T, Shinohara N, Tsuchiya N, et al. Phase Ⅲ trial of everolimus in metastatic renal cell carcinom a: subgroupanalysis of Japanese patients from RECORD - 1[J]. Jap J Clin Oncol, 2011, 41(1): 17 - 24.

[8]许崇安，邢丽丽，王小杰，等. 靶向药物治疗晚期肾癌的 meta 分析[J]. 现代肿瘤医学, 2012, 20(12): 2583 - 2587.

第二节　开放性腹膜后入路右侧肾盂癌根治术

【病例简介】

女性，85 岁，反复肉眼血尿、消瘦 1 年余。泌尿系 B 超：右肾盂肾盏输尿管上段内实性占位病变，考虑为肾盂癌。腹部 CT：右侧肾盂肾盏及输尿管上段占位性病灶，性质考虑为右侧肾盂癌，并侵及右肾实质，伴有右肾功能降低；右肾门旁淋巴结略大。核素肾动静脉造影：肾小球滤过率（GFR）左肾为 26.9 mL/min，右肾为 4.1 mL/min。右肾灌注、功能极重度受损。左肾灌注、功能中度受损。

术前诊断：右侧肾盂癌。

行开放性腹膜后入路右侧肾盂癌根治术。（图 2-2-2）

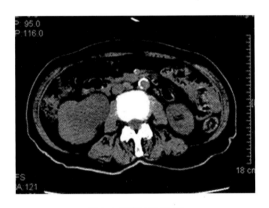

（1）中腹部 CT 平扫

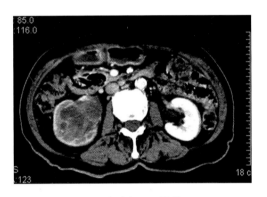

（2）中腹部 CT 增强

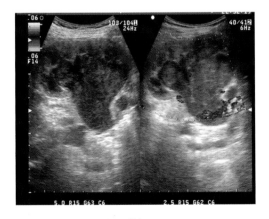

（3）彩超-1

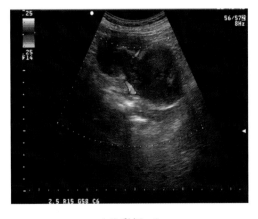

（4）彩超-2

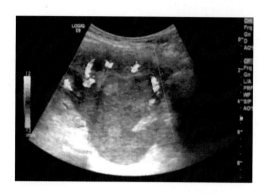

（5）超声造影 – 1

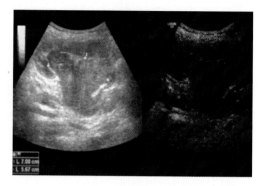

（6）超声造影 – 2

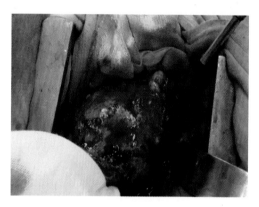

（7）游离肾脏肿物

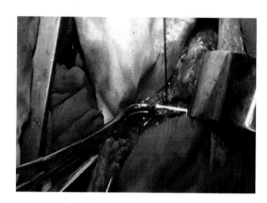

（8）缝合肾脏创面

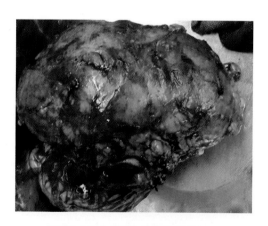

（9）手术标本（切除的肾脏肿物）– 1

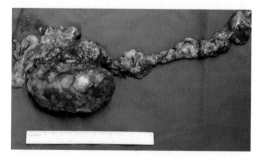

（10）手术标本（切除的肾脏肿物）– 2

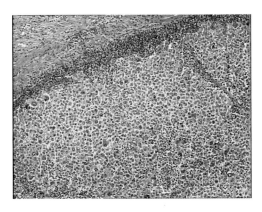 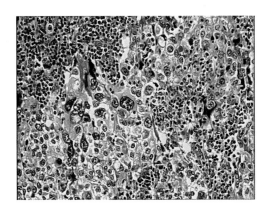

(11)术后病理报告-1 (12)术后病理报告-2

图2-2-2 开放性腹膜后入路右侧肾盂癌根治术

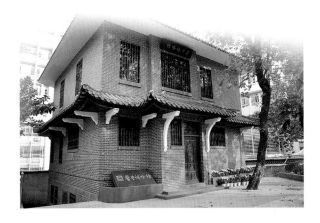

第三节 开放性腹膜后入路左侧肾部分切除术

【病例简介】

女性，53 岁，左腰痛半年余。患者合并高血压病，15 年前有双侧输尿管切开取石术、右肾切开取石术史。泌尿系彩超：左肾实质中上部可见一类圆形等回声团，内部回声不均匀。右肾功能不全。超声造影：左肾等回声团实质增强期呈等增强，实质消退期呈低增强，增强不均匀，考虑为肾癌。CT：左肾中部见结节影，大小约为 23 mm × 24 mm × 20 mm，考虑小肾癌。

术前诊断：左肾癌；右肾功能不全。

行开放性腹膜后入路左侧肾部分切除术。（图 2 - 2 - 3）

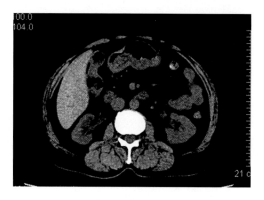

（1）CT 平扫，左肾中极可疑肿物，
右肾功能不全

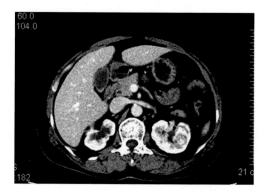

（2）CT 动脉相，可见左肾中极肿物，
无向肾表面突出

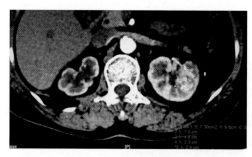

（3）CT 动脉相，左肾肿物大小约为
23 mm × 24 mm × 20 mm

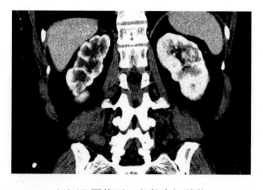

（4）CT 冠状面，左肾中极肿物

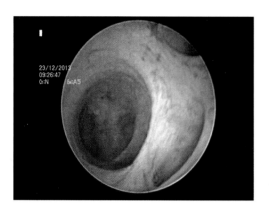

（5）手术前先取截石位，左侧输尿管镜检，
探查左肾盂无肿物突出

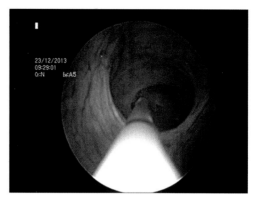

（6）输尿管镜下逆行插管，留置外支架管，
以备术中灌注美蓝，指引切除及缝合肾
集合系统与肾实质

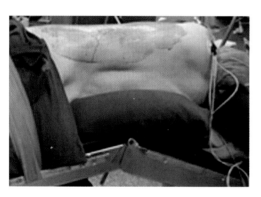

（7）右侧卧位，垫高腰桥，行左肾部分切除术

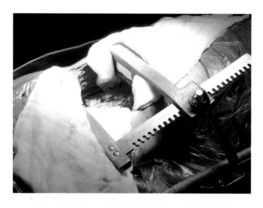

（8）左侧第12肋缘下斜切口，沿腹膜后
途径入路手术

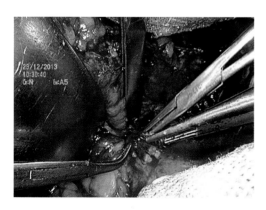

（9）患者有左侧腹膜后输尿管切开手术史，
腹膜后区粘连，经钝、锐性分离，
显露左肾

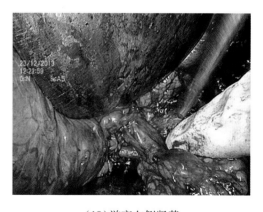

（10）游离左侧肾蒂

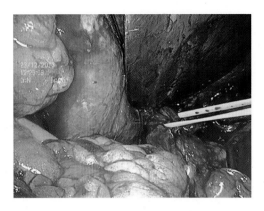

（11）分离左肾动脉，以黄色橡皮筋
临时牵引

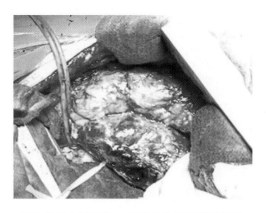

（12）分离左肾动脉，以黄色橡皮筋临时牵引；
游离左输尿管，以红色橡皮管临时牵引

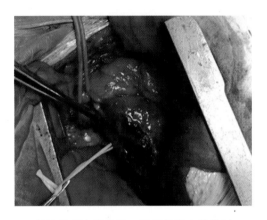

（13）分离左肾动脉，以黄色橡皮筋临时
牵引，游离左肾，表面无明显肿物凸起

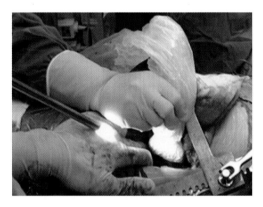

（14）B超引导下，仔细辨认肿物边界

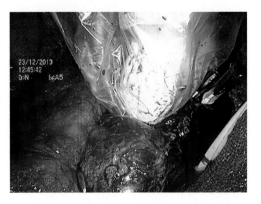

（15）B超探头，辨认肿物边界，以注射
器针头（绿色）插入肾实质，定好边界

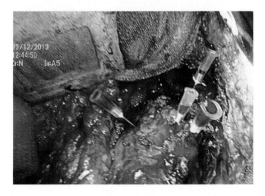

（16）以注射器针头定好肿瘤边界

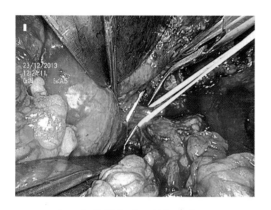

（17）肾蒂钳临时阻断肾动脉 – 1

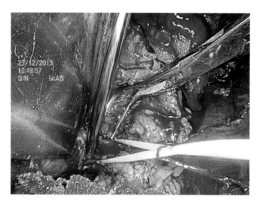

（18）肾蒂钳临时阻断肾动脉 – 2

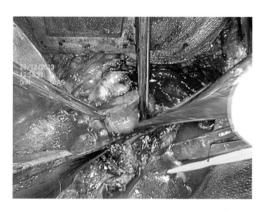

（19）按仔细沿定好的边界切除肿物 – 1

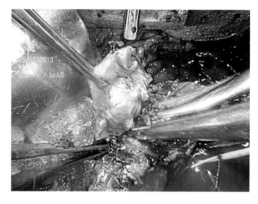

（20）按仔细沿定好的边界切除肿物 – 2

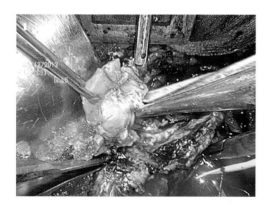

（21）完整切除肿物

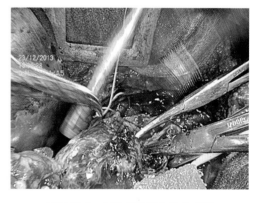

（22）以 3 – 0 微荞线缝合集合系统

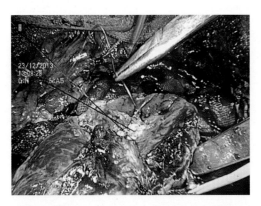

（23）注射美蓝，确认缝合妥善，防止尿漏 - 1

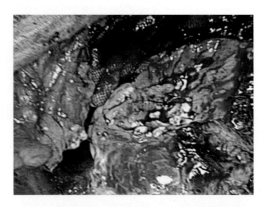

（24）注射美蓝，确认缝合妥善，防止尿漏 - 2

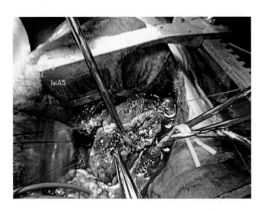

（25）间断性 5 针缝合肾实质创面 - 1

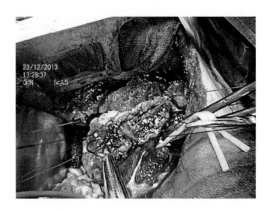

（26）间断性 5 针缝合肾实质创面 - 2

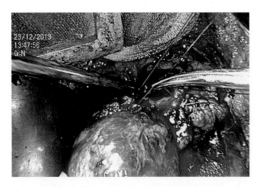

（27）缝合后的肾表面

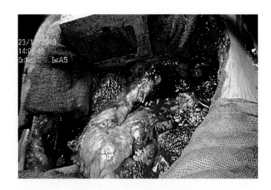

（28）开放肾动脉夹，恢复血流
后创面无渗血

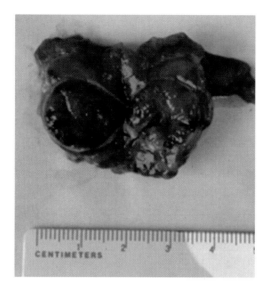

（29）手术标本（切除的肿物，边界完整，
　　　术后病理报告为肾透明细胞瘤）

图 2 - 2 - 3　开放性腹膜后入路左侧肾部分切除术

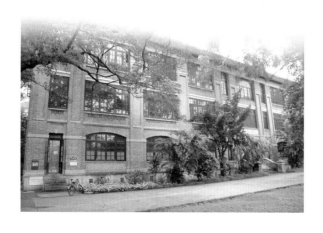

第四节 开放性腹膜后入路右侧肾部分切除术

【病例简介】

女性，49岁，右腰隐痛1月余。CT：右肾皮质见不规则低密度肿物，35 mm × 30 mm × 30 mm，密度不均，增强扫描病灶明显强化。

术前诊断：右肾占位病变，肾癌？

行开放性腹膜后入路右侧肾部分切除术（图2-2-4）

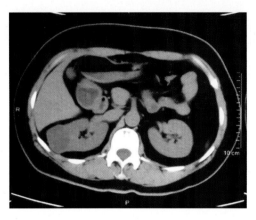

（1）CT平扫

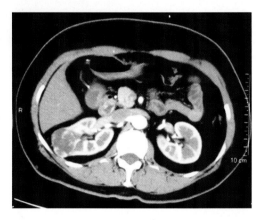

（2）CT动脉相

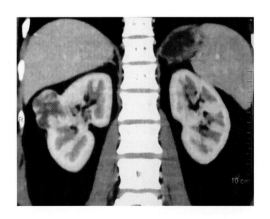

（3）CT冠状面

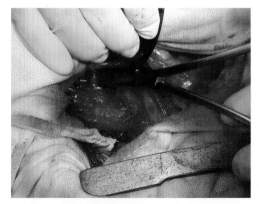

（4）侧卧位，经右侧腰部12肋斜切口，
自动拉钩显露

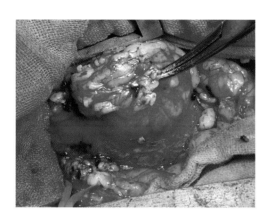

（5）分离肾动脉及肾脏，显露肿瘤分界

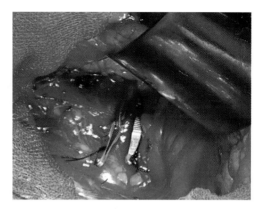

（6）以动脉夹临时阻断肾动脉血流

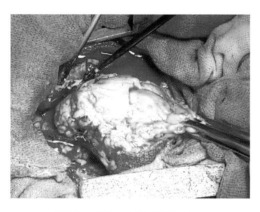

（7）电刀沿肿瘤旁切除肿瘤－1

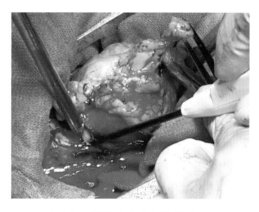

（8）电刀沿肿瘤旁边切除肿瘤－2

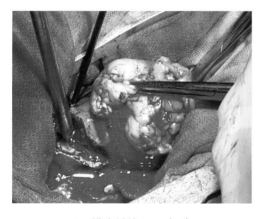

（9）沿边界约 1 cm 切除

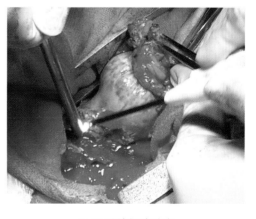

（10）继续切除肿瘤

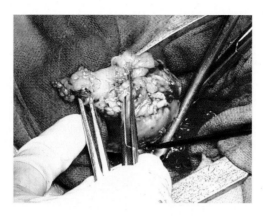

（11）逐步切入肿瘤基底部

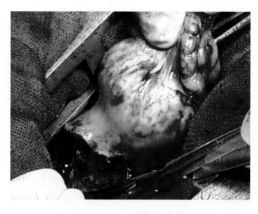

（12）剪刀沿肿瘤边界剪除 - 1

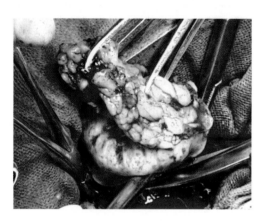

（13）剪刀沿肿瘤边界剪除 - 2

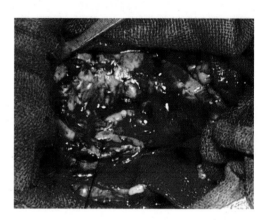

（14）分层缝合肾创面，3 - 0 的 V-lock 线
连续缝合集合系统

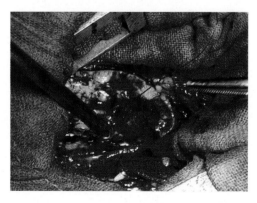

（15）妥善关闭肾集合系统

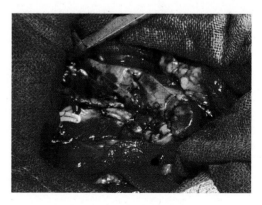

（16）分层缝合肾创面

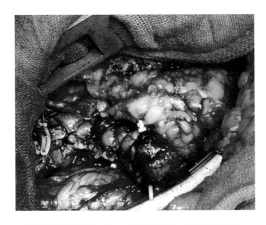

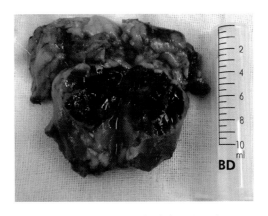

（17）松开肾动脉夹，恢复血流，肾创面无出血　　（18）手术标本（切除的肾肿瘤，边界完整）

图2-2-4　开放性腹膜后入路右侧肾部分切除术

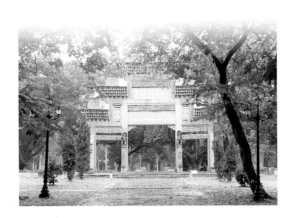

第五节　腹腔镜腹膜后入路右侧肾部分切除术

【病例简介】

男性，33 岁，右腰胀痛 2 月余。CT：右肾中上极占位病变，密度不均，大小 32 mm×30 mm×30 mm，考虑为肾癌可能性大。术前诊断：右肾占位病变，肾癌。

行腹腔镜腹膜后入路右侧肾部分切除术。(图 2 - 2 - 5)

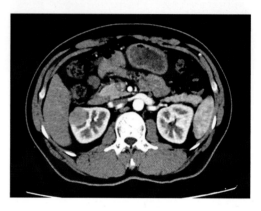

（1）CT 平扫　　　　　　　　　　　　（2）CT 动脉相

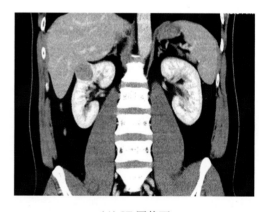

（3）CT 静脉相　　　　　　　　　　　（4）CT 冠状面

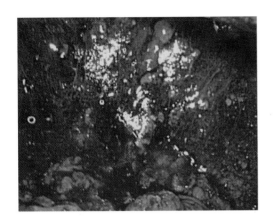

（5）清除右侧腹膜外脂肪

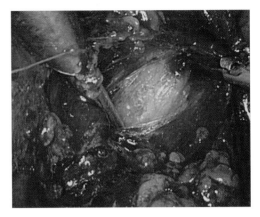

（6）切开 Gerota 筋膜

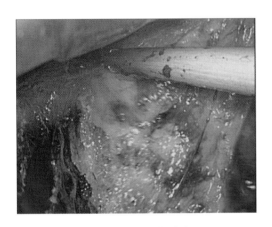

（7）沿腰大肌内侧分离

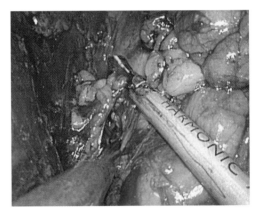

（8）分离肾后间隙

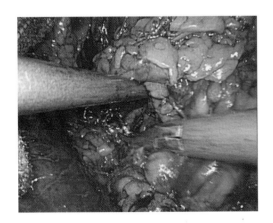

（9）分离右肾动脉

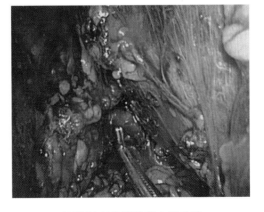

（10）以直角钳游离右肾动脉

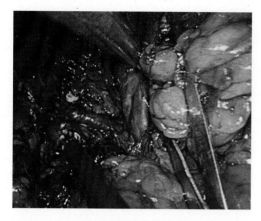

（11）充分游离右肾动脉

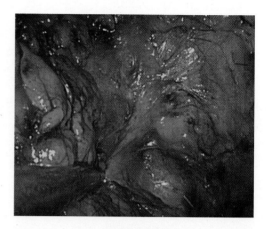

（12）游离肾前间隙

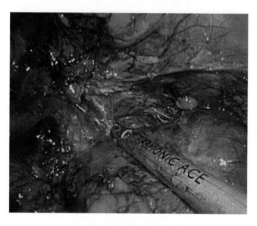

（13）分离肾上极间隙

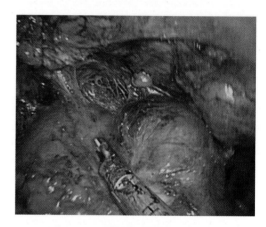

（14）分离肿瘤

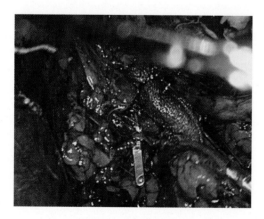

（15）血管夹临时阻断肾动脉血流

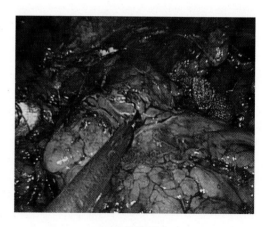

（16）剪除肿瘤

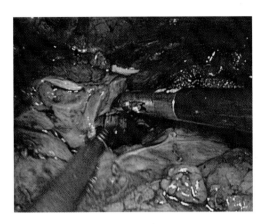

（17）沿肿瘤边界剪除肿瘤 - 1

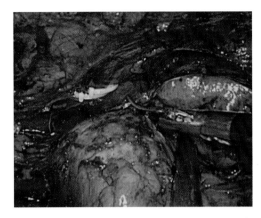

（18）沿肿瘤边界剪除肿瘤 - 2

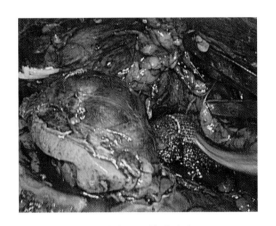

（19）沿肿瘤边界剪除肿瘤 - 3

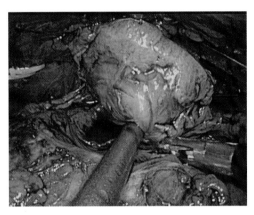

（20）吸管协助显露、剪除肿瘤

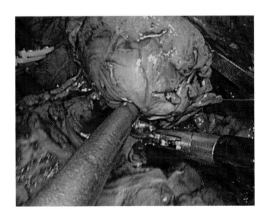

（21）清楚辨认边界

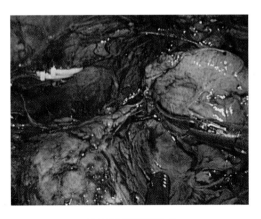

（22）清楚辨明边界

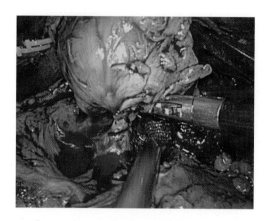

（23）完整剪除肿瘤

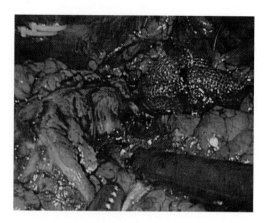

（24）PK 刀电凝出血点

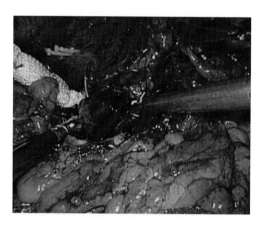

（25）以 V-lock 线缝合肾创面

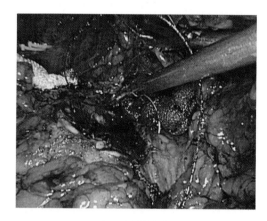

（26）继续缝合

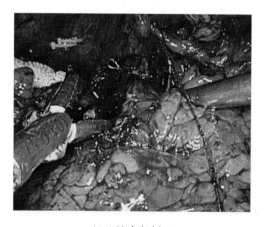

（27）缝合肾创面

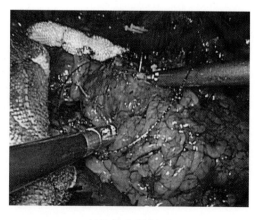

（28）缝合肾创面

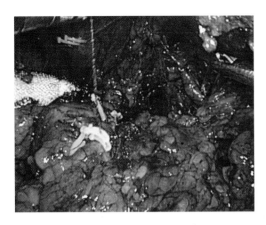

（29）以 Hem-o-lok 固定缝线末端

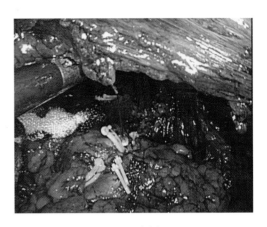

（30）缝合创面

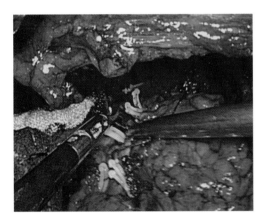

（31）妥善缝合肾创面

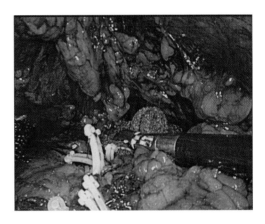

（32）松开肾动脉夹，恢复血流后，肾创面无出血

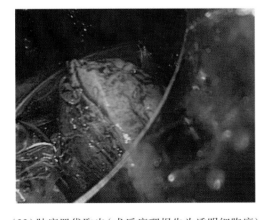

（33）肿瘤置袋取出（术后病理报告为透明细胞癌）

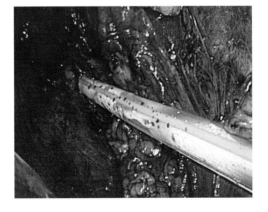

（34）留置腹膜后引流管

图 2 - 2 - 5　腹膜后入路腹腔镜右侧肾部分切除术

◉ 第六节 开放性腹膜后入路左侧肾切除术

【病例简介】

女性，54岁，左腰隐痛半年余。腹部CT：左肾多发结石，左肾输尿管上段及下段结石，左肾重度积液。核素肾动静态显像：肾小球滤过率（GFR）左肾GFR为6.2 mL/min，右肾GFR为64.2 mL/min。诊断：左肾灌注、功能重度受损，右肾灌注正常，功能代偿性增高。

术前诊断：左输尿管结石并左肾重度积液、左肾无功能。

行开放性腹膜后入路左侧肾切除术。（图2-2-6）

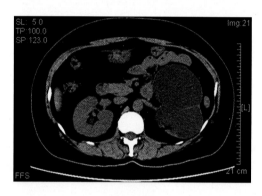

（1）CT平扫

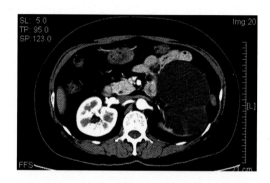

（2）CT增强动脉期

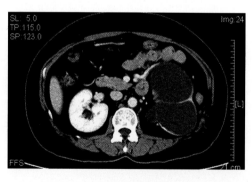

（3）CT增强静脉期

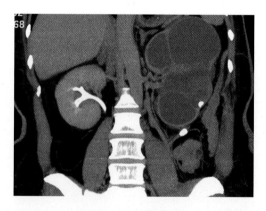

（4）CT冠状面

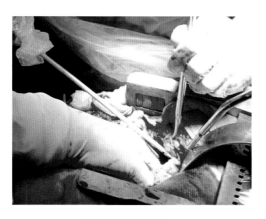

（5）分离肾周脂肪 - 1

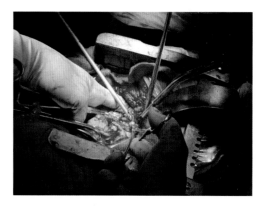

（6）分离肾周脂肪 - 2

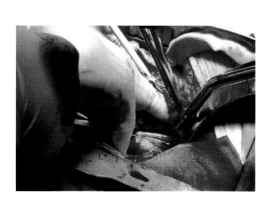

（7）游离肾上极 - 1

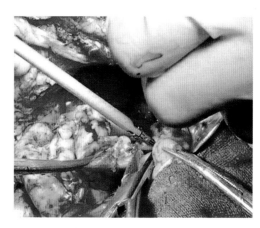

（8）游离肾上极 - 2

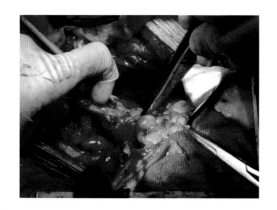

（9）游离肾上极 - 3

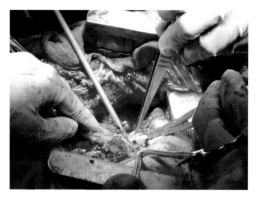

（10）游离肾背侧粘连

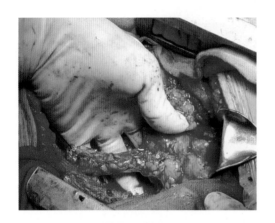

(11)游离输尿管中上部

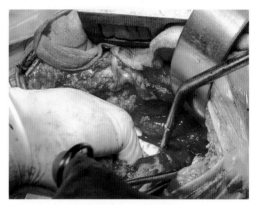

(12)游离肾脏腹侧面

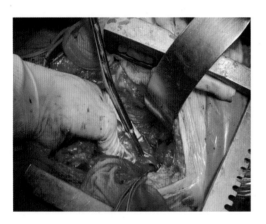

(13)游离肾蒂，上第一把肾蒂钳

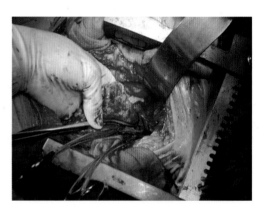

(14)上好三把肾蒂钳

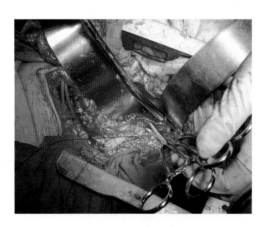

(15)切除肾脏，双重缝扎肾蒂

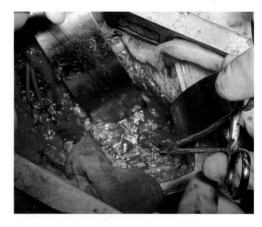

(16)松开最后一把肾蒂钳

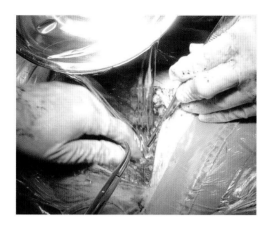

（17）盐水冲洗术野切口

图 2 - 2 - 6　开放性腹膜后入路左侧肾切除术

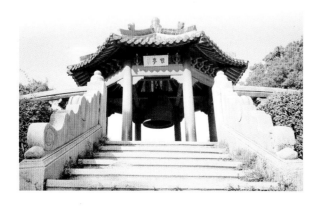

第七节　腹腔镜辅助开放性腹膜后入路右侧重复肾切除术

【病例简介】

女性，35 岁，右腰胀痛 2 年余。CTU：右侧肾重复畸形，双套独立输尿管，右侧一套上肾及输尿管明显扩张积液，功能基本丧失；另一套下肾及输尿管正常。2 年前曾于外院行"肾囊肿手术"。

术前诊断：右侧重复肾畸形。

行腹腔镜辅助开放性腹膜后入路右侧重复肾切除术。（图 2 - 2 - 7）

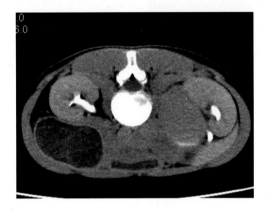

（1）CT 平扫横断面

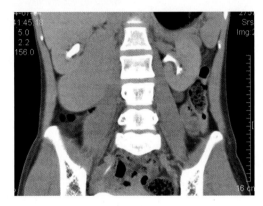

（2）CT 冠状面

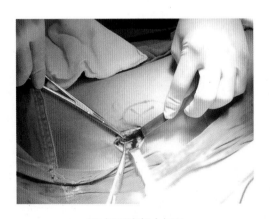

（3）切开腹部小切口

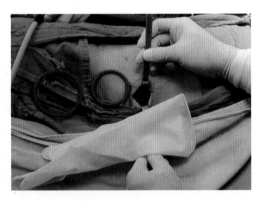

（4）自制单孔操作通

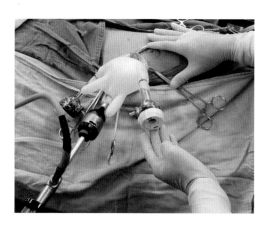

（5）建立单孔操作通道

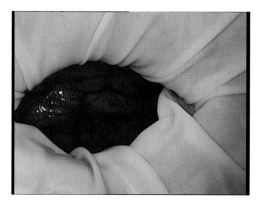

（6）单孔操作通道内景

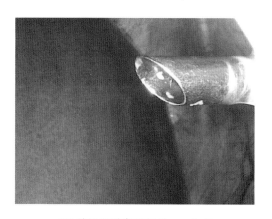

（7）单孔通道旁增加5 mm曲卡

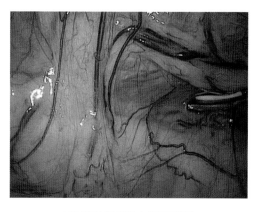

（8）沿结肠旁沟打开后腹腔

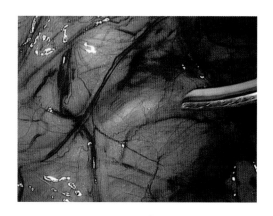

（9）结肠旁沟

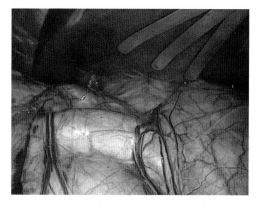

（10）显露肾脏－1

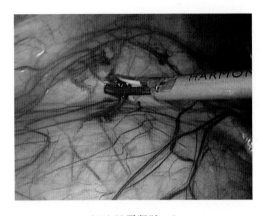

（11）显露肾脏-2

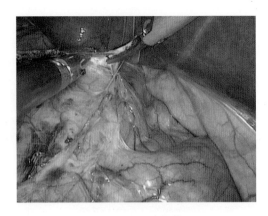

（12）切开 Gerota 筋膜-1

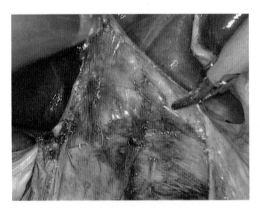

（13）切开 Gerota 筋膜-2

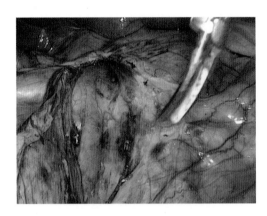

（14）切开 Gerota 筋膜-3

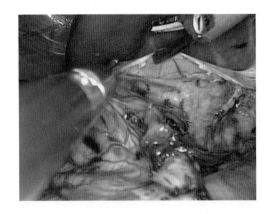

（15）显露上肾-1

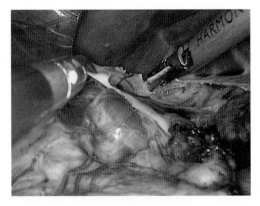

（16）显露上肾-2

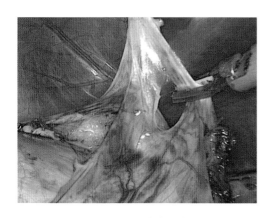

（17）显露、分离上肾

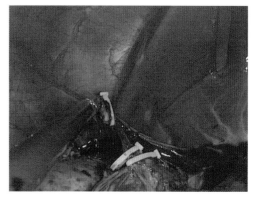

（18）分离上肾血管

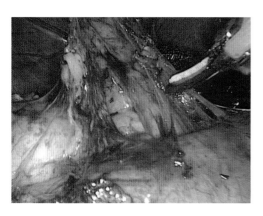

（19）切开肾周脂肪囊

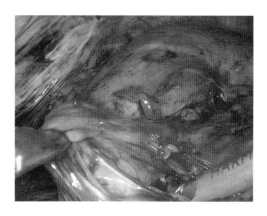

（20）游离下肾输尿管－1

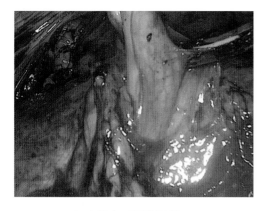

（21）游离下肾输尿管－2

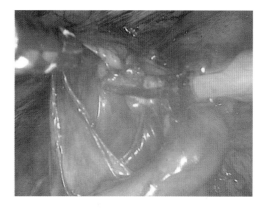

（22）继续游离输尿管

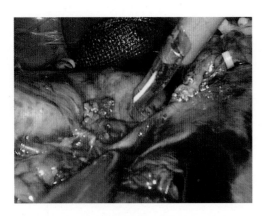

（23）游离上肾

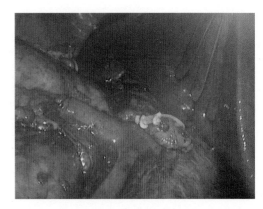

（24）解剖重复的肾门

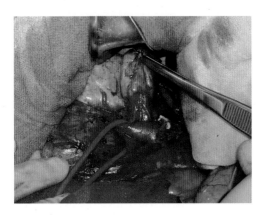

（25）改开放手术，游离下肾静脉

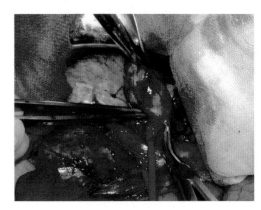

（26）分离上肾肾盂

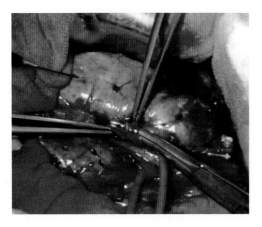

（27）分离上肾静脉

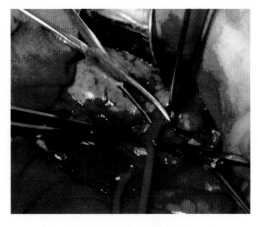

（28）分离上肾肾门

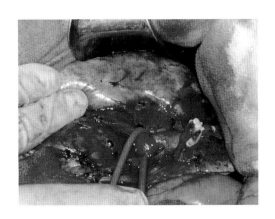

（29）分离上肾动脉 – 1

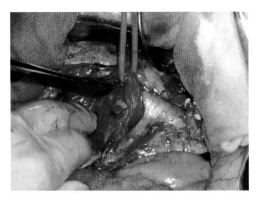

（30）分离上肾动脉 – 2

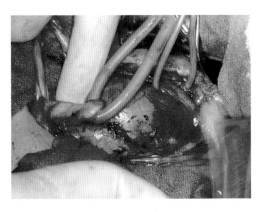

（31）分离上肾输尿管

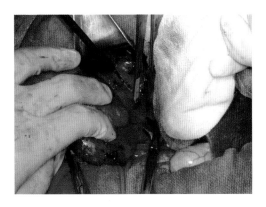

（32）分离上肾上极 – 1

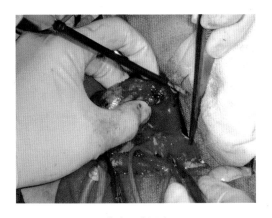

（33）分离上肾上极 – 2

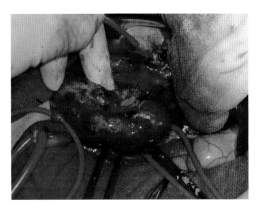

（34）分离上肾背侧 – 1

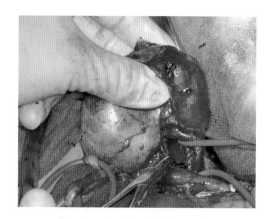

（35）分离上肾背侧 - 2

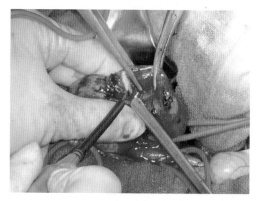

（36）用电刀切除上肾 - 1

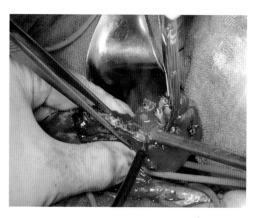

（37）用电刀切除上肾 - 2

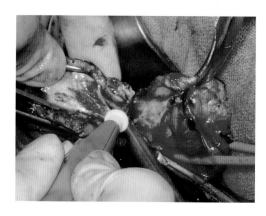

（38）用电刀切除上肾 - 3

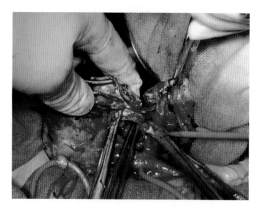

（39）用电刀切除上肾 - 4

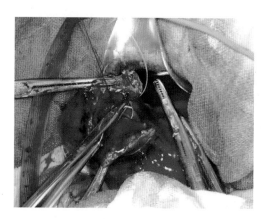

（40）缝合下肾创缘 - 1

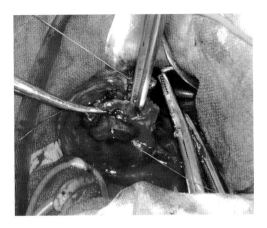

（41）缝合下肾创缘－2

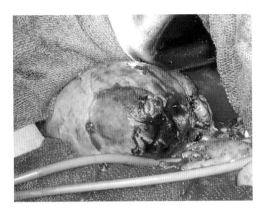

（42）缝合完毕

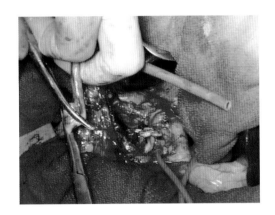

（43）切除上肾输尿管

图 2-2-7 腹膜镜辅助开放性腹膜后入路右侧重复肾切除术

◎ 第八节　B 超引导右侧经皮肾镜碎石取石术

【病例简介】

男性，51 岁，右腰疼痛 1 年余。泌尿系 B 超：右肾多发性结石、局限性积液。腹部 CT：右肾铸型结石并右肾重度扩张积液。

术前诊断：右肾铸型结石。

行 B 超引导右侧经皮肾镜碎石取石术。（图 2 - 2 - 8）

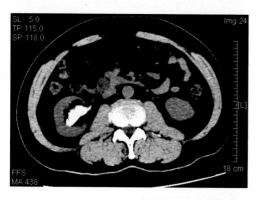

（1）CT 平扫

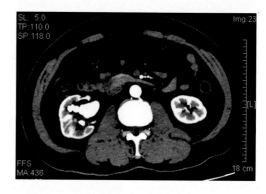

（2）CT 增强动脉期

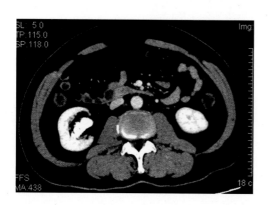

（3）CT 增强静脉期

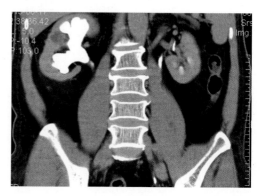

（4）CT 冠状面

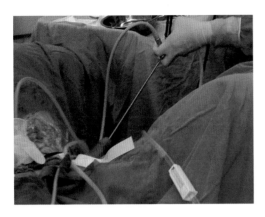

（5）截石位逆行放置输尿管导管

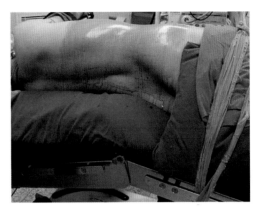

（6）侧卧体位（背侧观）

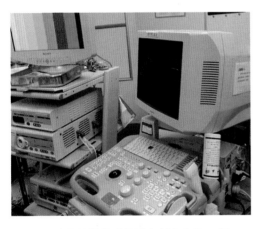

（7）手术用影像系统及穿刺定位的 B 超

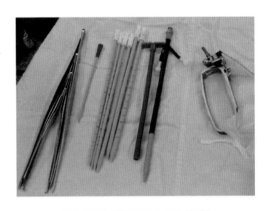

（8）筋膜扩张器及 B 超穿刺架

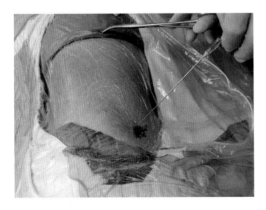

（9）经皮肾穿刺（第一针）

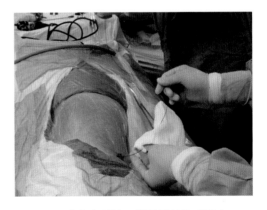

（10）退出穿刺针，保留导丝位于肾内

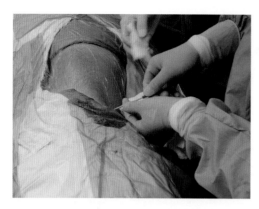

(11)在导丝引导下以筋膜扩张器逐级扩张

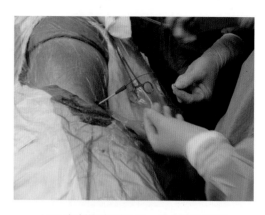

(12)穿刺深度到达后,注意有无尿液
经扩张管滴出

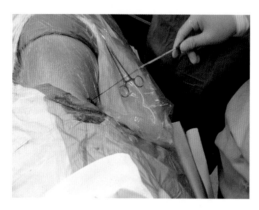

(13)退出第一个扩张管

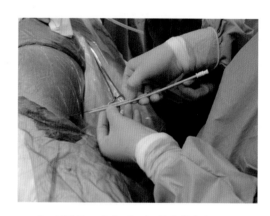

(14)测量,确定下一级扩张管穿刺深度

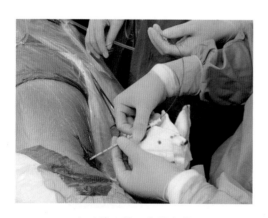

(15)旋入第二条扩张管

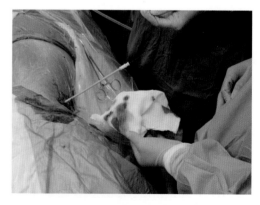

(16)逐级扩张到20F操作鞘,可见
尿液顺利滴出

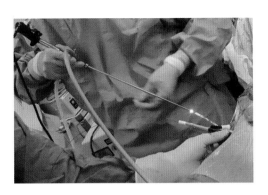

（17）冲水进入肾脏

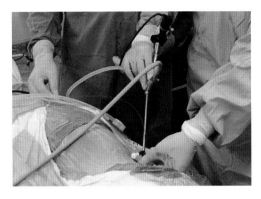

（18）入镜

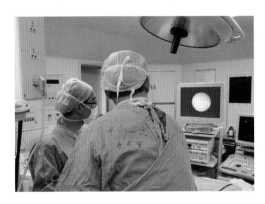

（19）观察肾脏情况

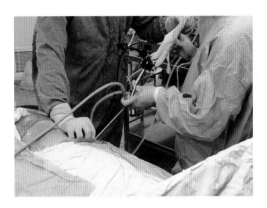

（20）置入气压弹道碎石杆

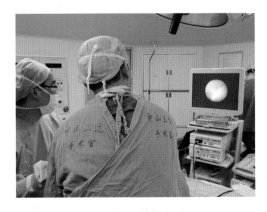

（21）气压弹道碎石

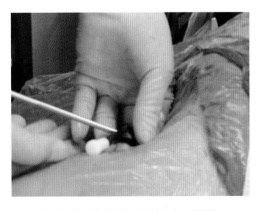

（22）利用水流作用，冲出结石碎块

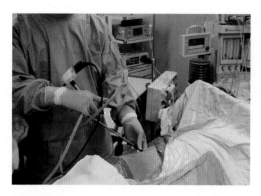
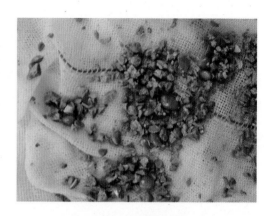

(23)左手拿鞘，右手持镜，探查各盏　　　　(24)手术标本(清除的结石)

图 2 - 2 - 8　B 超引导右侧经皮肾镜碎石取石术

[附一]部分碎石设备与器械介绍

尿路结石是泌尿外科的常见病之一，输尿管镜及经皮肾镜下碎石术作为结石微创治疗的有效方法，近年来涌现很多新设备新技术，多种导丝、导管与取石工具提高了手术效率。

(一)导丝

导丝可协助建立输尿管操作通道，有些为硬头，有些为软头，部分产品有亲水涂层，易于使导丝推进(图 2 - 2 - 7)。选择导丝需考虑的因素有：

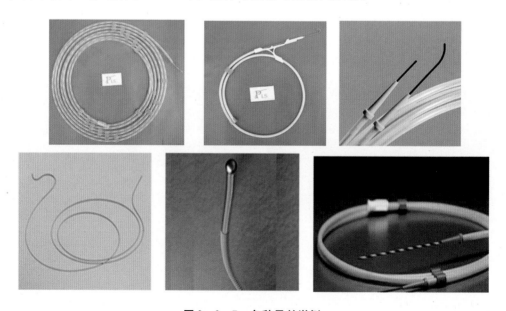

图 2 - 2 - 7　各种导丝举例

（1）操控性：导丝可控程度的特性——便于扭转、操持、推送等特性。

（2）通过性：导丝能否顺利通过狭窄或者迂曲部位，是否便于置入（头端、涂层、柔韧性、软硬度）。

（3）顺应性：对弯曲结构的适应程度（柔韧性、软硬度）。

（二）导管

输尿管导管可用于引流和逆行性肾盂造影，有些为楔形、圆形、锥形头，方便进入输尿管口（图2-2-8至图2-2-10）。

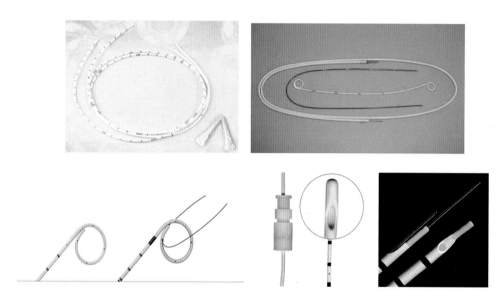

图2-2-8 各种输尿管导管举例

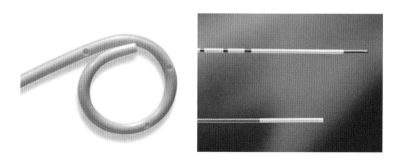

图2-2-9 输尿管支架与虎尾柔软头输尿管导管

（三）输尿管扩张鞘与球囊

1. 输尿管扩张鞘（图2-2-11）

输尿管扩张鞘用于结石操作或输尿管镜检查前进行输尿管扩张，或扩张壁内段输尿管。球囊近端与远端均有不透射线标记，包括一个特制的固定旋钮手柄，用于在插入球囊导管时稳定导丝。套装包含球囊导管和导丝。

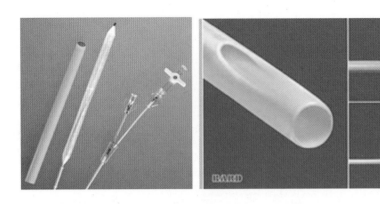

图 2 – 2 – 10　双腔鞘

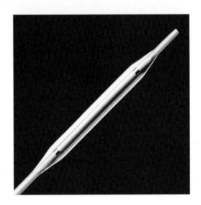

图 2 – 2 – 11　输尿管扩张鞘

2. 输尿管导入鞘（图 2 – 2 – 12）

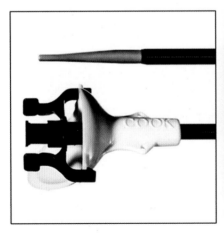
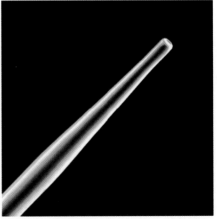

图 2 – 2 – 12　输尿管导入鞘

输尿管导入鞘用于泌尿科内窥镜手术建立手术通路，以辅助内窥镜与其他器械进入泌尿道。在输尿管介入手术中，输尿管导入鞘可在导入内窥镜和其他器械前扩张输尿管，并为其提供连续性操作通道。Flexor 导入鞘可在反复器械交换时保护输尿管，减少造成创伤的可能性。连续性工作通道还可保护精密器械和较细的软性内窥镜免受损坏，减少昂贵的维修费用。

3. 肾造瘘球囊（图 2 - 2 - 13）

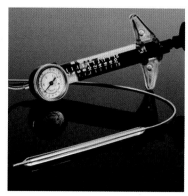

肾造瘘球囊用于扩张肌筋膜通道及肾被膜，从而在经皮手术时建立肾造瘘通道。为便于操作，Ultraxx 球囊在球囊与导管头端之间呈短锥形过渡结构。此短锥形头端使扩张通道可紧邻手术部位，从而更易于对嵌塞结石的肾盏进行手术操作。铂金标记环具有超强显影性，即使在困难的病例中也能确保球囊扩张的定位。球囊的额定破裂压力为 20 个大气压（1 大气压 = 1.01×10^5 Pa）。套装包含球囊导管、鞘管和充盈器。

图 2 - 2 - 13　肾造瘘球囊

4. 肾扩张器套装（图 2 - 2 - 14）

Amplatz 肾扩张器套装用于扩张经皮至肾的通路，以进行取石操作。标准套装包含 8.0 Fr. 不透射线 TFE 导管；3 个不透射线扩张器（6.0 ~ 10.0 Fr.），锥形头与直径 0.038 英寸（0.97 mm）的导丝匹配；以及 11 个扩张器（10.0 ~ 30.0 Fr.），锥形头与 8.0 Fr. 不透射线 TFE 导管匹配。最大型号的 4 根扩张器配有不透射线 TFE 鞘。

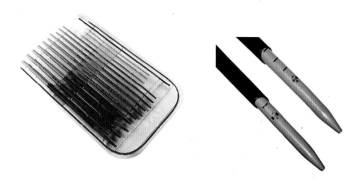

图 2 - 2 - 14　肾扩法器套器

（四）套石网篮与取石钳

（1）取石网篮取石：将结石击碎后，置入取石网篮，将取石网篮头端网兜越过较大的结石残块，上推取石网篮推杆打开网篮，网住结石，回拉推杆拉紧网篮推杆退镜，取出结石。（图 2 - 2 - 15）

（2）取石钳取石：经内窥管镜置入取石钳，取石钳关节露出手术野，打开钳嘴，夹紧结石并退镜，取出结石。（图 2 - 2 - 16 至图 2 - 2 - 18）

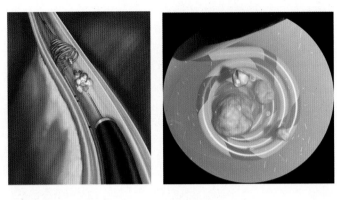

图 2 – 2 – 15 镍钛合金取石网

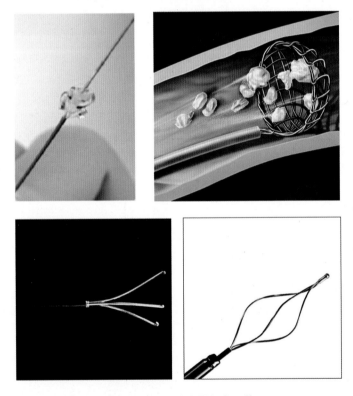

图 2 – 2 – 16 封堵器与套石篮

取石网篮与取石钳的操作体会有：

1）取石网篮较取石钳更易成功俘获输尿管结石，单次取石时间明显缩短。

2）取石网篮俘获结石后不易滑脱。取石网篮俘获结石后，网兜由 4 条合金金属网线构成，从 4 个方向牢固"绑"住结石。取石钳钳夹结石后，依靠术者夹紧钳柄，在输尿管镜退镜过程中，尤其是在尿道部退镜时结石常常滑脱。

应用取石网篮时需注意：

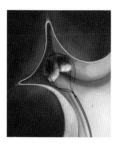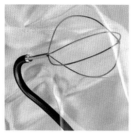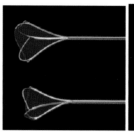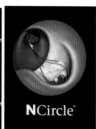

图 2-2-17   套石网篮

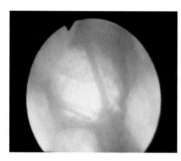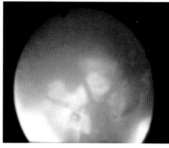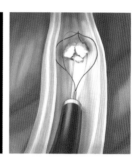

图 2-2-18   套石篮套住结石并用钬激光击碎

1)取石网篮常能俘获体积较大的结石或结石残块，若在退镜过程中遇到阻力强行牵拉取石篮，有拉断输尿管的风险。此时应张开取石网篮，将结石进一步击碎后再次套取。

2)结石下端存在输尿管狭窄、炎性水肿时不应伸出取石篮，盲目套取结石、牵拉取石网篮，此时应依照常规直视下取石或碎石后取石。

3)术前应检查取石网篮结构的完整性，以及网兜收放有无障碍，若遇见网兜收放不顺，应更换取石篮，以免术中俘获较大结石后无法松网，使结石与取石网篮卡在输尿管中。

参 考 文 献

[1]Cabrera F J, Preminger G M, Lipkin M E. Antiretropulsion devices[J]. Curr Opin Urol, 2014, 24(2)：173-178.

[2]Suh L K, Rothberg M B, Landman J, et al. Intrarenal pressures generated during deployment of various antiretropulsion devices in an ex vivo porcine model[J]. J Endourol, 2010, 24(7)：1165-1168.

[3]温星桥, 叶春伟, 蔡燚, 等. 上尿路结石所致急性梗阻性肾功能不全的微创手术治疗[J]. 热带医学杂志, 2012, 12(11)：1347-1349.

[4]刘定益, 王健, 王名伟, 等. 提高输尿管镜钬激光治疗输尿管上段结石成功率的体会[J]. 临床泌尿外科杂志, 2010, 25(3)：189-191.

[5]黄甫初, 王良圣, 魏鸿蔼, 等. 输尿管镜治疗输尿管结石失败原因分析和处理对策[J]. 中华泌尿外科杂志, 2003, 24(6)：402-404.

[附二]激光在泌尿外科领域的应用

激光技术以其手术安全、简单、无出血等优点，已在泌尿外科获得了广泛的应用。常用于治疗尿路结石、前列腺增生症、膀胱和阴茎浅表肿物，以及前列腺肿瘤等。各种不同波长的激光具有不同的组织效应。

（一）目前临床上常用的激光

（1）掺杂不同离子的 YAG（Yttrium-aluminum garnet）系列激光。包括 Nd：YAG（Neo-dymium：YAG）、KTP/Nd：YAG（potassium-titany1-phosphate/Nd：YAG）和 Ho：YAG（Hol-mium：YAG）激光。Nd：YAG 激光凝固效应优于汽化效应，止血效果好，但不具备切割功能。KTP/Nd：YAG 激光波长为 532 nm，穿透深度约 1 mm，汽化作用强，凝固效应相对较弱。钬激光波长为 2 140 nm，水为其吸收色基，可被水吸收，吸收系数为 40 cm^{-1}。人体组织主要由水构成，这就决定了它的非组织选择性，对组织的作用不随成分而改变，效果均一，穿透深度约为 0.4 mm，钬激光的脉冲时间极短（0.25 ms），故所产生的热穿透不深，弥散很少，对周围组织的热损伤范围小，汽化切割效应较上述两种激光好，止血效果也明显。

（2）CO_2 激光。CO_2 激光波长为 10 600 nm，易被水吸收，其吸收系数为 800 cm^{-1}，比钬激光大得多，消融组织深度则更浅，只有 0.05 mm，这样可进行精确切割，热损伤范围更小。目前传输波长大于 2 400 mm 的光导纤维尚未研制成功，故 CO_2 激光不能经光纤传导，不能用于内窥镜，但可广泛用于外生殖器疣及包皮环切等操作。

（3）半导体激光。

（4）脉冲染料激光：汽化效应强于凝固效应，常用于碎石。

（二）激光在泌尿外科临床的应用

（1）激光在碎石中的应用。钬激光为脉冲式激光，可以瞬间发射出上千瓦能量并转化为机械能，具有光碎裂作用。

（2）激光治疗良性前列腺增生症：采用钬激光，利用 Ho：YAG 精确切割的特性，手术中将增生的前列腺分块剜出组织（HOLEP），将其切碎吸出。该法具有手术时间短、术中出血少、术后膀胱刺激症状轻、留置导尿管时间短、术后不需要膀胱冲洗等优点。至今，有 4 种激光可用于 BPH 的治疗，即钕：钇铝石榴石激光（Nd：YAG），钬：钇铝石榴石激光（Ho：YAG），磷酸钛氧钾：钇铝石榴石激光（KTP：YAG），以及半导体激光。

（3）激光治疗浅表性膀胱癌，可用来切割膀胱肿瘤。

（4）激光治疗尿道狭窄及在其他方面应用。绿激光是一种 Nd：YAG 激光通过磷酸钛氧钾（KTP）晶体将波长为 1 064 nm 的激光转化（倍频）为 532 nm 的可见绿激光。KTP 绿激光几乎不为水所吸收，但易为氧化血红蛋白吸收（吸收系数约为 2.34/cm），在组织中产生的热能发挥为汽化效应，且主要局限在组织表面很薄的部分，深度约为 0.8 mm。

（5）2 μm 外科激光系统。是波长为 2 μm 的新一代激光器，由于其波长与组织水分对激光的吸收峰 1.94 m 相当接近，故 2 μm 外科激光治疗系统可以产生有效而迅速的组织切割、汽化及凝固效果，同时其组织穿透深度仅0.3～0.4 mm，并产生0.5～1.0 mm的凝固层，因而不会导致严重的组织水肿、坏死、继发炎症感染、刺激症状等。

参 考 文 献

[1]孙颖浩. 激光技术在我国腔内泌尿外科应用的现状[J]. 中华泌尿外科杂志，2005，26(1)：15－16.

[2]李文成. 激光及其在泌尿外科的应用[J]. 国外医学泌：尿系统分册，2004，24(3)：329－332.

[3]夏术阶. 2μm外科激光治疗系统在泌尿外科的应用[J]. 临床泌尿外科杂志，2009，24(10)：725－728.

[附三]肾结石围手术期的抗感染治疗

肾结石容易合并感染，甚至引起肾积脓、尿源性败血症、脓毒血症、感染休克，临床上治疗较为棘手。

经皮肾镜手术脓毒血症的发生与手术时间、尿中细菌数、梗阻严重程度和结石感染等因素有关。PCNL术中，如果肾盂内压增高，毒素就会迅速经肾盂淋巴、静脉网系统入血，从而激活机体许多细胞因子，如肿瘤坏死因子、干扰素、补体系统等，从而引起全身炎症反应综合征(systemic inflammatory response syndrome，SIRS)，导致微循环障碍，代谢紊乱及多器官功能衰竭。革兰氏阴性菌释放内毒素是导致脓毒血症的主要病因。

脓毒血症一旦转为感染性休克，如果未经及时治疗，就很容易发展成为多脏器功能衰竭，进而危及生命。因此，为降低围手术期脓毒血症的发生率，术前肾积脓患者通常需要输尿管镜逆行插管引流，对于心肺功能不全患者，或者输尿管逆行插管不成功则需要行经皮肾穿刺造瘘。出现败血症后，应及时正确地采取治疗措施。

肾结石手术患者的抗菌治疗，通常要选用安全、可靠、肾毒性小的抗生素。泌尿系感染常见为革兰氏阴性菌，最常见的病原体为大肠杆菌。普通感染推荐应用的抗生素有氟喹诺酮类药物、氨基青霉素、β－内酰胺酶抑制剂、第二代头孢和氨基糖苷类抗生素，应用时要注意其耐药性和敏感性。

当围手术期发现脓毒血症发生时，建议首选抗菌谱广、覆盖面大、抗菌力强的抗菌药物治疗，必要时推荐早期使用亚胺培南、西司他丁钠，可有效地控制感染，防止病情迅速恶化，缩短病程。后期根据临床疗效及病原学检查结果，如术中肾盂内尿液细菌培养结果，选择敏感抗生素。有研究认为，针对尿源性脓毒血症的治疗及早使用敏感抗生素是关键，每延长1 h，患者存活率就降低8%。有中毒症状者加用激素，大量补液，加用利尿剂，延长留置导尿时间，防止返流。在控制细菌感染的同时应注意防治真菌二重感染。

第三代头孢菌素中的头孢曲松(罗氏芬)，其抗菌谱广，对大多数革兰氏阴性和革兰氏阳性细菌敏感，因而被临床医生作为预防术后感染的常用药物。对β－内酰胺酶稳定，组织穿透力强，有较长的半衰期，在血液中消除半衰期长。第三代头孢菌素头孢哌酮，通过抑制细胞壁合成达到杀菌作用，具有抗菌谱广、杀菌力强的特点，但对β－内酰胺酶的稳定性差。舒巴坦除对淋球菌和不动杆菌具有抗菌活性外，不具有其他抗菌活性，但对由耐药菌株产生的各种 β－内酰胺酶，舒巴坦是不可逆的抑制剂，且随接触时间增加而变得更加的强烈，因此头孢哌酮和舒巴坦的联合抑制（舒谱深）对 β－内酰胺酶高度稳定且抗菌作用强。此外，其他新类型抗生素也有作用。

肾结石围手术期败血症与脓毒血症发展严重，需要高度警惕，充分认识病因，术前充分准备，术后早期发现以及积极合理地治疗。

参 考 文 献

［1］Aueg B K, Pietrow P K, Lallas C D, et al. Ureteral access sheath provides protection against elevated renal pressures during routine flexible ureteroscopic stone manipulation［J］. J Endourol, 2004, 18：33－36.

［2］Smith T P, Mark Ryan J, Nikiasn L E. Sepsis in the interventional radiology patient［J］. J Vasc Interv Radiol, 2004, 15：317－325.

［3］Radecka E, Brehmer M, Holmgren K, et al. Complications associated with nephrolithotripsy：supra vs subcostal access［J］. Acta Radiol, 2003, 44：447－451.

［4］Mokhmal J I H, Braun P M, Martinez Portillo F J, et al. Percutaneous nephrostomy versus ureteral stents for diversion of hydronephrosis caused by stones：a prospective, randomised clinical trial［J］. J Urol, 2001, 165：1088－1092.

［5］陈亮，李建兴. 经皮肾镜碎石取石术的并发症的防治［J］. 现代泌尿外科杂志，2013, 18(6)：527－531.

［6］安瑞华，甘秀国，李宇航，等. 复杂肾结石围手术期防治脓毒血症的意义和方法［J］. 现代泌尿外科杂志，2014, 19(6)：361－366.

［7］Radeckae, Brehmer M, Holmgren K, et al. Complications associated with nephrolithotripsy supra vs. subcostal access［J］. Acta rabiol, 2003, 44：447 －451.

［8］Okhmmlji H, Braunpm, Martlinez Portillo F J, et al. Pervutaneous nephrostomy versus ureteral stents for diver sion of hydronephrosis caused by stones, a prospective random-ised clinical trial［J］. J Urol, 2001, 165：1088－1092.

［9］Jones R N, Barry A L, Thornsberry C, et al. Cefopemzone：a review of its antimicrobial spectrum, beta-lactamase stability, enzyme inhabition, and other in vitro characteristics［J］. Rev Infect De, 2000, 84：496－504.

［10］Muder R R, Agarwala S, Mirani A, et al. Pharmacokinetics of cefoperazone and sulbactam in liver transplant patients ［J］. J Clin Pharmacol, 2002, 42(6)：644－650.

［11］Rho J P, Castle S, Smith K, et al. Effects of impaired renal function on the pharmacokinetics of co-administered cefoperazone and sulbactam［J］. J Antmicrob Chemother, 1992, 29(6)：701－709.

第九节 改良"一步式"经皮肾造瘘法

经皮肾穿刺造瘘术是引流梗阻性肾积液和积脓、改善肾功能的常用方法。目前临床上应用较广的是传统序列扩张法，应用从小至大的多根筋膜扩张管扩张造瘘通道，最后置管。但该法在有开放手术史或腰部瘢痕患者，易出现穿刺困难、扩张管移位、出血、造瘘失败等。

我们最近应用一种"改良'一步式'经皮肾造瘘法"，可将肾穿刺与放置引流管等多项操作简化，减少扩张次数及降低穿刺通道出血或损伤的风险。

（一）操作器械

操作器械主要有穿刺造瘘套管（SKATER single step renal drainage tube，inter V，丹麦PBN 医学设备公司，美国 Angiotech 公司，上海美创医疗有限公司代理）（图 2 - 2 - 19）。

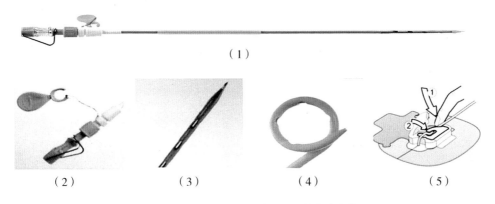

图 2 - 2 - 19 改良"一步式"穿刺造瘘套管

（1）导管全长；（2）导管自带收缩线可弯曲造瘘管末端；（3）针尖与造瘘管尖部衔接顺滑；（4）管末端可收缩呈猪尾状；（5）自带皮肤粘贴装置。

（二）方法步骤

（1）穿刺部位常规消毒铺巾，局部浸润麻醉（图 2 - 2 - 20）。

（2）在实时 B 超引导及穿刺定位器的辅助下，沿穿刺引导线直接向积液的肾盏穿刺（图 2 - 2 - 21）。

（3）穿刺成功后观察穿刺针位置、造瘘管是否有尿液引出，拔除针芯，收紧造瘘管尾部丝线，使管末端形成猪尾状弯曲（图 2 - 2 - 22）。

（4）使用专用皮肤固定敷贴固定造瘘管，造瘘管直接接尿袋（图 2 - 2 - 23、图 2 - 2 - 24）。

（三）讨论

有开放性肾切开取石术的患者，由于腰部及肾脏集合系统的瘢痕化，可导致经皮肾穿刺造瘘困难。筋膜扩张管反复多次扩张肾通道，容易引起出血，金属扩张器质地坚硬，容易误伤肾脏及邻近脏器。

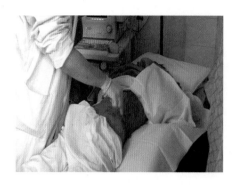
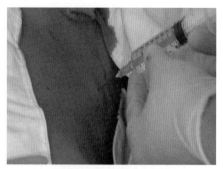

图 2 - 2 - 20　常规消毒铺巾，穿刺点局部浸润麻醉

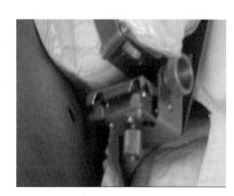
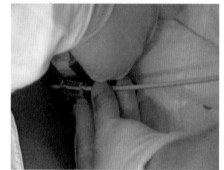

图 2 - 2 - 21　B 超引导下穿刺

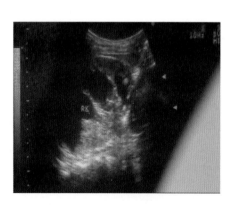
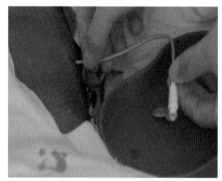

图 2 - 2 - 22　造瘘管在位，可引出尿液

本法所用的穿刺造瘘套管，将经皮肾穿刺与放置引流管等操作简化于一步进行，减少反复扩张的次数及降低穿刺通道出血及损伤风险。该管表面有特殊亲水涂层，可减少与周围组织的摩擦阻力。管尖部有锐利的穿刺针，配合强有力的细金属管支撑，增强了穿透瘢痕组织的能力，可减少在瘢痕区域反复扩张的次数及可能出现的并发症，提高造

瘘成功率。该管前端采用带牵引线的猪尾状管结构，术后固定较普通引流管牢靠，不易自肾集合系统脱落。该管采用配套的皮肤固定敷贴固定，无须缝线固定，可减轻患者疼痛，减少操作时间，固定可靠。

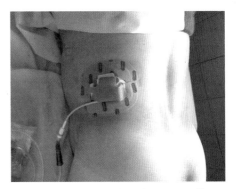

术中采用实时 B 超监测，对准有扩张积液的肾盏进针，可明显提高穿刺的准确性，减少误伤或出血。此外，术前行 IVU、CT、MRI 检查，有利于了解肾内集合系统的立体结构，对提高穿刺准确性有帮助。

图 2 - 2 - 23　固定造瘘管，并接尿袋

在有一定积水厚度(2 cm 以上)的肾脏，应用该法造瘘，操作简便、出血少、一次穿刺成功率高。

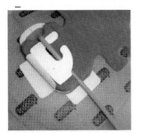
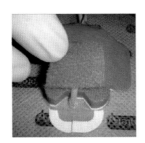
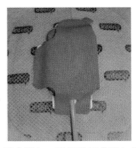

医用无纺布材料：吸水透气、保持伤口干燥、促进伤口愈合。不含橡胶的水凝胶：无纺布内面覆有不含橡胶成分的水凝胶，粘贴牢固且不易引起皮肤过敏

柔软的海绵垫：病人佩戴非常舒适，可有效防止导管打折。透明的小视窗：能随时方便地观察和护理创口

尼龙搭扣：独特的尼龙搭扣设计，操作非常方便。广泛的适应性：适应于16F以下的各类插入体内导管的固定

图 2 - 2 - 24　SKATER FIX 敷贴套装

对于一些积水少、肾实质后的肾脏，可应用更精细的套装，如 SKATER® 的肾穿刺造瘘套装(无锁尾系统)[Nephrostomy Kit (with locking pigtail)](图 2 - 2 - 25)，可减少对肾脏的损伤。利用该装置时，先用 18G 穿刺针穿刺肾脏，精确置放 035″超硬导丝，扩张管与同轴的 6F 外鞘管之间过渡平滑，减小经皮插入阻力，留置 6F 造瘘管，顺利完成肾造瘘。

Individual parts of the SKATER® Nephrostomy Kit ▲

图 2 - 2 - 25

第三章 前列腺手术

第一节 经尿道前列腺电切术

【病例简介】

男性，58 岁，尿频、尿急、尿不尽 1 年。泌尿系 B 超：前列腺增生（55 mm ×
48 mm ×45 mm），双肾积液，双侧输尿管上段扩张。血 PSA 水平正常。

术前诊断：前列腺增生症。

行经尿道前列腺电切术。（图 2 - 3 - 1）

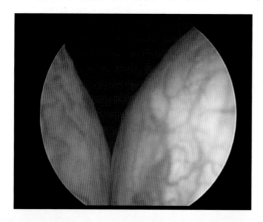

（1）膀胱颈，前列腺两侧叶明显增生

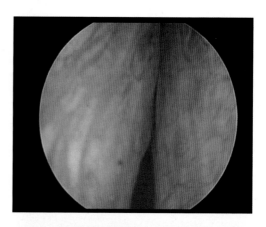

（2）前列腺两侧叶，后尿道延长

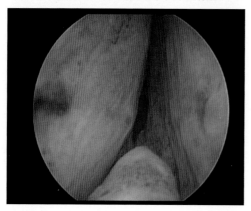

（3）精阜

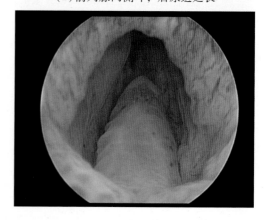

（4）巨大的精阜

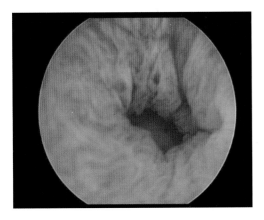

(5)尿道括约肌

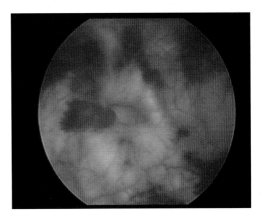

(6)膀胱憩室

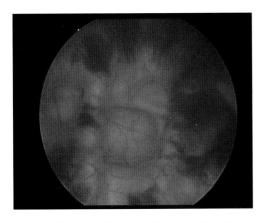

(7)膀胱小梁明显增生并多发憩室形成

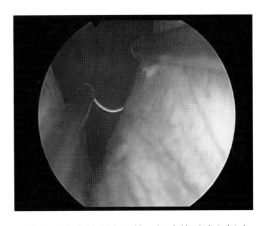

(8)先从 5 点钟方向开始,切除前列腺左侧叶

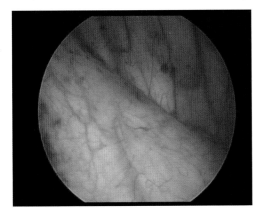

(9)右侧输尿管开口

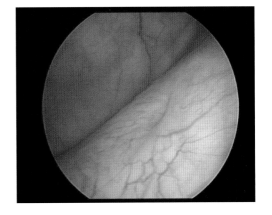

(10)左侧输尿管开口

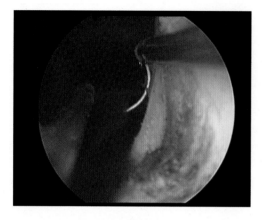

（11）切除第一刀

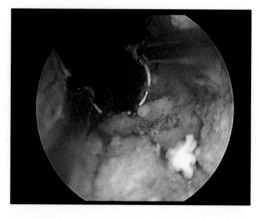

（12）先从 5 点钟方向开始，切除前列腺左侧叶

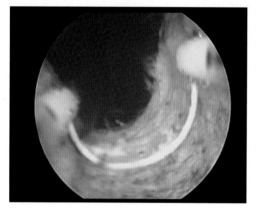

（13）切除左侧叶通道

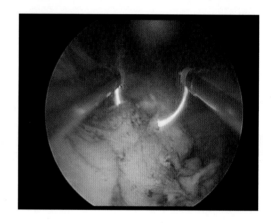

（14）继续电切前列腺组织

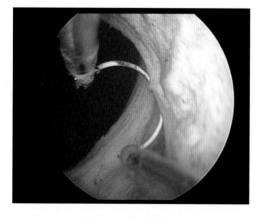

（15）切除 3 点钟位置

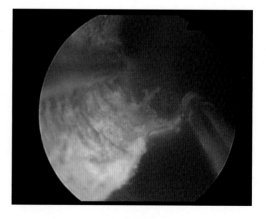

（16）切除右侧叶

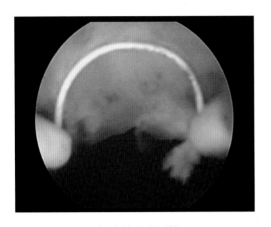

（17）切除前列腺顶部 – 1

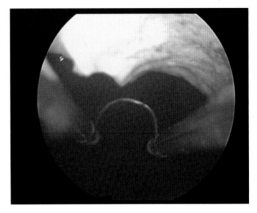

（18）切除前列腺顶部 – 2

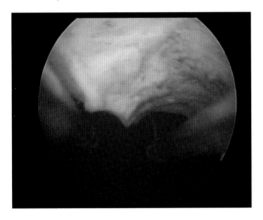

（19）切除前列腺顶部 – 3

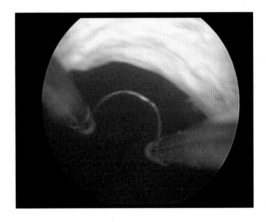

（20）切除前列腺顶部 – 4

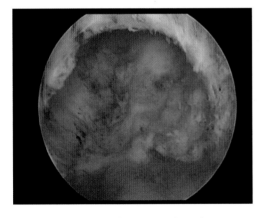

（21）以精阜为参考标志进行切除 – 1

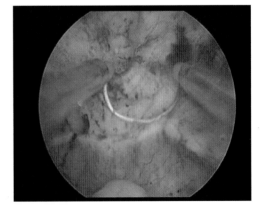

（22）以精阜为参考标志进行切除 – 2

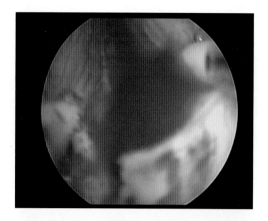

（23）静脉渗血

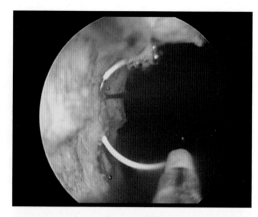

（24）动脉性喷血，如火焰状

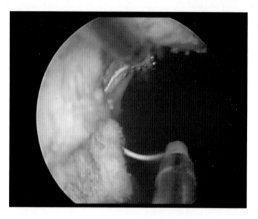

（25）动脉出血，电凝止血

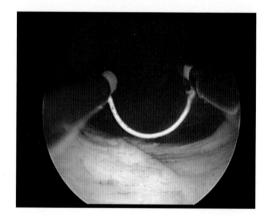

（26）适当修整

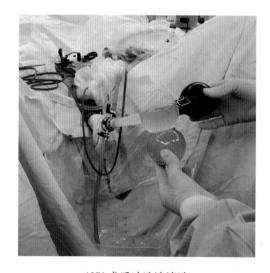

（27）术后冲洗液清洗

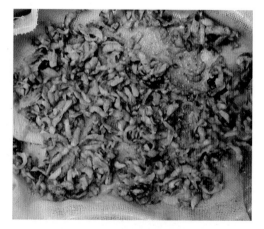

（28）手术标本（术后病理报告为良性前列腺增生）

图 2-3-1　经尿道前列腺电切术

[附一]前列腺电切术的围手术期注意事项

前列腺增生症(benign prostatic hyperplasia，BPH)是老年男性的一种常见病，容易引起排尿困难、泌尿系感染、肾功能不全、膀胱结石等。其发病率随患者年龄增加而逐渐上升。75 岁以上的高龄老人发病率高达82%，常合并心、肺、脑等重要器官疾病，患者全身耐受性差，行经尿道前列腺电切术(TURP)手术的危险性较大，术后并发症较多。

近年来，剜除术式、激光、等离子技术等新技术不断涌现，大大提高了经尿道前列腺手术的安全性。但对初学者，如何缩短手术时间，减少术中出血量，避免术中、术后并发症，是常需面对的问题。

(一)围手术期注意事项

1. 术前安全评估

此类手术对象多为老年人，常合并多种器官功能不全，术前需详细评估。

(1)危险度分级、预防与保护。

1)TURP 手术危险度 5 级标准：

0 级：全身情况正常或略微异常，如血压可高至 160/100 mmHg，伴有经饮食控制无并发症的糖尿病；慢性尿路感染，肾功能正常，有残余尿，但无膀胱憩室、结石等病变。

Ⅰ级或轻度手术危险：有某些方面较轻的全身性疾患但并不急需做全面治疗，及肾功能稍下降但不显著者。

Ⅱ级或中度手术危险：有症状显著的慢性疾患需进一步处理者，如需要药物治疗的糖尿病、高血压及长期心绞痛，并伴有 1～2 次心肌梗死史；肺气肿伴肺活量在2 500～3 000 mL；中度支气管哮喘；心功能不全但经药物治疗较为稳定者；可代偿的肝功能障碍；大手术后仍需要继续治疗者；80 岁以上；进行性脑硬化症；可代偿的肾功能不全；电解质及酸碱代谢紊乱，肌酐清除率轻度下降。

Ⅲ级或高度手术危险：生命年限在 5 年之内，器官功能已失代偿，如糖尿病需胰岛素控制，失代偿性心功能不全；心梗后仍有心电图异常；严重心律失常；抗高血压药物无效的高血压病；严重支气管哮喘；脑血管意外后偏瘫；90 岁以上；全身情况差；等渗尿；肾功能损害，肌酐清除率 <50%。

Ⅳ级或极度手术危险：生命年限仅在 1 年之内，病情同上述类似，如尿毒症、严重脑疾患、周围性麻痹、恶液质、白血病、晚期前列腺癌或其他恶性疾病。

一般认为，0～Ⅰ级手术危险者可耐受 TURP，术中或术后无严重并发症；Ⅱ级手术危险者可根据全身情况作电切术或通道形成术；大多数Ⅲ级手术危险者禁忌手术，仅部分能耐受麻醉者可考虑作通道形成术；Ⅳ级手术危险者则不宜行 TURP。

2)术前进行系统性内科治疗。

冠心病、心绞痛：冠心病患者围手术期的死亡率是正常人的 2～3 倍。术前要了解冠心病的类型、严重程度及心功能状态。有心肌梗死史的患者 6 个月内接受非心脏手术的再梗死率为11%，6个月以上的再梗死率为4%。术前行动态心电图检查、冠状动脉造影，明确冠脉血供及狭窄的范围与程度。还可通过彩色多普勒超声及运动平板试验等评估心功能。

心律失常：Ⅱ度Ⅱ型或Ⅲ度房室传导阻滞者需术前安置人工心脏起搏器。完全性或不完全性右束支传导阻滞者手术风险不大。左束支传导阻滞多发生在器质性心脏病，术前需治疗原发病。双束、三束支传导阻滞者麻醉风险大，应有意外准备。慢性房颤由于心房肌纤维收缩不协调，致使心室射血量减少、心排量减少，术前宜将心率控制在65～90次/分。病窦综合征可导致阿-斯综合征，凡有晕厥病史和病窦综合征者，术前要安置心脏起搏器，注意要保持起搏器负极板与心脏之间的距离大于30 cm。

高血压：患者血管硬化，术中出血多、不易止血，还可导致心肌缺血、急性左心衰和脑血管意外。合理的抗高血压治疗能部分改善重要脏器的血液灌流与自我调节机制。

脑血管意外：稳定期或轻微偏瘫症状对手术影响不大，术前需排除神经源性膀胱功能障碍，纠正凝血功能。麻醉要求平稳，术后慎用止血药物。

其他：慢性支气管炎、哮喘及肺气肿等，术前均需用有效抗生素控制感染，待肺功能稳定后手术。术前用敏感抗生素控制尿路感染，急性尿潴留者先停留尿管引流1周再手术；氮质血症患者先作内科治疗。

2. 术中注意事项

(1)电切顺序：注意有序进行，大体积可分前后段进行电切。

(2)电切方法：要注意合理，直视下进行电切。结合自身技术，合理选用电切方法。

(3)止血技巧：注意区分动脉、静脉出血和渗血。如果为5、7点钟处的喷射状出血，要妥善电凝止血。

(4)冲洗：注意彻底冲洗电切组织，不留残渣，以免术后堵塞尿管。冲洗后如果尿色红，还可再次进镜电凝止血，结束时液体宜清亮。

(5)膀胱造瘘：在高危、大体积前列腺增生患者行前列腺电切术时，可采用膀胱造瘘。

近年来，我们体会到，在高危大体积前列腺增生患者行前列腺电切术时，采用SKATER导管行"一步法"膀胱造瘘，操作简便易行，有利于术中、术后膀胱引流通畅，患者恢复较快，有一定的临床实用价值。

SKATER导管膀胱造瘘术：TURP术中，以灌洗液充盈膀胱，于耻骨上一横指、腹正中线上，以尖刀切开一个小口，以SKATER导管(PBN公司，丹麦；上海美创)一步法穿刺膀胱，导管进入膀胱后，拔掉针芯，见尿液溢出，收紧自带的牵引线，把末端收缩为猪尾巴状，以缝线把导管妥善固定于皮肤(见图2-2-19)，术中持续开放导管。术后导管末端接尿袋引流。

由于高龄及高危前列腺增生患者手术风险大，故要求手术时间短、出血少，杜绝前列腺电切综合征(TURS)的发生。我们的体会是：①高危大体积前列腺患者一般手术时间比较长，有一个以上脏器失代偿，对于手术和麻醉的耐受力差，术前应进行积极的准备，改善心、肺、肾及凝血功能。②对高危患者手术的目的是解决排尿困难，并不要求一定要切至包膜，手术时间延长，会增加风险。③要尽可能修平前列腺尖部，但注意不要损伤外括约肌，防止术后尿失禁。④应尽可能缩短手术时间，并且彻底止血。

术中使用 SKATER 导管行"一步法"膀胱造瘘术，操作简便易行。该导管由坚韧的塑料材料制作，表面光滑、摩擦力小，内有锐利的穿刺钢针，尖部与造瘘管连接顺滑，以上特点有利于在瞬间顺利穿刺成功。造瘘后可减少膀胱过度充盈，改善了电切镜的出水路径与流量，术中视野清晰、便于电切及止血，可缩短手术时间，减少出血量，从而减少术中、术后并发症的发生。

因此，高危、大体积前列腺增生患者行前列腺电切术时，行膀胱造瘘，该法操作简便易行，有利于术中、术后膀胱引流通畅，有一定的临床实用价值。

3. 术后监测与注意事项

（1）注意生命体征检测，保持冲洗液流通，尿清，尿管固定良好。

（2）低血压的预防与处理：部分老年患者接受 TURP 手术后，容易出现低血压，尤以夜间多见，多持续而顽固，往往需及时积极进行处理，以避免其他并发症。

TURP 术中出血量多、手术时间长、大体积前列腺、低体温、低血钠及合并基础疾病等均会增加 TURP 术后低血压的风险。灌洗液的大量吸收被认为是导致 TURP 术后心血管并发症的重要因素，血钠浓度变化可间接衡量灌洗液的吸收情况。灌洗液吸收量主要取决于切开的前列腺窝静脉窦的大小及数量，其次为前列腺包膜损伤的范围、切除方式、膀胱冲洗压力。此外，前列腺体积增加将延长手术时间，也会增加灌洗液的吸收。既往的普通电切镜，采用低渗透压的灌洗液，如 5% 葡萄糖、甘露醇等，如果大量吸收，导致血循环容量急性增加，会引发 TURS，表现为循环系统和神经系统的功能异常，稀释性低血钠，血浆渗透压下降，影响心肌收缩力及内分泌功能，导致低血压、心功能不全，产生肺水肿、脑水肿。近年来，很多电切镜采用双极新模式，可用等渗透压的生理盐水进行灌洗，TURS 发生明显减少。

由于灌洗液持续冲洗、TURP 术中出血难以准确估计。若手术时间长，静脉开放数量多，出血量及灌洗液吸收将随之增加。Hahn 等发现因手术诱发心肌梗死的机会与低血红蛋白症（贫血）明显相关，如果失血量大，影响老年人循环系统的稳定，将诱发术后低血压及心肌缺血损伤，增加远期心绞痛、心肌梗死发生率。

TURP 患者围手术期低体温常被忽视。大量低温冲洗液通过人体，会引起体温的快速下降。Evans 等通过经食管超声心动图监测，证明 TURP 患者体温快速下降可引起心率下降和每搏输出量减少，幅度可达 25%，可引起周围血管收缩，全身血管阻抗增加，心脏后负荷增加；他们把灌洗液预热至等体温后应用，经血流动力学检查发现 TURP 术中心输出量下降的现象明显得到改善。本研究证明 TURP 患者体温快速下降与术后低血压有明显关联。因此，我们认为应常规监测 TURP 患者的体温变化，并采取一定的措施以预防低体温。

一旦发生术后持续低血压，首先应排除活动性出血的可能，若出血量大，有必要再次手术止血。在查找病因的同时，积极输血、扩容、补充晶体和胶体、纠正电解质及酸碱平衡紊乱，合理应用升压药物是治疗的关键。若考虑灌洗液吸收过多增加心脏后负荷，还要给予利尿。

为了减少 TURP 术后膀胱颈挛缩的情况，TURP 术后通常停留硬膜外镇痛泵。笔者认为，麻醉镇痛药可对血压造成一定的影响，若无严重的膀胱颈挛缩症状，应关闭镇痛泵。同时，血压下降除了考虑出血、利尿等因素外，还应注意低蛋白血症的问题。人血白蛋白在滤出过多水分的同时，提高了血浆胶体渗透压，维持了血中儿茶酚胺等加压物质的有效浓度，而且避免了过量输血、输高渗盐水可能引起的心力衰竭，以及过分利尿可能引起盐分和有效物质的进一步丢失，具有重要意义。

（二）并发症

1. 出血

Neal 于 1997 年统计了 4 226 例 TURP 手术中因出血停止手术者 38 例，占 0.7%，其中改开放手术 10 例，占 0.2%。术中对动脉出血要作及时可靠的电凝止血，手术分区域进行，切至包膜时见到动脉出血即刻止血。

2. 前列腺包膜穿孔

（1）先兆穿孔：透过很细的蜘蛛网状的纤维，即可看到前列腺周围的脂肪。发生后，应注意不要使灌洗液压力过高。

（2）有覆盖的穿孔：这种穿孔已经看不到蜘蛛网状结构，在穿孔处可以清楚地看到脂肪组织。但这些脂肪组织与包膜之间无间隙，紧紧地覆盖着穿孔。

（3）游离穿孔：典型的游离穿孔是发生在膀胱与前列腺包膜连接的部位。在穿孔处可以看到或大或小的孔洞，并可看到灌洗液外流或内流。

（4）三角区下的穿孔：腔内所能看到的常是一些脂肪组织和一些网状的结构。术者应立即将切除镜从假道中退出，尽快妥善止血并结束手术。

3. 输尿管口损伤

初学术者在切除时分辨不清前列腺和三角区，以为是在切除前列腺，实际是在切除膀胱组织，导致损伤输尿管口。常发生于止血不满意，在慌乱中操作，以及对局部解剖关系不清楚时。

4. 尿道外括约肌损伤

（1）轻度尿失禁：常能自行好转，表现为站立、坐下或其他体位改变时有不自主的尿液流出。

（2）压力性尿失禁：咳嗽、负重或打喷嚏均可有或多或少的尿液流出，患者能有意识地控制排尿或终止排尿。

（3）完全尿失禁：有些患者卧床时有排尿控制力，一旦站立起来尿液即自行流出。尽最大努力也不能有意识地中止尿液流出。需用阴茎夹或积尿器。

5. TURS

TURS 是由于切割过程中大量的冲洗液（低渗透压）进入循环系统而引起血液稀释和低钠血症为主要特征的并发症。典型的 TURS 患者表现为烦躁不安、神志不清、恶心呕吐、呼吸困难、吐粉红色泡沫痰，以及视觉障碍等。最初患者血压升高，脉搏减慢，以后可出现心律不齐与血压下降，直至死亡。

6. 尿道狭窄

常在术后 3 ~ 4 周出现，临床表现为尿线变细或排尿困难，原因与电切镜过粗、术后留置导尿管时间过长，或对橡胶过敏、尿道炎症以及局部瘢痕体质等因素有关。应注意选择导尿管，术后有效控制感染，减轻尿道周围炎症。发生后可行尿道扩张，严重者应行尿道内切开术。

参 考 文 献

[1] 叶章群. 良性前列腺增生的诊断和治疗[J]. 中华老年医学杂志, 2006, 25(5): 390 – 392.

[2] 侯先国. 经尿道前列腺汽化电切术治疗高龄高危前列腺增生症 68 例报告[J]. 现代泌尿外科杂志, 2011, 15(6): 456 – 457.

[3] 温星桥, 高新. 经尿道前列腺气化切除术对心肌酶及血压心率的影响[J]. 中山医科大学学报, 2000, 21(6): 454 – 457.

[4] 杜春, 孙羿, 任伟, 等. 等离子体切割术治疗高龄及高危前列腺增生症[J]. 现代泌尿外科杂志, 2009, 14(5): 350 – 352.

[5] Hammadeh M Y, Madaan S, Singh M, et al. Two-year follow-up of a prospective randomized trial of electrovaporization versus resection of prostate[J]. Eur Urol, 1998, 34: 188 – 192.

[6] 廖晓星, 侯垒, 崔功静, 等. 经尿道选择性电切治疗高危前列腺增生与传统电切比较[J]. 中华临床医师杂志: 电子版, 2012(6): 1295 – 1297.

[7] 温星桥, 等. TURP 对心血管系统损伤的机制与临床防治[J]. 中华腔镜泌尿外科杂志: 电子版, 2008, 2(3): 56 – 60.

[8] 温星桥, 吴杰英, 胡成, 等. 经尿道前列腺电切术后低血压的原因分析及治疗体会[J]. 中华临床医师杂志: 电子版, 2012, 6(18): 5538 – 5541.

[9] Roos N P, Wennberg J E, Malenka D J, et al. Mortality and reoperation after open and transurethral resection of the prostate for benign prostatic hyperplasia[J]. N Engl J Med, 1989, 320: 1120 – 1124.

[10] Hahn R G, Ekengren J C. Patterns of irrigating fluid absorption during transurthral resection of the prostate as indicated by ethanol[J]. J Urol, 1993, 149: 502 – 506.

[11] Evans J W, Singer M, Coppinger S W, et al. Cardiovascular performance and core temperature during transurethral prostatectomy[J]. J Urol, 1994, 152: 2025 – 2029.

[12] 郑少波, 刘春晓. 腔内剜除法在经尿道前列腺汽化电切术中的应用[J]. 中华泌尿外科杂志, 2005, 26(8): 558 – 561.

[13] 温星桥, 叶春伟, 朱宝益, 等. 采用 SKATER 导管行膀胱造瘘在高危前列腺电切术中的作用[J]. 新医学, 2012, 43(9): 635 – 637.

[14] 袁渊, 姚启盛, 王晓康, 等. 高龄前列腺增生患者合并心血管疾病的围手术期处理[J]. 中华腔镜泌尿外科杂志: 电子版, 2013, 7(1): 25 – 28.

[附二] 前列腺增生症合并前列腺炎症与感染的药物治疗

前列腺炎为男性生殖系统常见病, 占泌尿外科就诊患者的 20% ~ 30%。常见于 20 ~ 40 岁青壮年, 部分中老年人前列腺增生的同时, 常合并前列腺炎, 其中有部分为感染性前列腺炎, 病原体有淋球菌、厌氧菌、衣原体、支原体、大肠杆菌、变形杆菌、链球菌等。

根据中华医学会泌尿外科学分会《前列腺炎诊断治疗指南》NIH 前列腺炎分类如表 2 – 3 – 1 所示:

表 2 - 3 - 1   前列腺炎分类

分型		名称	病原体
Ⅰ型前列腺炎		相当于传统分类中的急性细菌性前列腺炎	主要为大肠埃希菌
Ⅱ型前列腺炎		相当于传统分类中的慢性细菌性前列腺炎	主要为葡萄球菌属
Ⅲ型前列腺炎	ⅢA 炎症型	慢性前列腺炎/慢性骨盆疼痛综合征	主要为沙眼衣原体、支原体
	ⅢB 非炎症型		无
Ⅳ型前列腺炎		无症状性前列腺炎	主要为沙眼衣原体、支原体

前列腺的生理构造使药物不易进入组织发挥作用。前列腺液为碱性，阻碍多数抗生素进入前列腺液。前列腺炎病情迁延和反复，给患者造成生理和心理上的双重困扰。

α - 受体阻滞剂能松弛前列腺和膀胱等部位的平滑肌而改善下尿路症状和疼痛，为治疗Ⅱ型/Ⅲ型前列腺炎的基本药物之一。可选择不同的 α - 受体阻滞剂治疗。常用药物有多沙唑嗪、坦索罗辛、阿夫唑嗪和特拉唑嗪等，治疗中应注意该类药物导致的眩晕和体位性低血压等不良反应。

ⅢA 型前列腺炎单一使用抗生素或 α - 受体阻滞剂疗效不佳时，可二者联合使用，疗程 6 周以上。关于前列腺炎的抗生素应用，参考中华泌尿外科学分会《中国泌尿外科疾病诊断治疗指南》，基本要求为：①抗菌谱广，能够覆盖常见的致病菌，且耐药低。②药物脂溶性高，组织穿透力强，能穿透前列腺筋膜进去到组织中。③在碱性前列腺液中解离系数大。④患者安全性、耐受性高。

常用的抗生素有：①氟喹诺酮类：环丙沙星、左氧氟沙星。②四环素类：米诺环素、强力霉素。③大环内脂类：红霉素、阿奇霉素。④磺胺类：SMZ 等。

治疗时，可根据细菌培养结果和药物穿透前列腺组织的能力来选择抗生素。应维持4～6 周，其间应对患者进行阶段性的疗效评价。疗效不满意者，可改用其他敏感抗生素。（表 2 - 3 - 2）

表 2 - 3 - 2   常见泌尿道病原体药敏表

病原菌	青霉素类 阿莫西林/ 克拉维酸钾	头孢菌素类 头孢克罗	大环内酯类 红霉素	喹诺酮类 氧氟沙星	美满霉素
大肠杆菌	中度敏感	敏感	耐药	敏感	敏感
淋球菌	敏感	中度敏感	中度敏感	敏感	敏感
耐甲氧西林金葡菌	敏感	敏感	耐药	敏感	敏感
厌氧菌 - 产气夹膜杆菌	敏感	耐药	中度敏感	耐药	敏感
沙眼衣原体	耐药	耐药	敏感	敏感	敏感
解脲支原体	耐药	耐药	中度敏感	中度敏感	敏感

治疗支原体、衣原体感染主要依靠四环素类、大环内酯类和喹诺酮类。

近年来，由于广谱抗生素的滥用、重复交叉感染增多，造成衣原体和支原体感染率逐年上升、耐药情况越来越严重的局面。国内外众多的关于支原体体外药物敏感性的研究表明，支原体对米诺环素的敏感性高于大环内酯类和喹诺酮类药物，而耐药性低于此二类药物。美满霉素有亲脂性，能突破前列腺屏障，对前列腺炎致病病原体如大肠杆菌、葡萄球菌、支原体及衣原体等 MIC 均低于 1 μg/mL，而在泌尿系统及血浆等各组织中的浓度远高于 1 μg/mL，其中在前列腺中组织浓度最高，具有广谱的抗感染范围。

综上所述，部分前列腺增生症患者通常合并前列腺炎，或者泌尿生殖器官感染，需要结合上述介绍，慎重做好围手术期治疗，以促进患者顺利康复。

参 考 文 献

[1] 车雅敏，郑和义，等. 盐酸米诺环素治疗非淋菌性尿道(宫颈)炎多中心临床观察[J]. 临床皮肤科杂志，2007, 36(4)：262 - 264.

[2] 韩建德，张云青，等. 泌尿生殖道沙眼衣原体体外药物敏感性分析[J]. 中国抗生素杂志，2002, 27(7)：441 - 442.

[3] 冯新青，李大宁，等. STD 门诊患者支原体检测结果及药敏分析[J]. 中国临床实用医药杂志，2003, 4：67 - 68.

[4] 温星桥，黄怀球，陶奕然，等. 美满霉素治疗非淋菌性尿道炎及前列腺炎的应用评价[J]. 热带医学杂志，2012, 12(10)：1243 - 1245.

[5] 赵广琼，顾艳，陈思瑜. 泌尿生殖道支原体抗菌药物敏感性检测[J]. 遵义医学院学报，2010, 33(5)：465 - 467.

[6] Bianchi A, et al. Comparative study of mininal inhibitory concentration(MIC)and minimal lethal concentration(MLC)values for tetracycline, monocycline, erythromycin and rokitamycin against eleven strains of chlamydia trachomatis[J]. Pathol Biol, 1991, 39：442 - 445.

[7] 皮肖冰，王晓霞，谢志红，等. 米诺环素等 12 种药物对解脲脲原体敏感谱对比分析[J]. 中华皮肤科杂志，2005, 38(2)：132 - 134.

第二节　经腹入路腹腔镜前列腺癌根治性切除术

【病例简介】

男性，74 岁，尿频、排尿不畅 3 月余，血清检测发现 PSA 升高，总 PSA 20. 5 ng/mL、游离 PSA 3. 2 ng/mL。MR 提示前列腺增大，外周带低回声，前列腺大小为 46 mm × 39 mm × 32 mm，盆腔淋巴结无肿大，穿刺活检为前列腺癌，前列腺左移行带、双侧外周带见癌组织，Gleason 评分 3 + 4 = 7 分。全身骨扫描未见骨转移。

术前诊断：前列腺癌（T2N0M0）。

行经腹入路腹腔镜前列腺癌根治性切除术。（图 2 – 3 – 2）

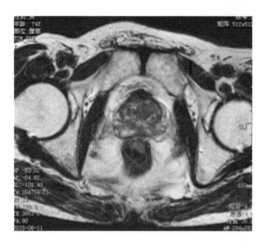

（1）盆腔 MR 冠状面

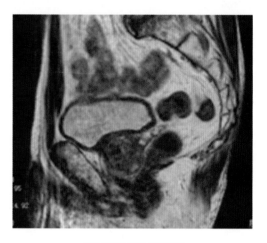

（2）盆腔 MR 矢状面

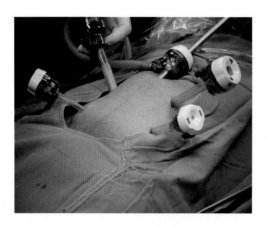

（3）曲卡体表分布图

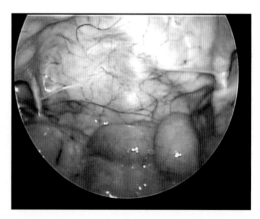

（4）盆腔内观

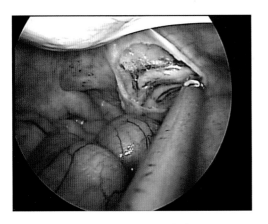

（5）切开盆腔腹膜返折部

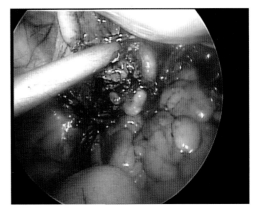

（6）分离精囊－1

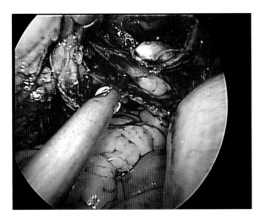

（7）分离精囊－2

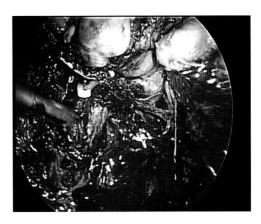

（8）离断精囊血管、止血

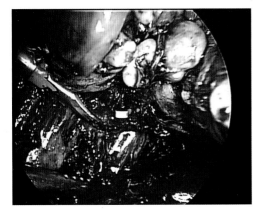

（9）继续分离精囊

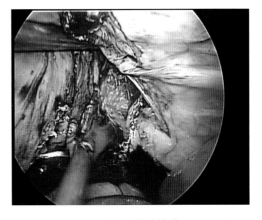

（10）切开迪氏筋膜

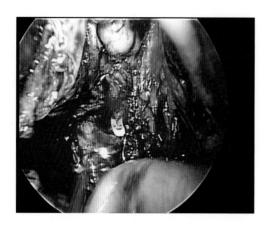

（11）分离迪氏筋膜

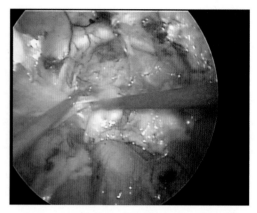

（12）分离耻骨后间隙

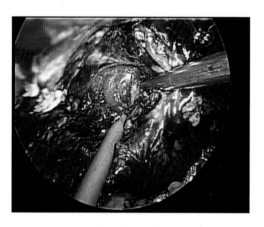

（13）切开左侧盆筋膜

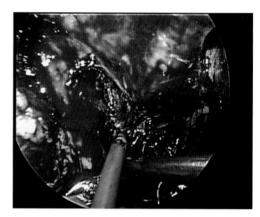

（14）切开右侧盆筋膜

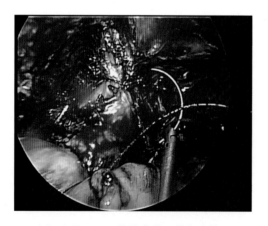

（15）以 V-lock 线缝合背血管复合体

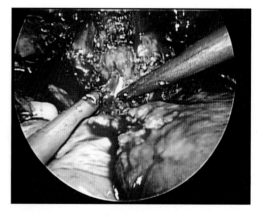

（16）切开膀胱颈前壁

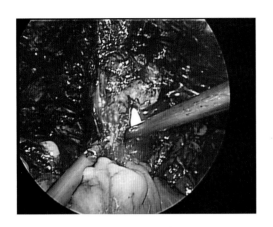

（17）切开膀胱颈侧壁

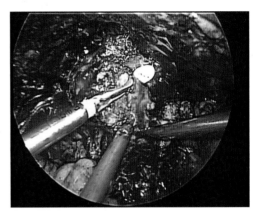

（18）切开膀胱颈后壁 - 1

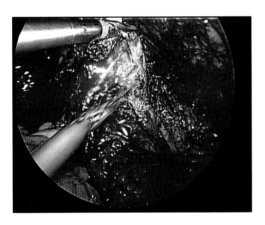

（19）切开膀胱颈后壁 - 2

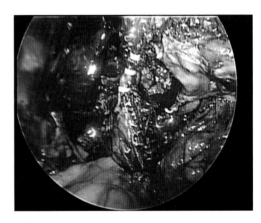

（20）用 Hem-o-lok 夹闭神经血管术（左侧），切除血管蒂

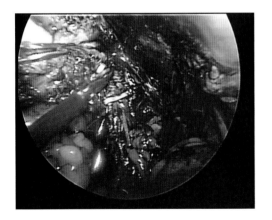

（21）用 Hem-o-lok 夹闭神经血管术（右侧）

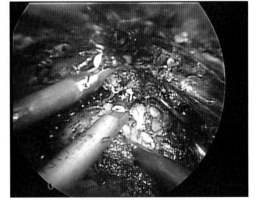

（22）切开前列腺尖部

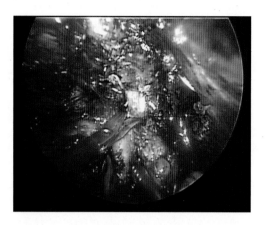

（23）用剪刀切断尿道

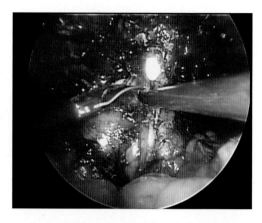

（24）逆行切除前列腺尖部，勿损伤直肠

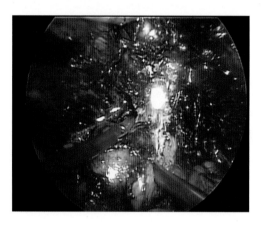

（25）逆行切除前列腺尖部，勿损伤直肠

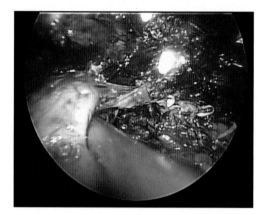

（26）完整切除前列腺

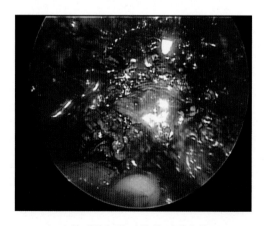

（27）前列腺切除后的前列腺窝外观

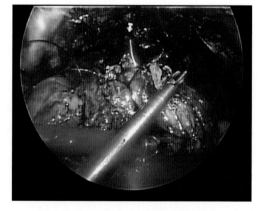

（28）以 V-lock 线缝合并缩窄膀胱颈口

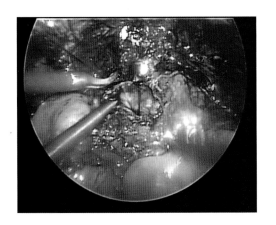

（29）吻合膀胱颈与尿道的 6 点钟位置

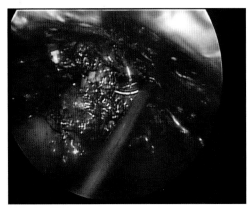

（30）吻合右侧壁

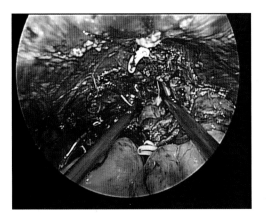

（31）吻合左侧壁 - 1

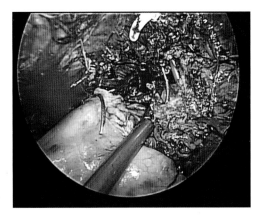

（32）吻合左侧壁 - 2

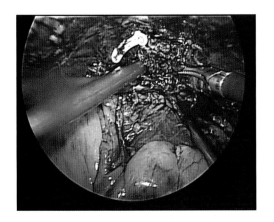

（33）吻合前壁

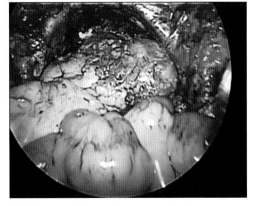

（34）膀胱尿道吻合妥善

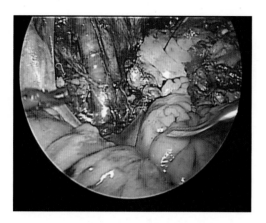

（35）清扫左侧髂血管旁淋巴结

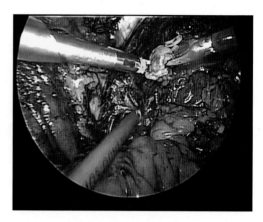

（36）清扫左侧闭孔淋巴结

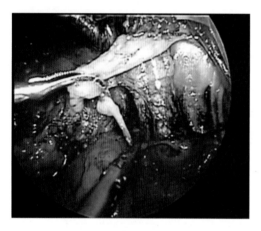

（37）同法清扫右侧髂血管旁及闭孔淋巴结

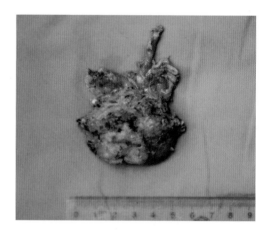

（38）手术标本

图 2 - 3 - 2　经腹入路腹腔前列腺癌根治性切除术

第四章 膀胱手术

◎ 第一节 经腹入路腹腔镜膀胱根治性切除术

一、经腹入路腹腔镜男性膀胱癌根治性切除术 + 回肠输出道术

【病例简介】

男性，63 岁，尿频、尿痛 2 年余，血尿 1 周。泌尿系 B 超：膀胱内多发高回声性团块，双肾中量积液伴双输尿管上段扩张。腹部 CT：①膀胱多发病灶，最大约为 76 mm×83 mm，考虑膀胱癌。②双侧肾盂及双侧输尿管中度扩张积液侵犯肌层，盆腔淋巴结无肿大。膀胱镜检病理报告符合低级别尿路上皮癌。

术前诊断：膀胱癌（T2N0M0）。

行经腹入路腹腔镜男性膀胱癌根治性切除术 + 回肠输出道术。（图 2－4－1）

术后病理报告：符合低级别浸润性尿路上皮癌。

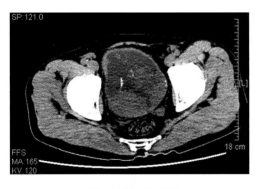

（1）CT 平扫横断面

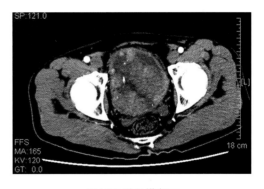

（2）CT 增强横断面

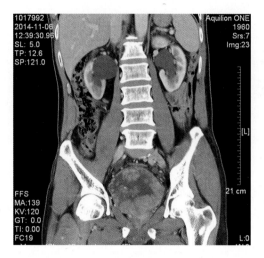

（3）CT 冠状面

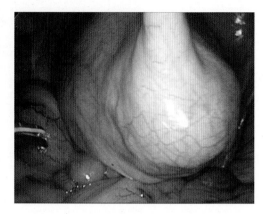

（4）膀胱全貌

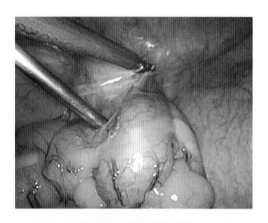

（5）分离乙状结肠粘连带

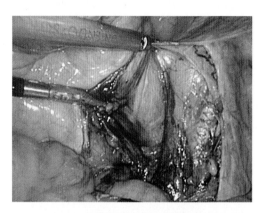

（6）清扫右侧髂血管旁淋巴结

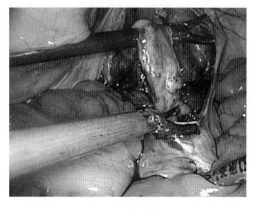

（7）游离右侧输尿管

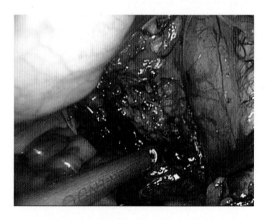

（8）清扫右侧髂内静脉旁淋巴结

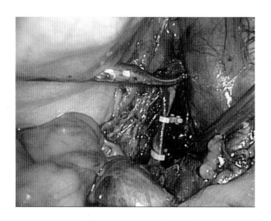

（9）离断膀胱上动脉

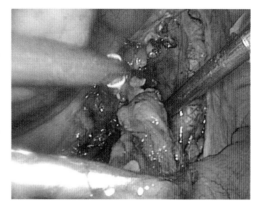

（10）游离闭孔旁淋巴结

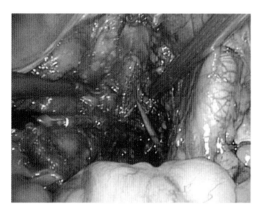

（11）游离闭孔动脉

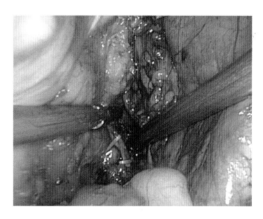

（12）用 Hem-o-lok 结扎、切断闭孔动脉

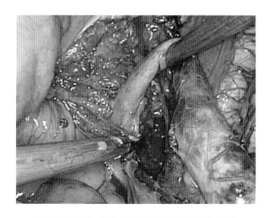

（13）继续分离右侧输尿管到膀胱壁内段

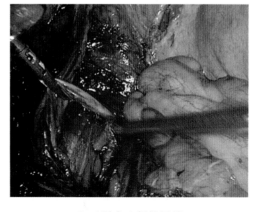

（14）游离左侧输尿管

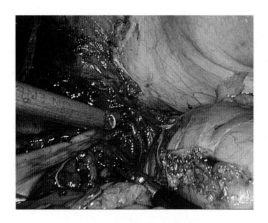

（15）游离左侧输尿管到膀胱壁内段

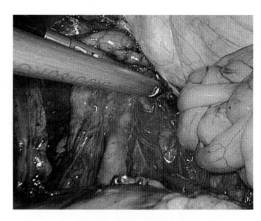

（16）游离左侧髂内动脉

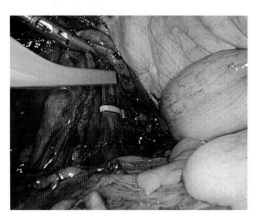

（17）结扎左髂内动脉分支（膀胱上动脉）

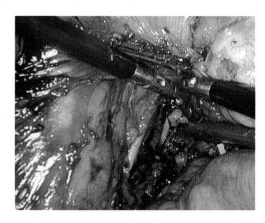

（18）清扫左闭孔旁淋巴结

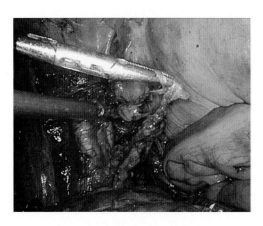

（19）清扫髂血管旁淋巴结

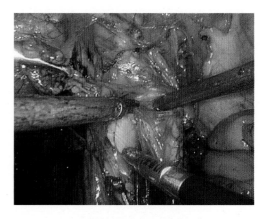

（20）清扫髂外动脉旁淋巴结

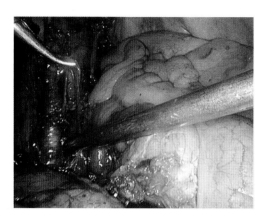

(21)清扫左侧髂外静脉旁淋巴结

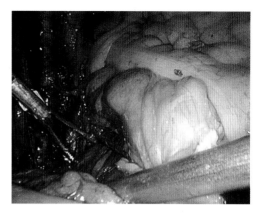

(22)清扫左侧髂总血管旁淋巴结

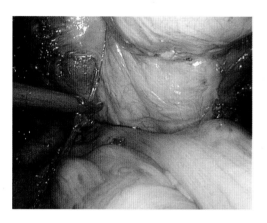

(23)游离膀胱后壁

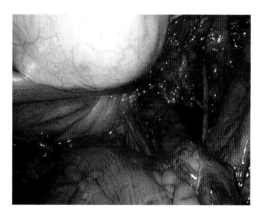

(24)分离膀胱右后壁

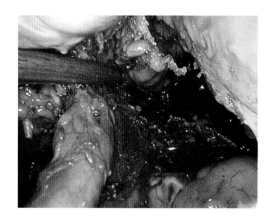

(25)分离左侧精囊

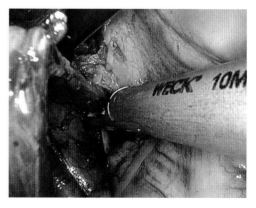

(26)用Hem-o-lok切断左侧输尿管

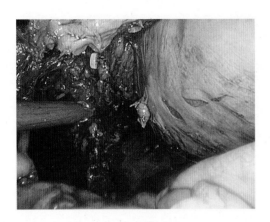

（27）分离左侧精囊

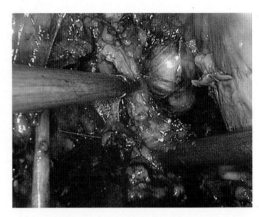

（28）分离左侧精囊及膀胱后壁

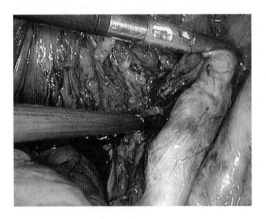

（29）游离右侧精囊

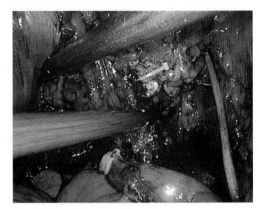

（30）切断右侧输尿管

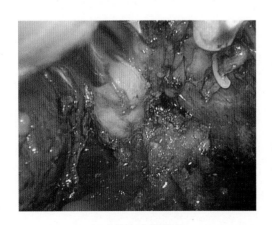

（31）分离右侧精囊

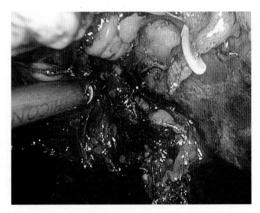

（32）游离膀胱与直肠之间的间隙

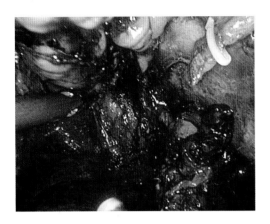

（33）分离直肠与前列腺后壁

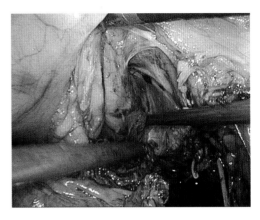

（34）游离膀胱右侧壁

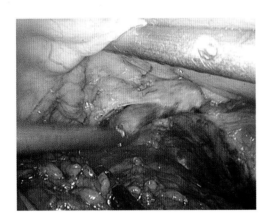

（35）游离膀胱左侧壁

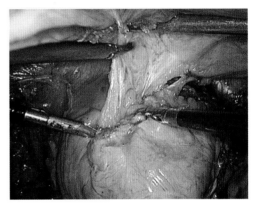

（36）游离膀胱前壁

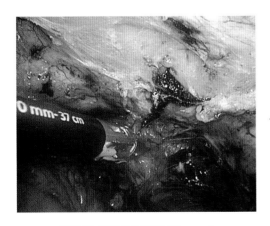

（37）游离耻骨后间隙（ligasure）

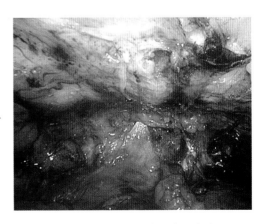

（38）分离耻骨后及膀胱前壁脂肪

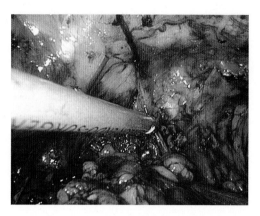

（39）游离耻骨前列腺韧带

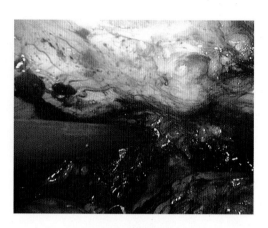

（40）显露前列腺及尿道前壁

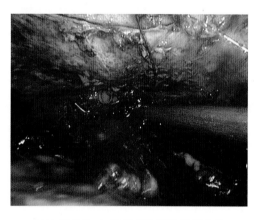

（41）用 V-Lock 缝扎背神经静脉复合体

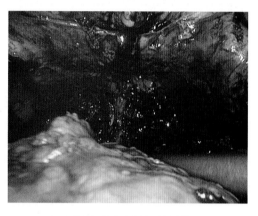

（42）沿前列腺尖部切断尿道 - 1

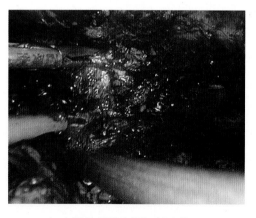

（43）沿前列腺尖部切断尿道 - 2

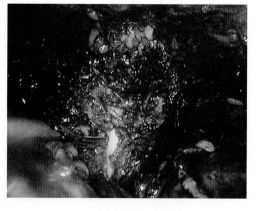

（44）切断尿道（可见尿管）

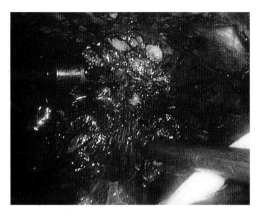

（45）逆行切断前列腺，完整切除膀胱

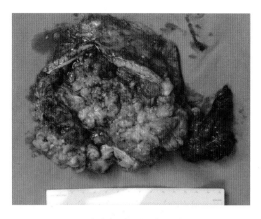

（46）手术标本（切除的膀胱）

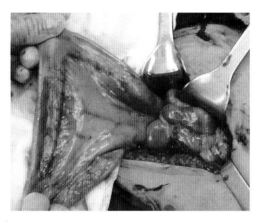

（47）延长下腹切口，距回盲部 10 cm 取
一段 15 cm 回肠作输出道

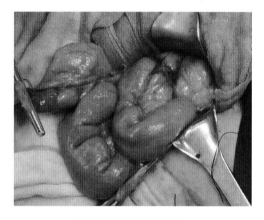

（48）恢复肠道连续性

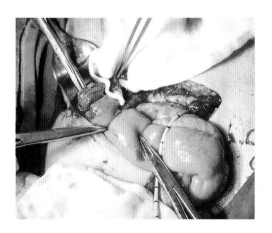

（49）回肠输出道末端成乳头状外翻缝合

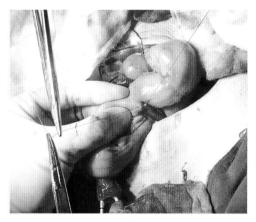

（50）输尿管单"J"管自回肠输出道引出
体外，输尿管末端乳头状外翻后与输
出道端侧吻合

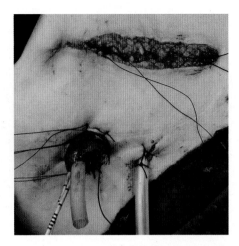

（51）取右下腹切口建立回肠输出道，外翻
行乳头成形，缝合下腹正中切口

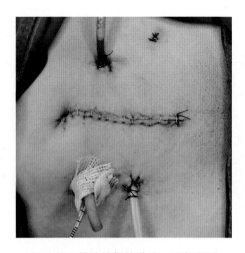

（52）凡士林油纱保护乳头，双侧留置
盆腔引流管

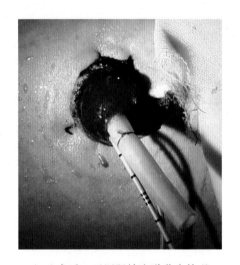

（53）术后 5 天回肠输出道乳头外观

图 2 - 4 - 1　经腹入路腹腔镜男性膀胱癌根治性切除术 + 回肠输出道术

二、经腹入路腹腔镜女性膀胱癌根治性切除术 + 尿流改道、回肠输出道术

【病例简介】

女性，69 岁，反复肉眼血尿 6 月余。B 超、CT 提示膀胱多发占位病变，最大者约为 4 cm×3 cm，侵犯肌层，盆腔淋巴结无肿大。膀胱镜活检，病理报告为移行细胞癌。

术前诊断：膀胱癌（T2NOMO）。

行经腹入路腹腔镜女性膀胱癌根治性切除术 + 尿流改道、回肠输出道术。（图 2 - 4 - 2）

术后病理报告：符合膀胱尿路上皮癌。

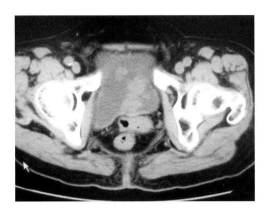

（1）CT 平扫

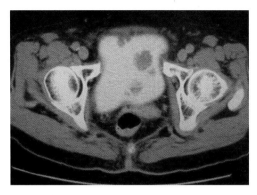

（2）CT 增强 - 1

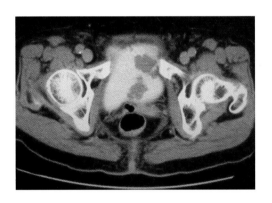

（3）CT 增强 - 2

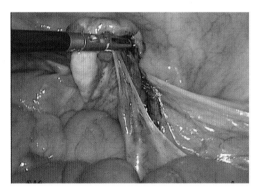

（4）游离左侧卵巢静脉

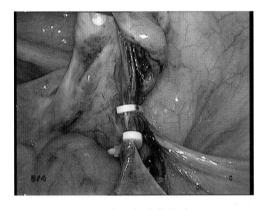

（5）切断左侧卵巢静脉

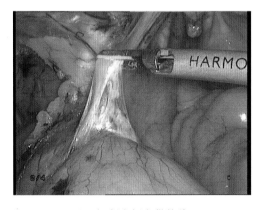

（6）切断右侧卵巢静脉

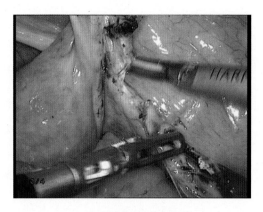

（7）切断右侧子宫阔韧带

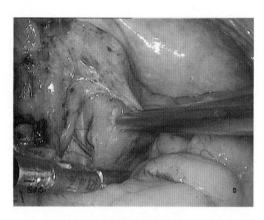

（8）寻找左侧输尿管

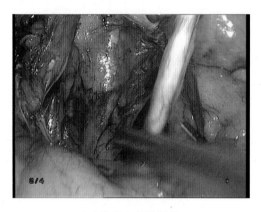

（9）分离左侧输尿管

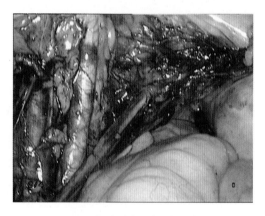

（10）充分游离左侧输尿管

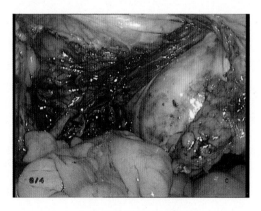

（11）分离膀胱上动脉

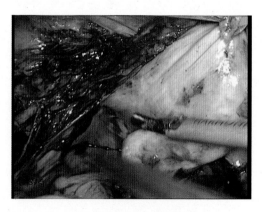

（12）分离左侧子宫阔韧带

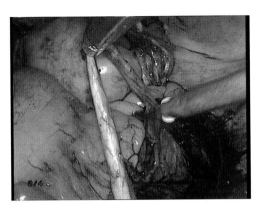

(13)继续充分游离左侧输尿管

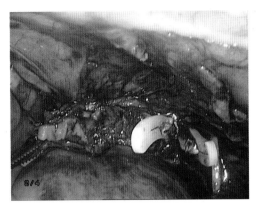

(14)分离右侧子宫动脉并切断

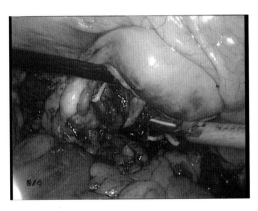

(15)分离子宫后方

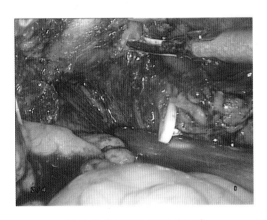

(16)分离子宫与直肠前间隙

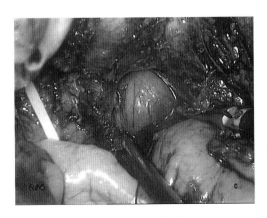

(17)打开狄氏筋膜

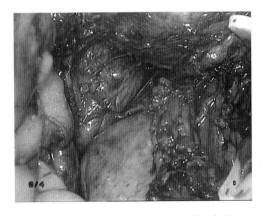

(18)充分分离直肠前间隙到阴道后穹窿

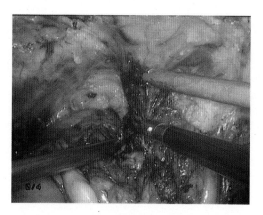

（19）游离膀胱前间隙

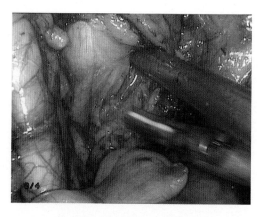

（20）清扫左侧髂血管旁淋巴结

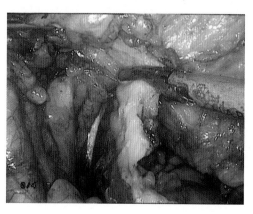

（21）游离膀胱左侧壁，清扫闭孔旁淋巴结

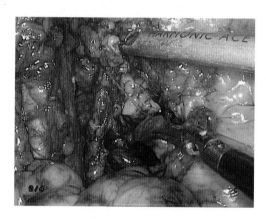

（22）继续分离膀胱左侧壁 - 1

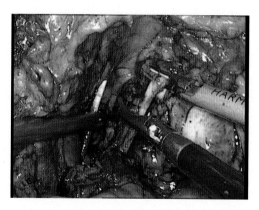

（23）继续分离膀胱左侧壁 - 2

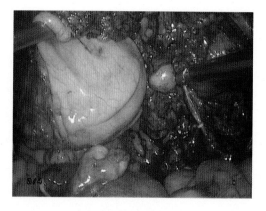

（24）游离膀胱右侧壁 - 1

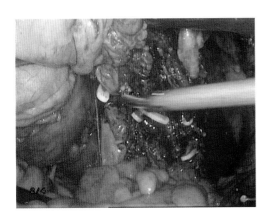

（25）游离膀胱右侧壁 – 2

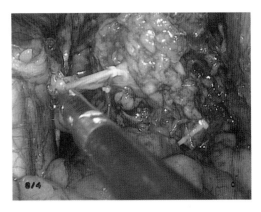

（26）切断左侧输尿管

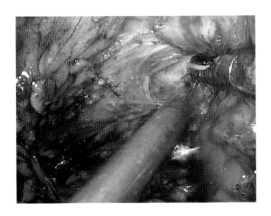

（27）游离左侧盆筋膜

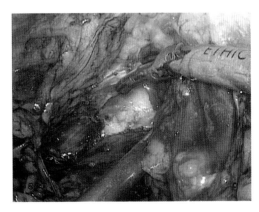

（28）切开左侧盆筋膜

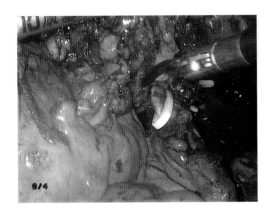

（29）切断右侧输尿管

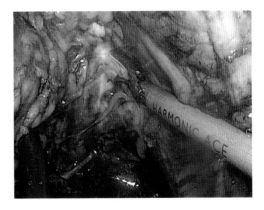

（30）切开右侧盆筋膜

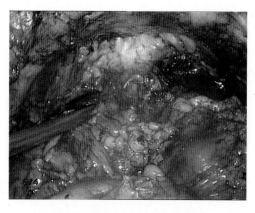

(31)清除耻骨后膀胱前脂肪

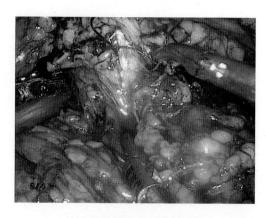

(32)缝扎阴蒂背血管复合体

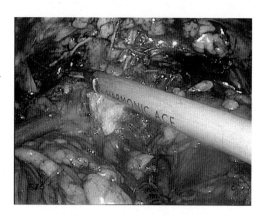

(33)切开膀胱与尿道交界处

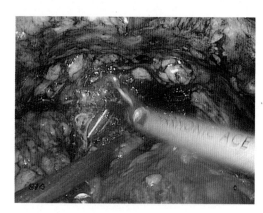

(34)切开尿道－1

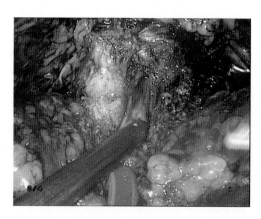

(35)切开尿道－2

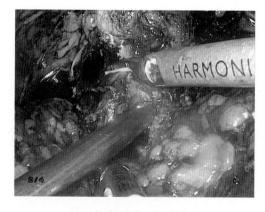

(36)切断尿道，切除膀胱

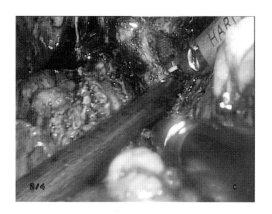

（37）切开阴道前穹隆

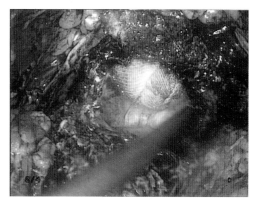

（38）切开阴道

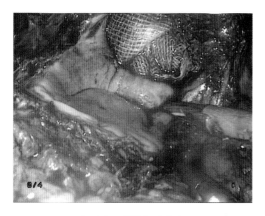

（39）切开阴道后穹隆

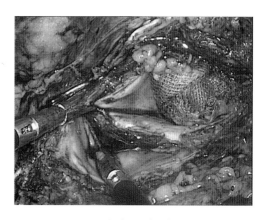

（40）切断阴道后穹隆

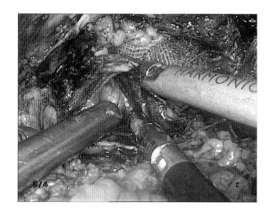

（41）分离阴道后穹隆与直肠前间隙 - 1

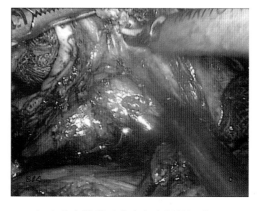

（42）分离阴道后穹隆与直肠前间隙 - 2

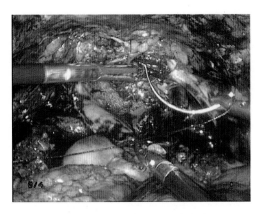

（43）2-0微荞线缝合阴道残端

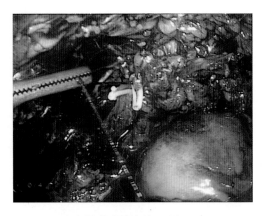

（44）缝合阴道残端完毕，用Hem-o-lok
结扎缝线

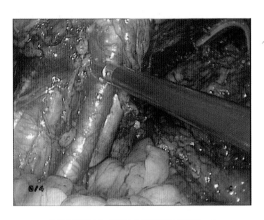

（45）清扫左侧髂血管旁淋巴结-1

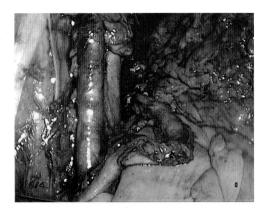

（46）清扫左侧髂血管旁淋巴结-2

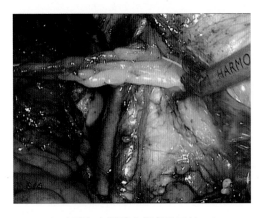

（47）清扫右侧髂血管旁淋巴结-1

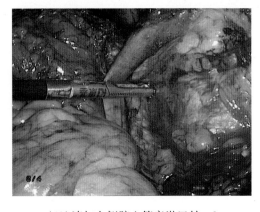

（48）清扫右侧髂血管旁淋巴结-2

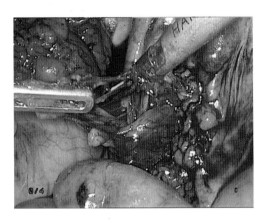

（49）清扫髂外静脉旁淋巴结

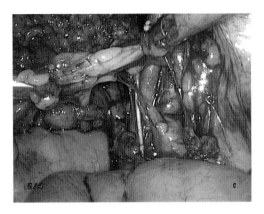

（50）清扫闭孔神经旁淋巴结

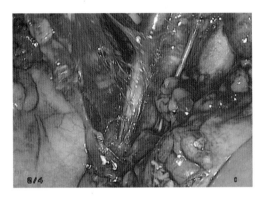

（51）清扫右侧髂总血管旁淋巴结

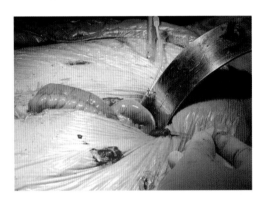

（52）双侧输尿管置入外支架管引出

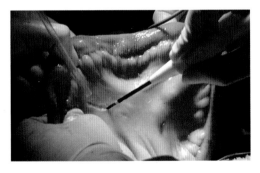

（53）距离回盲部 10 cm 处，选取 15 cm
带血运的回肠，切开系膜

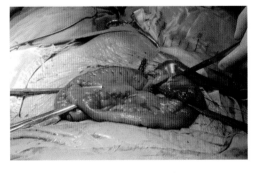

（54）截取长 15 cm 的回肠作输出道

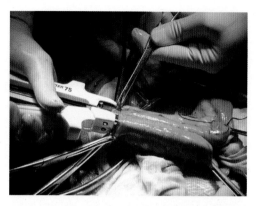

（55）以肠吻合器吻合肠管，恢复连续性

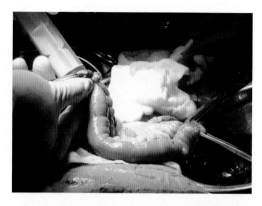

（56）安尔碘反复冲洗输出道肠管

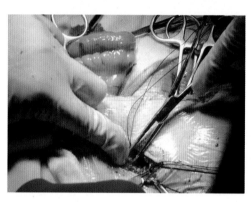

（57）于右下腹曲卡处切开腹壁，作输出
道出口

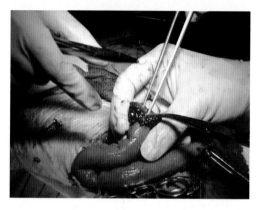

（58）输出道出口段切开，缝合为袖套状
外翻口

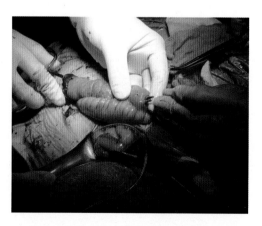

（59）双侧输尿管末端外翻缝合为乳头状，
以支架导引，分别与肠管行端侧吻合

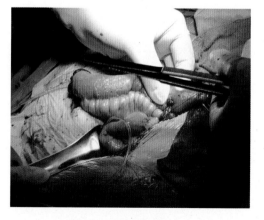

（60）输尿管与肠管端侧吻合，外加
减张力缝合

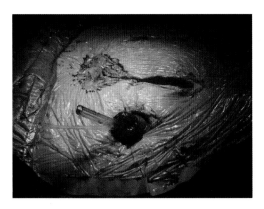 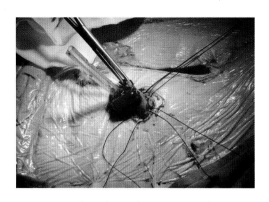

(61)回肠输出道自右下腹壁引出体外，
内置带多个侧孔的粗胶管引流

(62)输出道肠壁与腹壁分层缝合，
妥善固定

图2-4-2 经腹入路腹腔镜女性膀胱癌根治性切除术+尿流改道、回肠输出道术

三、经腹入路腹腔镜男性膀胱癌根治性切除术+回肠原位新膀胱术

【病例简介】

男性，60岁，排间歇性肉眼血尿1月余。泌尿系B超：膀胱内软组织团块。腹部CT：膀胱占位病变，大小约为40 mm×35 mm×35 mm，侵犯膀胱全层，邻近膀胱壁增厚，盆腔见稍大淋巴结影。膀胱镜检：见膀胱左侧壁菜花状肿瘤。活检病理报告：高级别尿路上皮癌。

术前诊断：膀胱癌。

行经腹入路腹腔镜男性膀胱癌根治性切除术+回肠原位新膀胱术。（图2-4-3）

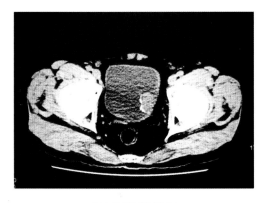 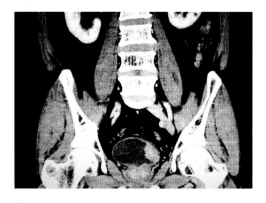

(1)盆腔CT平扫

(2)盆腔CT增强冠状面

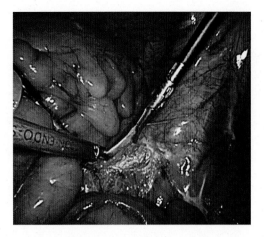

（3）沿髂血管表面切开侧腹膜，找到输尿管

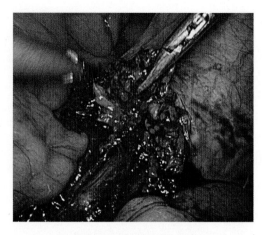

（4）清扫右侧髂血管旁淋巴结－1

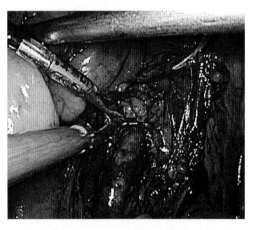

（5）清扫右侧髂血管旁淋巴结－2

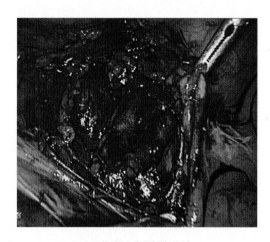

（6 分离右侧髂总动脉

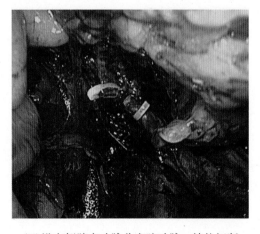

（7）沿右侧髂内动脉分离脐动脉，结扎切断

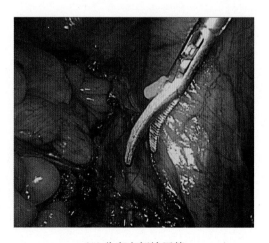

（8）分离右侧输尿管

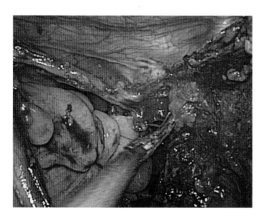

（9）分离右侧输尿管至膀胱壁

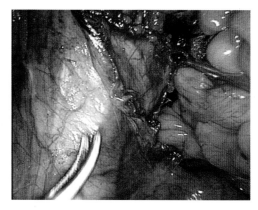

（10）分离乙状结肠粘连，找到左侧输尿管

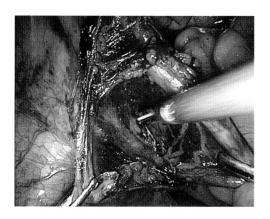

（11）分离左侧输尿管

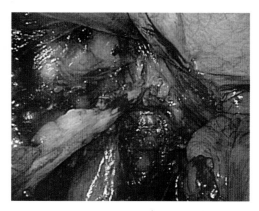

（12）分离左侧输尿管至膀胱壁

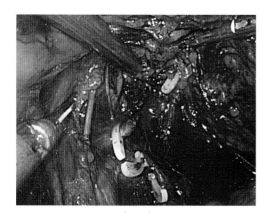

（13）分离左侧髂内动脉，分离脐动脉，
膀胱上动脉并结扎、切断

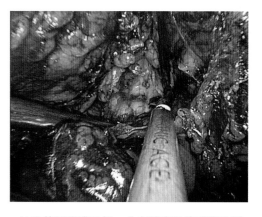

（14）剪开腹膜反折，分离精囊及前列腺后侧

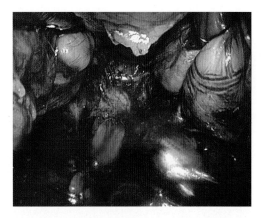

（15）分离双侧精囊，切开迪氏筋膜

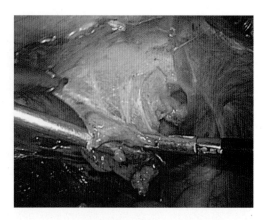

（16）分离耻骨后间隙，切断脐中襞
及两侧脐韧带 - 1

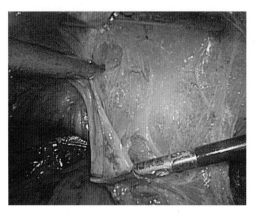

（17）分离耻骨后间隙，切断脐中襞
及两侧脐韧带 - 2

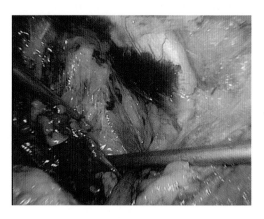

（18）分离耻骨后间隙

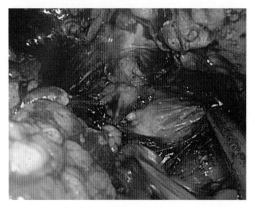

（19）切开右侧盆筋膜

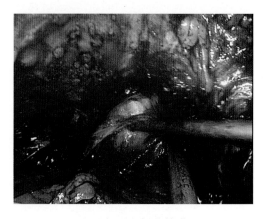

（20）切开左侧盆筋膜

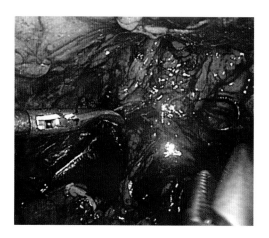

（21）缝扎前列腺背血管复合体

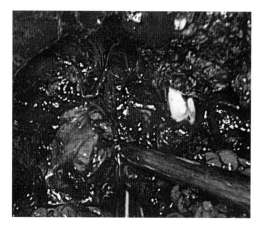

（22）分离前列腺尖部，剪断尿道

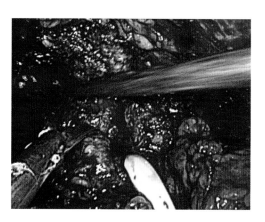

（23）剪断尿道，逆行切除前列腺 - 1

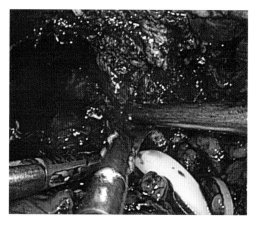

（24）剪断尿道，逆行切除前列腺 - 2

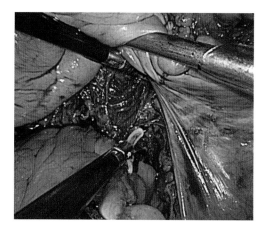

（25）分离膀胱左侧壁，切断左侧输尿管

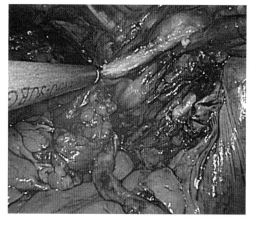

（26）分离膀胱右侧壁，切断右侧输尿管

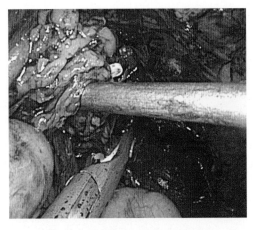

（27）分离结扎膀胱右侧壁血管蒂

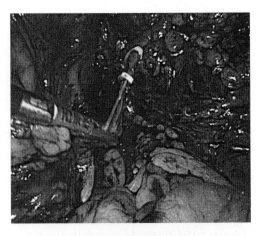

（28）分离结扎膀胱左侧壁血管蒂，
完整切除膀胱及前列腺

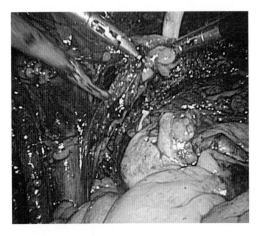

（29）清扫左侧髂外、髂内血管旁淋巴结

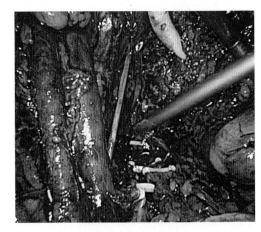

（30）清扫左侧闭孔旁淋巴结

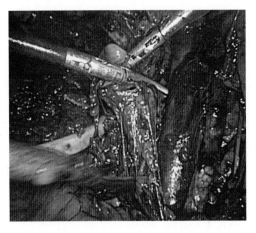

（31）清扫右侧髂外、髂内血管旁淋巴结

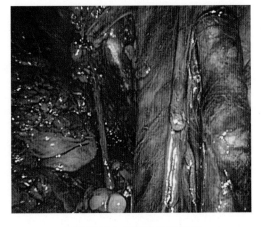

（32）清扫右侧闭孔旁淋巴结

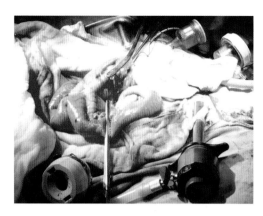

（33）于下腹正中切开，距回盲部 10 cm 处
截取 45 cm 回肠

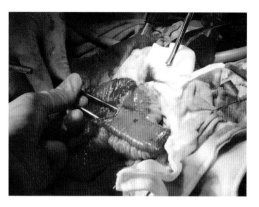

（34）切开回肠，去管化，作新膀胱

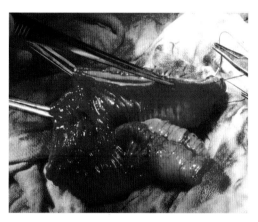

（35）以可吸收微荞线缝合回肠创缘，形成新膀胱

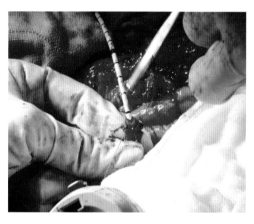

（36）输尿管置入单"J"管，末端切开，
以可吸收线袖套状外翻缝合

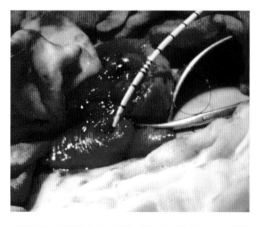

（37）输尿管置入新膀胱，以可吸收线缝合固定

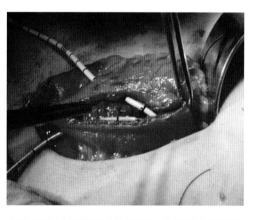

（38）双侧输尿管植入新膀胱，关闭缝合新膀胱

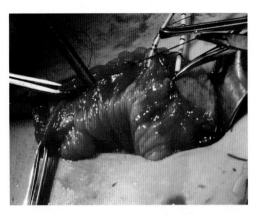

（39）关闭新膀胱，于其下部切开小孔，
留待与尿道吻合

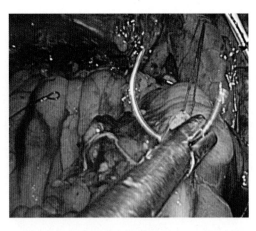

（40）以 V-lock 线吻合新膀胱下部开口与尿道

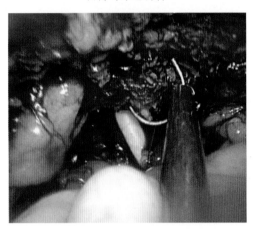

（41）吻合新膀胱下部开口与尿道 – 1

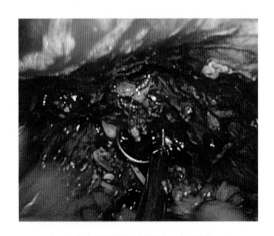

（42）吻合新膀胱下部开口与尿道 – 2

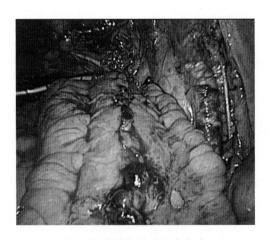

（43）新膀胱与尿道吻合完毕

图 2 – 4 – 3　经腹入路腹腔镜男性膀胱癌根治性切除术 + 回肠原位新膀胱术

第二节 经尿道膀胱肿瘤电切术

【病例简介】

男性，74 岁，反复肉眼血尿 1 个月。盆腔 CT：膀胱左侧壁约 15 mm×10 mm×10 mm 肿块，考虑膀胱癌可能性大。

术前诊断：膀胱癌。患者合并心肺功能不全。

行经尿道膀胱肿瘤电切术。（图 2 - 4 - 4）

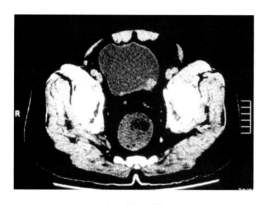

（1）CT 平扫

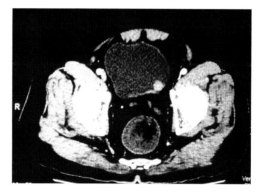

（2）CT 增强

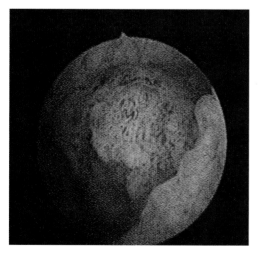

（3）见膀胱左侧壁肿瘤

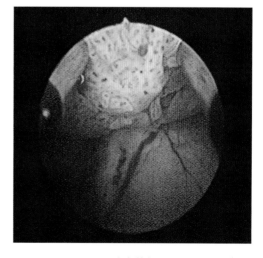

（4）肿瘤蒂部 - 1

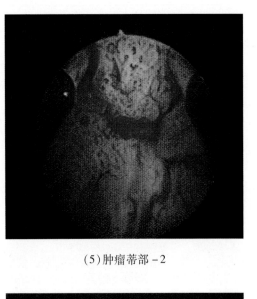

（5）肿瘤蒂部 – 2

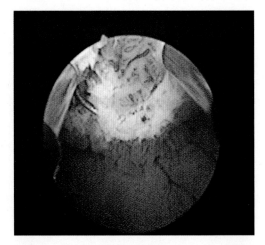

（6）分次电切肿瘤

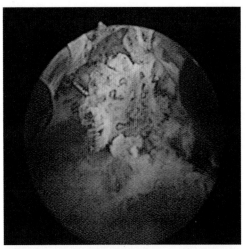

（7）电切肿瘤 – 1

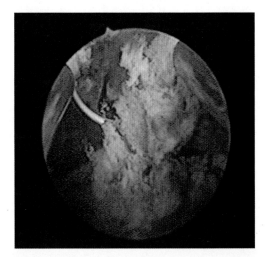

（8）电切肿瘤 – 2

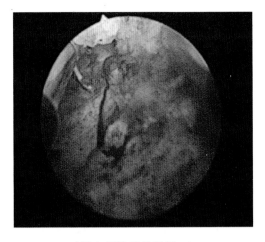

（9）电切肿瘤基底部－1

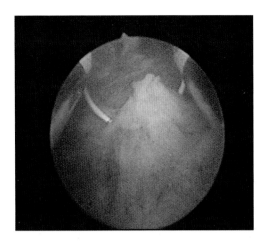

（10）电切肿瘤基底部－2

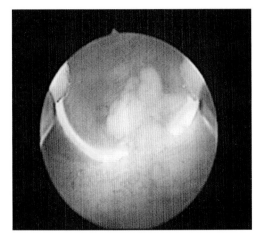

（11）电切肿瘤基底部－3

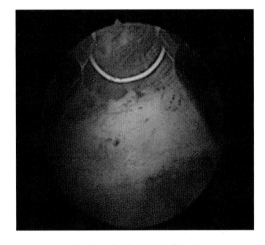

（12）电切肿瘤基底部－4

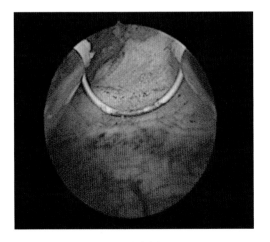

（13）电切肿瘤周边－1

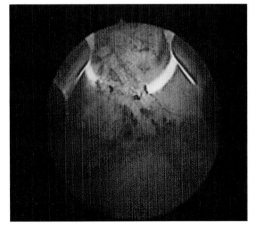

（14）电切肿瘤周边－2

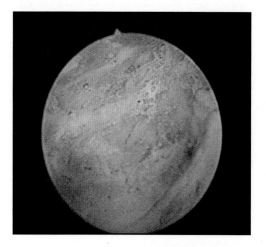

（15）电切肿瘤基底部，深达肌层－1

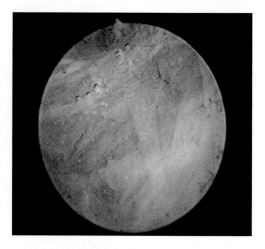

（16）电切肿瘤基底部，深达肌层－2

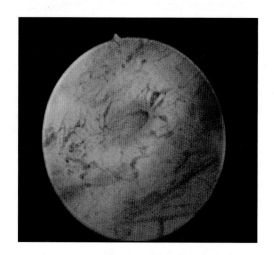

（17）检查左侧输尿管开口

图 2 - 4 - 4　经尿道膀胱肿瘤电切术

[附] 非肌层浸润性膀胱肿瘤灌注治疗进展

膀胱肿瘤是泌尿外科最常见的肿瘤之一。2005 年，在美国新诊断肿瘤中，膀胱肿瘤在男性占第四位，女性第十位。非肌层浸润性肿瘤占膀胱肿瘤的 70%～80%，根据肿瘤 TNM 分期包括 Ta、T1、Tis(原位癌)。非肌层浸润性膀胱肿瘤的特点为多中心性和多发性，手术后复发率高，但其恶性侵袭性及对机体的影响较肺癌、肝癌等小。因此，术后的膀胱灌注治疗对预防复发，保证疗效，提高患者生活质量非常重要。其治疗目的主要是消除肿瘤、预防复发和防止肿瘤浸润或转移。

(一)治疗方法

治疗方法主要有经尿道膀胱肿瘤切除术(TURBt)和膀胱部分切除术。TURBt 是否彻底直接关系到患者的预后，术毕可行肿瘤基底部活检，以除外 T2 期病变。为防止肿瘤复发和恶变，现主张术后采用不同方式的辅助治疗，其中膀胱腔内灌注治疗，是非肌层浸润性肿瘤患者最有力的保护措施。长期随访注意规律复查，定期膀胱灌注化疗药或 BCG 等免疫制剂。

(二)膀胱灌注治疗药物

常用的膀胱灌注治疗药物有免疫治疗药物和化疗治疗药物，前者主要是卡介苗(BCG)，后者主要是丝裂霉素 C(MMC)、吡柔比星(THP)、噻替哌(TSPA)、羟基喜树碱(HCPT)、阿霉素(ADM)。近年来，还有其他一些化疗药物或生物制剂，如表阿霉素(法玛新、盐酸表柔比星)、吡柔比星、吡喃阿霉素、米托蒽醌、紫杉醇、BCG 细胞壁骨架、干扰素、白细胞介素 -2(IL-2)、肿瘤坏死因子(TNF-α)、红色诺卡菌细胞壁骨架(N2CWS)、足叶乙苷(VP-16)等。

欧洲膀胱肿瘤诊治指南、NCCN 和中国膀胱肿瘤指南指出，对于低危肿瘤(单发、Ta、Gl-2、直径≤3 cm)TURBt 术后迅速给于化疗药物灌注治疗，可以减少 50% 的复发率。3 个月后膀胱镜检查，无复发者可以延长检查间期；中危肿瘤(Ta、G3 及 Tl、Gl-2、多发、直径 >3 cm)需要立即灌注和维持 4～8 周的灌注治疗；高危肿瘤(TI、G3、多发或者高复发性及 Tis)根据肿瘤的大小、部位、肌层是否侵犯、连续性、淋巴血管浸润情况，采用膀胱部分切除术或膀胱切除术。膀胱部分切除术后给予辅助治疗，首选 BCG、丝裂霉素、表阿霉素，膀胱镜和尿细胞学检查 3 个月 1 次，持续 2 年，然后 6 个月 1 次，持续 2 年，然后每年 1 次。Tl、G3 级肿瘤，膀胱镜检查发现复发的患者，给予 TURBt，并根据肿瘤分级给与辅助治疗，继续每 3 个月检查 1 次。

参 考 文 献

[1]王辉清，孙颖浩，许传亮. 非肌层浸润性膀胱肿瘤灌注治疗进展[J]. 国际泌尿系统杂志，2009，29(1)：235 – 237.

[2]Babjuk M，Burger M，Zigeuner R，et al. EAU guidelines on non-muscle-invasive urothelial carcinoma of the bladder：update 2013[J]. Eur Urol，2013，64(4)：639 – 653.

致 谢

感谢中山大学及中山大学附属第三医院"青年人才计划"的支持。

衷心感谢中山大学附属第三医院泌尿外科的全体专家教授、医师、护理人员。

衷心感谢高新教授的指导。

特别感谢刘小彭副教授、肖恒军副教授；特别感谢陆敏华、李科、王喻、胡成、黄文涛、吴杰英、李名钊等医师。

感谢朱宝益、陈锐涵、张洋钒、张健、龙其善、李师耿、徐宾等医师的友情协作。

感谢陈延雄、韩飞、邓创忠、陈宇勇、梁文怡、张莹、刘仲奇、小杜医师的协作。

本 书 编 委

温星桥，中山大学附属第三医院主任医师，教授，博士生导师，医学博士。美国哈佛大学、美国罗彻斯特大学访问学者。

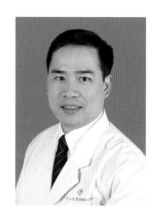

美国泌尿外科学会（AUA）国际会员，中华医学会广东省泌尿外科分会肿瘤学组委员，广东省抗癌协会泌尿生殖系肿瘤委员会委员，广东省泌尿生殖协会肿瘤分会、腹腔镜分会常委，中国医疗保健国际交流促进会泌尿生殖专业委员会常委。国家自然科学基金同行评议专家。

美国 *Prostate Cancer & Prostate Diseases* 杂志、《中华实验外科杂志》、《中华腔镜泌尿外科杂志》（电子版）、《中山大学学报（医学科学版）》审稿专家。入选教育部"新世纪优秀人才"、广东省"千百十人才工程"、"中山大学优秀青年教师培养计划"。

主要从事泌尿外科的临床与研究工作，研究方向为泌尿男生殖系统肿瘤（前列腺癌）的发病机制、靶向治疗与泌尿腔镜手术研究。多次获国家自然科学基金资助，参与在国内外学术期刊发表论文 90 余篇，参与获得"广东省科学技术一等奖"、"教育部科学技术二等奖"。